安徽省高职高专护理专业规划教材

急 救 护 理

（第2版）

（可供高职高专护理专业及五年制护理专业用）

主 编 张 孟

副主编 刘明文 陶 磊 施其龙

编 者（按姓氏笔画为序）

叶守梅 宣城职业技术学院

孙维清 淮北职业技术学院

刘明文 淮北职业技术学院

余江萍 安庆医药高等专科学校

施其龙 宿州市人民医院

张 孟 合肥职业技术学院

陶 磊 皖西卫生职业学院

黄 萍 滁州城市职业技术教育

东南大学出版社

SOUTHEAST UNIVERSITY PRESS

·南京·

内 容 提 要

本书主要介绍急救医学的概述、院外急救、急诊科设置与管理、重症监护、心搏骤停与心肺脑复苏、休克患者的护理、多器官功能障碍综合征、理化因子所致急症的救护、常见急性中毒患者的护理、昏迷患者的护理、常用急救技术及护理、常见临床危象患者的护理等。本书修订后将危急重病的院前急救、院内急救和重症监护合为一体,并与相关学科进行双向或多项交流,突出救护的整体性。

本书可供高职高专护理专业、五年制护理专业、助产专业使用,同时可供临床各级护理人员参考。

图书在版编目(CIP)数据

急救护理/张孟主编. —2 版. —南京:东南大
学出版社,2013.7(2015.7 重印)
安徽省高职高专护理专业规划教材
ISBN 978-7-5641-4417-3

Ⅰ. ①急… Ⅱ. ①张… Ⅲ. ①急救—护理—高等职业
教育—教材 Ⅳ. ①R472.2

中国版本图书馆 CIP 数据核字(2013)第 168783 号

急救护理

出版发行	东南大学出版社
出 版 人	江建中
社 址	南京市四牌楼 2 号
邮 编	210096
经 销	江苏省新华书店
印 刷	江苏徐州新华印刷厂
开 本	787mm×1 092mm 1/16
印 张	13.75
字 数	341 千字
版 次	2013 年 7 月第 2 版 2015 年 7 月第 2 次印刷
书 号	ISBN 978-7-5641-4417-3
定 价	36.00 元

* 本社图书若有印装质量问题,请直接与营销部联系,电话:025—83791830。

随着社会经济的发展和医疗卫生服务改革的不断深入,对护理人才的数量、质量和结构提出新的更高的要求。为加强五年制高职护理教学改革,提高护理教育的质量,培养具有扎实基础知识和较强实践能力的高素质、技能型护理人才,建设一套适用于五年制高职护理专业教学实际的教材,是承担高职五年制护理专业教学任务的各个院校所关心和亟待解决的问题。

　　在安徽省教育厅和卫生厅的大力支持下,经过该省有关医学院校的共同努力,由安徽省医学会医学教育学分会组织的安徽省五年制高职护理专业规划教材编写工作,于2005年正式启动。全省共有10余所高校、医专、高职和中等卫生学校的多名骨干教师参加了教材的编写工作。本套教材着力反映当前护理专业最新进展的教育教学内容,优化护理专业教育的知识结构和体系,注重护理专业基础知识的学习和技能的训练,以保证为各级医疗卫生机构大量输送适应现代社会发展和健康需求的实用性护理专业人才。在编写过程中,每门课程均着力体现思想性、科学性、先进性、启发性、针对性、实用性。力求做到如下几点:一是以综合素质教育为基础,以能力培养为本位,培养学生对护理专业的爱岗敬业精神;二是适应护理专业的现状和发展趋势,在教学内容上体现先进性和前瞻性,充分反映护理领域的新知识、新技术、新方法;三是理论知识要求以"必需、够用"为原则,因而将更多的篇幅用于强化学生的护理专业技能上,围绕如何提高其实践操作能力来编写。

　　本套教材包括以下30门课程:《卫生法学》、《护理礼仪与形体训练》、《医用物理》、《医用化学》、《医用生物学》、《人体解剖学》、《组织胚胎学》、《生理学》、《病理学》、《生物化学》、《病原生物与免疫》、《药物学》、《护理心理学》、《护理学基础》、《营养与膳食》、《卫生保健》、《健康评估》、《内科护理技术》、《外科护理技术》、《妇产科护理技术》、《儿科护理技术》、《老年护理技术》、《精神科护理技术》、《急救护理技术》、《社区护理》、《康复护理技术》、《传染病护理技术》、《五官科护理技术》、《护理管理学》和《护理科研与医学文献检索》。本套教材主要供五年制高职护理专业使用,其中的部分职业基础课教材也可供其他相关医学专业选择使用。

　　成功地组织出版这套教材,是安徽省医学教育的一项重要成果,也是对安徽省长期从事护理专业教学的广大优秀教师的一次能力的展示。作为安徽省高职高专类医学教育规划教材编写的首次尝试,不足之处难免,希望使用这套教材的广大师生和读者能给予批评指正,也希望这套教材的编委会和编者们根据大家提出的宝贵意见,结合护理学科发展和教学的实际需要,及时组织修订,不断提高教材的质量。

卫生部科技教育司副司长　王群

2006 年 2 月 6 日

修订前言

随着社会的进步与发展、人口结构老龄化发展,人类在享受现代文明的同时也受到急危重症以及突发公共卫生事件的威胁。面对各种急危重症患者及突发公共卫生事件,能否对病情及时做出正确判断,并采取行之有效的救护措施,直接关系到患者的安危及救治的成败。大量的实践证明,只有将院外的现场急救、转运和途中监护救治以及院内的急诊急救、重症监护形成一个整体,才能实现高效、高质的救护。近年来,随着急救医疗服务体系的不断完善与发展、急救手段的不断增多以及高新仪器的不断引进,提高护理人员的救护水平已刻不容缓。

本书以教育部、卫生部关于高职高专人才培养目标为根据,力求做到科学性、先进性、启发性、创新性和实用性相结合,培养学生初步具备急救护理的基本职业能力。本书注重将急危重患者的院前急救、院内急诊和重症监护合为一体;注重与相关学科(如内科护理、外科护理等)进行双向或多向交流,突出了救护的整体性。

本教材内容上涵盖了绪论、院外急救、急诊科的设置与管理、重症监护、心搏骤停与心肺脑复苏、休克患者的护理、多器官功能障碍综合征、理化因素所致急症的救护、昏迷患者的护理、常用急救技术及护理、常见临床危象患者的护理等诸多方面。由于越来越多的急救人员意识到院前急救这一环节的重要性,本书同时详细介绍了院前急救的特点、任务、原则、组织形式;院前急救服务系统的配备与管理以及院前急救护理。为了引导学生更好地运用所学知识、发散思维、深入探索,本书各章穿插知识链接或操作流程,以本章小结及课后思考作为总结。

本书是在第一版的基础上进行大篇幅的修改而成,由多年从事急救护理教学和临床工作的具有丰富经验的专家、教师共同编写,既可以作为五年制高职高专护理、五年制护理、助产等专业学生使用教材,也可以作为护士在临床护理工作中参考,还可以作为新护士岗前培训教材及护士继续教育的参考书。

本书在编写、审定和出版过程中得到了各编者所在院校专家的支持与帮助,在此表示衷心的感谢。由于急救护理学发展较快,新理念、新观点、新经验不断涌现,加之编写时间以及篇幅有限,书中难免存在错误和疏漏,敬请读者给予批评指正。我们将予以高度重视,合理采纳,以期进一步提高教材质量。

张 孟

2013 年 5 月

第1版前言

急救护理技术是护理学的重要组成部分。护理人员在面对急危重症患者时，能否及时无误地做出判断和救护，直接关系到患者的安危和抢救的成败。为适应医学科学的发展和社会需求的提高，根据教育部、卫生部关于高等职业人才培养的目标，在安徽省卫生厅直接领导下，组织我省具有丰富教学和临床经验的教师，结合国内外最新资料，从教学和临床实际出发，突破学科界限，遵循疾病演变和救护规律，编写了《急救护理技术》这本教材。

本书作为安徽省五年制护理专业高职规划教材，编写中坚持思想性、科学性、先进性、启发性、创新性和适用性的原则，以必需、够用为度；在教材内容的构建上力求做到系统、新颖、实用，既详细介绍了急救护理技术的基本理论、基本知识和基本技能，使学生能够熟悉和掌握各种急救知识和技能，又着重强调急救护理的原则和思维过程，以培养学生的急救意识和严谨的思维方法，同时还突出了"以患者为中心"的护理观点，有利于整体护理思想和原则贯穿于教学全过程。

本书共分13章节，重点介绍急诊医疗服务体系，急诊科的设置与管理，院前急救，重症监护，心脏骤停和心肺复苏处理，常见急、危、重症患者的护理评估、急救原则和护理措施，同时对常用急救护理技术作了详细介绍。该教材内容丰富，精练简洁，容易理解掌握，同时注重理论联系实际，强调实用性。每章节后都附有思考题，便于学生把握重点和对知识的理解记忆，有利于组织教学。

本教材的编写得到安徽省卫生厅、安徽省教育厅高教处领导的关心和指导，也得到巢湖职业技术学院及兄弟学校有关领导的关心和支持，在此我们表示衷心感谢。

由于时间仓促，编者能力和水平有限，难免有疏漏和错误之处，恳请广大师生批评指正。

编　者

2005 年 9 月

目　录

目　录

目　录

目　　录

目 录

目 录

目　录

目 录

第一章 绪 论

学 习 目 标

掌握：急救护理学的范畴、急救医疗服务体系的概念。

熟悉：急救护理学的概念。

了解：急救护理学的发展史及促成因素、急救医疗服务体系的发展简介及管理。

随着人类活动范围的不断扩大、生活节奏的加快、现代化程度的提高以及交通运输方式的多样化，急危重症患者日益增多，急救护理工作越来越受到人们的重视。随着急诊医学的发展和仪器设备的不断更新，急救护理学的研究范畴也在日益扩大，内容更加丰富，发展日趋完善，在社会医疗服务中发挥着越来越重要的作用。

第一节 概 述

一、急救护理学的概念

急救护理学是研究各类急性疾病、急性创伤、慢性疾病急性发作及危重患者的抢救与护理的一门科学，是护理学的重要组成部分。其目的是挽救患者生命，提高抢救成功率，减少伤残率，促进患者康复。急救护理学既是护理学的重要组成部分，又是急诊医学的构成之一。

二、急救护理学的发展史

急救护理学始于 19 世纪南丁格尔（F. Nightingale）时代。在 1854—1856 年的克里米亚战争中，英国士兵伤亡惨重，南丁格尔率领 38 名护士奔赴战地医院，以忘我的工作精神、精湛的护理技术和科学的工作方法，经过半年的艰苦努力，使伤员病死率从 42% 降至 2.2%。南丁格尔的出色表现奠定了现代护理学在医学领域的历史地位，亦说明有效的抢救及急救护理技术对患者的救护是非常重要的。

知 识 链 接

南丁格尔于 1820 年 5 月 12 日出生于意大利的佛罗伦萨城,毕业于剑桥大学。由于其在克里米亚战争中的杰出贡献而被推崇为民族英雄。1860 年,她在伦敦建立了世界上第一所正规的护士学校,被誉为现代护理教育的奠基人。1901 年,她因操劳过度双目失明。1907 年,英国国王授予她最高国民荣誉奖,这是英国妇女中第一位受此殊荣者。1912 年,国际护士会确定将南丁格尔诞辰日作为国际护士节。同年,国际红十字会在华盛顿召开的第九届大会上,正式确定设立南丁格尔奖章,作为各国护士的最高荣誉奖,该奖章每两年颁发一次,获奖者每次最多不超过 50 人。

分析战伤死亡率下降的原因,人们发现有效的抢救系统及急救护理技术,在抢救成批出现的伤员时的作用是十分重要的,亦能在平时急救和运送患者方面起关键作用。20 世纪 50 年代初期北欧暴发流行性脊髓灰质炎,许多患者因延髓麻痹导致呼吸衰竭。为抢救患者,麻醉科医师携带呼吸器(铁肺)介入病房的抢救,通过气管切开,畅通气道和肺部人工通气进行救治,配合相应的特殊护理技术,使患者病死率明显下降。这是世界上最早的用于监护呼吸衰竭患者的"监护病房"。60 年代,随着电子仪器设备的发展,急救护理技术进入了有抢救设备配合的新阶段,心电示波器、电除颤器、人工呼吸机、血液透析机的应用,使急救护理学的理论与技术得到了相应发展和创新。至 60 年代末,现代监护仪器设备的集中使用,促进了重症监护病房(ICU)的建立。1968 年,美国麻省理工学院倡导建立"急救医疗服务体系",从医务人员在医院内等待患者和抢救患者,改变为到发病地或事故现场进行抢救处理的现场急救。这一变革显著降低了患者的病死率和致残率,极大地提高了患者的存活率。70 年代更多的国家组织了急救医疗服务体系,训练各行各业的人员作为二线急救组织成员,重视现场抢救,重视急救护理教育。在德国召开的国际医学会议,提出了急救事业国际化、互助化和标准化的方针,要求急救车装备必要的仪器,国际间统一紧急呼救电话号码等。1979 年,美国医学会正式承认急诊医学为一独立学科,成为医学科学中的第 23 个专业学科。1980 年 7 月美国举行的首次注册急救护士考试,正式确定了急救护士的地位。1983 年第一版《急救护理实践标准》一书问世,标志着急救护理开始进入专业发展阶段。

我国现代急诊、急救事业起源于抗日战争和解放战争时期对伤员的战地初级救护和转运。早在 20 世纪 50 年代,我国就在若干大、中等城市建立了急救站和救护站,配合各级医疗单位抢救了大量急危重患者和伤员,培养了一批初具规模的急诊、急救队伍。医院各病房将危重患者集中在靠近护士站的病房或急救室,以便于护士密切观察与护理;将外科手术后患者,先送到复苏室,清醒后再转入病房。70 年代成立了心脏监护病房,以后相继成立了各专科或综合监护病房。80 年代初,卫生部先后颁发了"关于加强城市急救工作的意见"、"城市医院建立急诊科(室)的方案"等文件,提出了建立健全急救组织,加强急救工作,逐步实现急救现代化的一系列意见。此后,急救医学逐步发展成为我国医疗体系的一个重要学科,急救护理体系也应运而生。1986 年中华医学会"急诊医学学会"成立,至此我国的急诊医学开始正式作为一门新的独立学科向前迈进,同时促进了急救护理学在国内的发展。1988 年教育部将《急救护理学》确定为护理学科的必修课程,急救护理学开始了新的发展阶段。中华护理学会及护理教育中心还多次举办了急救护理学习班,为开展急救护理工作及急救护理教育培训了人才。根据卫生部的要求,目前全国县级以上的综合性或专科医院都组建成立了急诊科,与相应的急救中心形成急救网络,并规定我国统一的急诊呼救电话为"120"。部分地区已开始试行医疗急救电话"120"、公安报警电话"110"、火警电话"119"及交通事故报警电话"122"等系统的联动机制,一些发达城市还在积极探索海、陆、空立体救援的新模式,以便进一步缩短急救平均反应时间,提高急救效果。2005 年,在《中国护理事业发展规划纲要》中要求分步骤在重点临床专科护理领域,如重症监护、急诊急救、器官移植、手术室护理、肿瘤患者护理等开展专业护士培训,培养一批临床专业化护理骨干,提高护士队伍专业技术水平。这是我国急诊专科护理建设与发展日趋成熟的重要标志,彰显急救护理在急诊医疗服务体系中的重要地位和作用。

三、急救护理学发展的促成因素

1. 意外伤害事故增多 随着工业化进程加快,交通建筑业的发展,全世界意外伤害事故与日俱增,外伤和多发伤已构成日益严重的医学和社会学问题。随着经济的发展人均汽车的占有量逐年增加,公路网日益密集,给人们的生活带来极大便利的同时,交通事故所致的伤害也明显增多。我国交通事故率偏高,交通事故死亡人数列世界第一。全世界每年有 50万人死于交通事故,占总死亡人数的 1%,排在人类死亡原因的第 10 位。中国年交通事故死亡约 10 万人,占总死亡人数的 1.5%,排在死亡原因的第 7 位,每年因交通事故致残约 30 万人。国外的交通事故致死率明显低于我国,如日本的致死率为 0.9%,美国为 1.3%,我国为27.3%。差别的关键在于是否能够有效及时地展开急救,交通事故伤员在 30 分钟死亡的占85%,这意味着在 30 分钟之内得到及时有效的急救能够挽救大部分伤员的生命。我国的交通事故伤员如果能够得到及时有效的救治,死亡人数可降低一半以上。此外,家用电器的普及、天然气在城市中的普遍使用,致使家庭意外事故时有发生;还有地震、水灾、火灾、建筑物倒塌、飞机失事等"天灾人祸",更需要一支训练有素的、集急救理论与实践于一身的急救专业队伍,进行组织救治患者。意外伤害事故患者的快速安全转运及抢救护理给急诊护士提出了更高的要求。

2. 人口及家庭结构的改变 随着医学科学技术的发展及生活水平的提高,老龄人口不断增加,中国已逐步进入老龄化社会,这必然使得一些发作突然又严重威胁生命的老年性疾病如高血压病、冠心病、脑血管意外的发病率增加;与此同时,目前家庭结构变化的趋势是由大家庭向小家庭发展,独居老人、核心家庭逐渐增多,老年人因缺乏照顾引发的意外事件也有增多的趋势,这就提出了急诊护理家庭化、社区化的问题,也就是说在家中缺乏人员照顾和护送的情况下,如何以最快的方式把及时的医疗与护理措施送到患者家中和现场,使患者能在最短的时间里接受专业人员的诊治、护理和生命支持。发展急诊医学和急救护理学,使疾病得到早期、及时、有效的诊治,阻止其加重和减少各种并发症,关系到社会每一个家庭的切身利益,因而对人民健康水平的改善和提高,有着极其重要的意义。

3. 生活方式的转变 随着人民生活娱乐方式的多样化,人们外出活动及各种运动增加,尤其是参加一些高风险性运动,如攀岩、登山等,使运动性损伤人员也在增加。

4. 疾病谱的改变 从 19 世纪开始,随着医学科学的发展和社会文明的进步,环境及饮食卫生的改善,以及生活方式的改变,人类的疾病谱也发生了变化,各种传染性疾病的发病率逐渐降低,慢性病开始逐步取代传染性疾病而成为人类的主要健康问题。不仅在中国,在世界各国,急诊病死率高的均为心脑血管类疾病,无论是这类疾病本身,还是大众对疾病的恐慌心理都迫切要求医护人员对患者提供快速有效的治疗、准确到位的护理。

5. 社会转型的影响　现代社会竞争加强,生活节奏加快,生活压力增大,内心的矛盾冲突加大,一方面影响自身系统,出现许多神经精神、躯体疾病,如急性脑血管疾病等;另一方面也可能影响他人和社会,从而导致各种意外伤害事故发生。

第二节　急救护理学的范畴

一、院外急救

院外急救又称院前急救,是指对遭受各种危及生命的急症、创伤、中毒、灾难事故等患者在到达医院之前进行的紧急救护,包括呼救、现场救护、医学监护运输等环节。院外急救时间紧急、环境条件差、病情复杂多变、体力强度大,急救是否准确、及时,直接关系到患者的安危和预后,因而强调"时间就是生命",要求对直接威胁患者生命的伤情或症状实行迅速而果断地处理,为进一步的诊治创造条件,提高抢救成功率,减少致残致死率。

院外急救是一项服务于广大人民群众的公益事业,需要得到政府和社会各界的重视、支持和帮助,形成有组织、有领导、部门共同合作、社会大力支持的急救格局。同时要加强院外急救的宣传教育和普及工作,提高群众的自救、互救意识和能力,做到院外急救社会化、全民化、家庭化。通过开展急救知识的宣讲和初步急救技能训练的普及工作,可以实现非医务人员与专业医务人员的救护配合,使在场的最初目击者能首先对患者进行必要的初步急救。

二、急诊科救护

急诊科主要承担急、危、重症患者的诊治、抢救和留院观察工作,要求配备独立区、合格的急诊急救装备和足够训练有素的医护人员,以"急"为核心,以"挽救生命"为首要目的,按急诊医护人员特殊的临床思维和救治模式,迅速果断地处理直接威胁患者生命的伤情或症状。

三、重症监护病房救护

院内重症监护病房救护是指受过专门培训的医护人员在配备有先进监护设备和急救设备的重症监护病房,收治由急诊科以及医院各科室中患有呼吸、循环、代谢等严重疾病或创伤的患者,并对他们进行全面监护和救治。其主要研究范围有:①危重患者的监护和救治技术;②重症监护病房人员、设备配备与管理;③监护、抢救设备的使用技术。

四、急救医疗服务体系的完善

院外急救、急诊科抢救与 ICU 密切联系,组成一个完善的急救医疗服务体系(EMSS),为急危重症患者提供最好的医疗服务,并可在意外灾难发生时提供应急医疗服务。急救医疗服务体系着力于建设和完善城市及乡村紧急呼救网络,近 30 年来,各国相继建立急救医疗服务体系,努力实现立体、完善、规范、高效的急诊服务。急救护理在急救医疗服务体系服务环节中,具有独立的理论技术、工作范围和职责,是急救医疗服务体系重要组成部分,在急救医疗服务体系中发挥着不可替代的功能和作用。

五、灾难救护

灾难医学的研究内容包括自然灾难(如地震、海啸、洪水、台风、雪崩、泥石流、虫害等)和人为灾难(如交通事故、放射性污染、流行病和武装冲突等)所造成的后果及救治方法。灾难医学是急诊医学的一个组成部分,也是跨学科的专业,包括急诊内科、外科、传染病学、儿科、流行病学、公共卫生、社会医学、营养学等内容。灾难救助还涉及部队、消防、市政建设部门等等,医疗队只是其中的一个重要组成部分。突发性人员伤亡是许多灾难的共同特征,必须在灾前做好应付灾难发生的各种救护准备,一旦灾难发生,应立即组织人员赶赴现场。

六、中毒患者救护

中毒可分为急性中毒和慢性中毒两类。急诊医学主要研究和诊治急性中毒,尤其是群体中毒。毒物范围很广,包括工业毒物、农药、医用药物、家用杀虫剂、有毒植物或动物、细菌污染的食物,以及军用化学毒剂等。

七、急救护理人才的培训和科研工作

急救护理学是研究危重症患者的病情特点、发展规律以及在抢救监测过程中的护理理论、技能和科学管理的综合性学科,它是将基础医学、危重症医学、急诊医学、心理学、伦理学、管理学等学科知识与护理学高度结合,相互交叉渗透而形成的理论体系。它利用较少的临床数据、最短时间和最佳技能来挽救患者生命,减轻患者痛苦。

我国急救护理事业起步较晚,各地发展不平衡。在重症监护、急救护理等专科领域开展专业护士培训,培养一批临床专业化护理骨干,建立和完善以岗位需求为导向的护理人才培养模式,提高护士队伍专业技术水平,是我国社会发展的迫切需要。合格的急救护理人员应具备多层面的知识与技能,可以独立在急诊一线分诊、评估、协调和抢救患者,可依据各种重大器官疾病和急危重症患者的监测指标,特殊护理程序,及时果断处理各种复杂情况,满足急诊患者对急救护理的个体化需求。除良好的职业道德外,护士的急救意识、应变能力和急救技能,现代化的仪器和先进的监测技术的使用以及对危重患者实施科学系统的监测和救治的能力是培训的重点。同时,为了适应急救医学发展和社会需要,必须加强急救护理学的研究及信息交流工作,促使急救护理学教学、科研与实践紧密结合,以促进人才培养,提高学术水平。

第三节 急救医疗服务体系

急救医疗服务体系(emergency medical service system,EMSS)是由院外急救,急诊科救护,重症监护病房救护和各专科的"生命绿色通道"为一体的急救网络。院外急救负责现场急救和途中运输救护,急诊科和 ICU 负责院内救护,它既适合平时的急救医疗工作,也适合大型灾难或意外事故的急救。一个完整的急救医疗服务体系应包括完善的通讯指挥系统、现场救护、有监测和急救装置的运输工具及高水平的医院急诊服务和强化治疗。该系统的组成部分既有各自的工作职责和任务,又相互密切联系,是一个有严密组织和统一指挥的急救网络。实践证明,该体系的建立在抢救患者的生命中发挥着越来越大的作用。

一、急救医疗服务体系发展简介

随着社会的发展,交通事故所致的伤害急剧增加,为使危及生命的急危重患者得到及时救治,世界各国都十分注重现场救护与转运,积极培训急救医护人员,完善院外运输装备。目前,在世界上已有不少国家将院外急救、院内急诊科抢救和危重症监护连成一体,形成急

救医疗服务体系（EMSS），但各国发展极不平衡，其模式和投入的医疗技术力量均有其本国特色。

英国在1948年开始推行"国家卫生服务制"，免费提供医疗服务。在急诊服务中具备由门诊、诊所、健康中心、急救站和医院所组成的急救网。从事急救工作的人员要求经过专业培训，考试合格获得国家卫生部门授予专业职称后，才能从事急救工作。目前英国的急救和转运能力较强，能做到陆、海、空的立体救治和运送。

法国在1956年巴黎首先组成了急救系统，并建立了当时世界上第一个ICU，使当时因脊髓灰质炎大流行的患者得到及时的救治。1965年发展成急救医疗服务体系，凡参加该体系网络的法国公民，在世界任何地方发生意外，均可向该机构呼救。1986年正式规定了急救医疗服务体系的特征和使命，开始使用全国性的急诊医疗电话号码"15"，并规定呼叫反应时间为8分钟。其救护设备装备先进，急救车和直升机上的设备相当于一个小型重症监护室，作为可移动的监护病房。

德国是目前世界上急救工作最有成效的国家之一。1976年成立了世界急救、灾难医学学会，其救护车标准列世界前茅，车内装有心电监测、心肺复苏、外伤处理、静脉输液等设备，并配备高灵敏度的通讯装置，具有视屏图像传输功能。1980年德国开始用直升机运送患者，也称"空中救护车"，它速度快，携带急救仪器药品齐全，训练有素的急救运护人员在飞机上仍可进行救护。目前有30个直升机救护站，覆盖全国面积的95%，实行50公里半径空中救护，10分钟赶赴现场，是世界上空中急救最发达的国家。

美国EMSS的建立晚于欧洲一些国家，但发展快。1942年美国波士顿可可谷发生火灾，当时成立了烧伤中心，把烧伤患者集中治疗，取得良好效果。1956年开始建立综合性监护病房，1968年麻省理工学院倡导建立急救医疗服务体系。1970年部分城市成立急救医疗服务体系，通过指挥中心，协调院外的现场急救。同年成立急诊护士协会。1976年国会通过EMSS法案，将全国分成304个急救医疗服务体系区，形成全方位、多层面急救网，使危重患者能够得到及时有效的救护。目前，美国将警察、消防和医疗救援综合为一体，形成"911"体系。

日本是一个多地震国家，人口密集，经济发达，国家十分重视急救医疗的建设。1963年修订的消防法确定急诊患者运送由消防部门负责，消防部门设有急救队，急救队通常配备一辆急救车和3名急救人员，其任务是把患者从现场运送到医疗机构。日本在70年代就已建立了三级急救医疗机构和急救情报系统，并建立了急救医疗教育制度，有一套覆盖全国、设施完善、层次分明的急救医疗服务网。

我国自20世纪50年代中期开始，在一些大中城市建立急救站。60年代初，救护车一般只起到对患者的转运作用。1978年北京制定《关于救护车的使用规定》，使我国的救护车使用向现代化迈进了一大步。1980年北京、上海等地正式成立了急救中心，许多城市逐步建立了急救站和急救分站，对急危重症患者和意外灾害事故伤员实施现场急救和转运，急诊医学与急救护理学步入了快速发展时期。1987年卫生部颁发《关于加强急诊抢救和提高应急能力的通知》，对各级急救组织提出了通讯灵敏、指挥有效、抢救及时、减少伤亡的工作目标。1994年《医疗机构管理条例》规定一级医院设立急诊室，二级以上医院设立急诊科。1995年《灾害事故医疗救援工作管理办法》制定了灾害事故医疗救援的组织、灾情报告、现场医疗救护、患者运送、部门协调、培训和医疗救护队基本装备等标准。目前，我国已初步建立了以大中城市为核心的城市院外急救网络，全国所有省会城市和大部分地级城市都建立了自己的急救中心。随着急救运输工具的改进，先进仪器的装备及急救医护人员的培训，我国急救水平逐年提高。

二、建立健全急救组织

城市医疗急救网是在城市各级卫生行政部门和所在单位直接统一领导下实施急救的专业组织。医疗急救网承担现场急诊抢救的全过程工作。城市应逐步建立健全急救中心、医院急诊科(室),并与乡镇卫生院、城市社区服务中心(站)等基层卫生组织结合,组成医疗急救网。

(一)卫生院、社区服务中心(站)等组织的主要任务

1. 在急救专业机构的指导下,学习和掌握现场救护的基本知识及技术操作。
2. 负责所在地的战伤救护、防火、防毒等知识的宣传教育工作。
3. 一旦出现急危重症患者或意外灾害事故时,在急救专业人员到达前,及时、正确地组织抢救,开展现场自救、互救工作。

(二)急救中心(站)的主要任务

1. 急救中心(站)在市卫生行政部门直接领导下,统一指挥全市日常急救工作;急救分站在中心急救站的领导下,担负一定范围的抢救任务。
2. 以医疗急救为中心,负责对各科急危重症患者及意外灾害事故受伤人员的现场和转送医院途中的抢救治疗。
3. 在基层卫生组织和群众中宣传、普及急救知识,有条件的急救中心承担一定的科研教学任务。
4. 接受上级领导指派的临时急救任务。

(三)医院急诊科(室)

1. 承担急救站转送的急、危、重症患者的诊治、抢救和留院观察工作。
2. 有些城市的医院急诊科同时承担急救站的任务。

三、急救医疗服务体系的管理

(一)急救医疗的组织体系

1. 扩大社会急救队伍,建立健全急救中心,使患者能得到及时有效的院外救治。
2. 科学地管理急诊科工作,组织急救技术培训。
3. 对突发性重大事故,组织及时抢救。
4. 组织战地救护、灾害医学救护,包括脱离险境、通气、外伤止血、包扎、固定、转运等。

(二)急救医疗服务体系主要参与人员

1. 第一目击者 即参与实施初步急救,并能及时进行呼救的人员。
2. 急救医护人员 一般情况下,每一救护车上应配备1~2名合格的急救医务人员,随车参加现场救治和运送途中的救护工作。
3. 急诊科的医护人员 急危重症患者送达后,由急诊科医护人员实施救治。

(三)建立急救医疗服务通讯网络

急救站、救护车、医院急诊科、急救医务人员等,均应配备先进的通讯设备,以利于急救工作顺利及时地开展。

(四)改善城市急救中心(站)条件

卫生部要求,每一城市要成立一个急救中心(站),大城市另可设立急救分站。急救中心

(站)必须保持通讯网络畅通,配备有一定数量有救护装备的救护车以及有足够数量的急救医护人员。各级政府和卫生行政部门应加强急救意识,积极改善城市急救中心(站)条件,使之能为急危重患者提供快速而有效的急诊医疗服务。

(五)加强急诊科建设,提高急诊科应急能力

1. 通过急救业务目标训练,培养急诊专业护理队伍,组织考核演练,全面提高急诊医务人员的急救意识和业务素质。

2. 建立健全急诊科各项规章制度。

3. 推行急诊工作标准化管理,不断提高急诊科的应急应变能力。

我国地处自然灾害高发区,随着经济的快速发展,工业化、城市化进程加快和人民群众生活水平的提高,灾害事故、突发事件时有发生,急性疾病的发生率也呈上升趋势。目前,我国各级医院已普遍设立了急诊科,以急救中心及急救站为主体的院外急救网络也已建立,急救设备、车辆、通讯设施等得到进一步改善,急救人员思想水平和业务素质也不断提高,急救反应时间日趋缩短,能提供及时、便捷的院外急救服务,有效地降低了各种急性疾病以及意外伤害事故的死亡率和伤残率。

小 结

急救护理学是研究各类急性创伤、急性病、慢性病急性发作以及危重患者的抢救、护理和科学管理的一门综合性应用学科,遵循"生命第一,时效为先"的急救护理理念。急救护理学以挽救患者生命、提高抢救成功率、减少伤残率和死亡率为目的,以"培养急诊救护能力"为总体目标,是护理专业的临床核心课程。

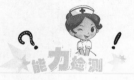

1. 急救护理学的研究内容有哪些?
2. 何为急救医疗服务体系?
3. 哪些因素促进了急救护理学的发展?

（张 孟）

第二章 院外急救

学 习 目 标

掌握：院外急救的概念、特点、任务、原则、患者的分类。
熟悉：急救患者转运与途中护理。
了解：我国院外急救的工作模式。

第一节 概 述

院外急救(pre-hospital emergency medical care)是指在家庭、机关、学校、工厂等医院之外的环境中对各种危及生命的急症、创伤、中毒、灾难事故等患者进行现场救护、转运及途中监护救治的统称，又称院前急救或临场急救。院外急救是急救医疗服务体系的重要组成部分，是反映一个地区急救水平的重要标志。

一、院外急救的重要性

院外急救是整个城市和地区应急防御功能的重要组成部分。随着人为事故的不断增加及自然灾害的不断发生，人们需要包括医疗救护、消防、交通、公安等组成的城市应急防御体系共同救援，一个协调的救援体系能使受灾造成的损失及影响降到最低限度。而一个具有快速、有效功能的院外急救体系，能大大减少患者的痛苦，把垂危的患者抢救过来，把致死致残率降到最低限度，同时还能大大缩短治愈时间，这一事实不论是平时的还是战时的院外急救都已经得到证实。

现代医学告诉我们，猝死患者抢救的最佳时间为 4 分钟，也就是说 4 分钟之内患者能不能得到救治最为关键。严重创伤患者抢救的最佳时间为 30 分钟，当遇有患者外伤出血、骨折、休克等均需在现场进行抢救，尤其对心搏骤停的患者，能否得到及时的救治和转运关系到患者的生死存亡。

据文献记载：美国南北战争时期(1861—1865)，战斗阵亡 44 238 人，战伤死亡 49 205 人，还有疾病死亡的 186 298 人，死因不明者 24 103 人，腹部和胸部创伤的伤员几乎全部死亡。那时，战场救护很不健全，没有战争急救指挥中心和急救网络；伤员后送也无计划，只有在不运送军需品时,才有可能转运伤员,伤员只有在临时设在远离战场的废墟学校或教堂中处理。这是造成伤员死亡的主要原因。之后,各国都不断从上层到基层加强了急救工作的建设,并收到了显著效果。以美国在历次战争中的伤员死亡率为例,伤员救治运送时间逐渐缩短,伤员临时死亡率也大幅度下降(表2-1)。

表2-1 历次战争美国的伤员运送时间和伤员死亡率

	伤员运送时间(小时)	伤员死亡率(%)
第一次世界大战	18	8
第二次世界大战	4～6	4.5
朝鲜战争	2	2.5
越南战争	2	2

上述事实说明,只要加强现场急救,加强医院后续的抢救,改善患者的转送条件,缩短运送的时间,就能收到立竿见影的效果。就现代和平时期而言,做好院外急救工作,既能抢救宝贵的生命,又能节约大量资金,还能鼓舞人们的士气,获得社会的高度赞誉。因此,院外急救工作的成败常常标志着一个国家、一个地区的医疗预防水平,同时,也是一个社会文明的具体表现。

二、院外急救的特点

1. **突发性** 院外急救的对象往往是在人们预料之外突然发生的灾害性事件中出现的患者或伤员,有时是少数的,有时是成批的;有时是分散的,有时是集中的。常见患者多为垂危者,不仅需要在场人员参加急救,往往还需要呼救场外更多的人参加急救。

2. **紧迫性** 突发性灾害事故后,患者的情况非常复杂,有些患者一人有两个以上器官同时受损,甚至病情垂危,不论是患者还是家属呼救心情都十分紧迫。有资料统计,心跳呼吸骤停6分钟,就出现大小便失禁、昏迷、脑细胞发生不可逆转的损害。4分钟内开始心肺复苏者,有50%可能被救活,10分钟开始心肺复苏者,100%不能存活。因此,时间就是生命,必须分秒必争,将心跳、呼吸骤停者,采用复苏技术从临危的边缘抢救回来;对大出血、骨折等危重患者,采用止血、固定抢救,否则,即会出现"失之毫厘,谬以千里"的严重错误。

3. **艰难性** 艰难性是指灾害发生时患者的种类多,伤情重,一个人身上可能有多个系统、多个器官同时受累,抢救者需要具有丰富的医学知识、过硬的技术才能完成急救任务。实际上常常是患者多、要求急、要求高与救护者知识缺乏相矛盾的不利局面。有的灾害虽然患者比较少,但常常是突然紧急的情况下发生,甚至患者身边无亲人,更无专业卫生人员,只能依靠那些具有基础生命支持技术的过路人来提供帮助与急救。

1976年7月28日凌晨3时多,唐山大地震,瞬间造成了当场24万多人死亡,有70余万人受伤,其中重患者16.4万人,平均每5个幸存的唐山人中就有一个重患者。要使这么多的重患者得到及时急救,所需要的人力、物力相当惊人,而且当时灾害现场大部分的建筑物已经成了废墟,灾区所有机构瘫痪,卫生人员缺乏,因此急救、转运患者的任务之艰巨就可想而知了。

4. **灵活性** 院外急救常是在缺医少药的情况下进行的,常无齐备的抢救器材、药品和转运工具。因此,要机动灵活地在患者周围寻找代用品,修旧利废、就地取材获得冲洗消毒液、绷带、夹板、担架等;否则,就会丢掉抢救时机,给患者造成更大灾难和不可挽救的恶果。

5. 关键性　医学急救(包括院外急救),客观要求医疗技术培训要完善,急救医药器材装备,特别是有关急救专业设备要齐全,医院急救应专业化,群众急救应普及化,社区急救组织应网络化,急救指挥系统应科学化,这些都是完成急救达标的关键性问题。

6. 社会性　院外急救活动涉及社会各个方面,使院外急救跨越了纯粹的医学领域,表现出社会性强的特点。特别是在重大灾难事故发生后,更能体现政府的保障能力。而且,院外急救是一种高投入低经济效益的特殊服务,只能以社会效益为主。因此,院外急救就有很强的社会性。

三、院外急救的任务

1. 平时对呼救患者的院外急救　这是主要和经常性的任务。呼救患者一般分两种类型:①短时间内有生命危险的危重患者,如窒息、心肌梗死、休克等,对这类患者必须现场抢救,目的在于挽救患者的生命或维持基础生命,此类患者占呼救患者的 10%~15%,其中需进行现场心肺复苏抢救的特别危重患者低于 5%。②病情紧急,短时间内无生命危险的急诊患者,如急腹症、骨折、高热等,现场处理的目的在于稳定病情、减轻痛苦,防止并发症的发生,此类患者占呼救患者的 85%~90%。

2. 灾害或战争时对遇难者的院外急救　遇特大灾害或战争有大批伤员时,应结合实际情况执行有关抢救预案。无预案时须加强现场指挥、现场患者分类和救护,做到合理分流运送。

3. 特殊任务时救护值班　指大型集会、比赛、重要会议等救护值班,要加强责任心,严防擅离职守。

4. 通讯网络中心枢纽任务　一般由三个方面构成:①市民与急救中心(站)的联络;②急救中心(站)、救护车、急救医院的联络;③急救中心(站)与上级领导、卫生行政部门及其他救灾系统等的联络。

5. 急救知识的宣传普及　急救知识的宣传和普及教育可提高院前急救医疗服务的成功率。普及公民的急救知识、增强公民的急救意识、增强应急能力,是全社会的共同责任。平时可通过广播、电视、报刊等对公民普及急救知识,开展现场救护及复苏知识的教育。

四、院外救护的原则

院外急救总的任务是采取及时有效的急救措施和技术,最大限度地减少患者的疾苦,降低致残率,减少死亡率,为医院抢救打好基础。经过院外急救能存活的患者优先抢救,这是总的原则。为了更好地完成这一光荣艰巨的任务,还必须遵守以下 7 条原则:

1. 先排险后施救　在实施现场救护前应先进行环境评估,必要时,排险后再实施救护。如因触电导致的意外事故现场,应先切断电源排险后再进行救护;如有害气体造成的中毒现场,应先将患者脱离险区再进行救护,以保证救护者与患者的安全。

2. 先复苏后固定　遇有心跳呼吸骤停又有骨折者,应首先进行心肺复苏,直到心跳呼吸恢复后,再进行骨折固定。

3. 先止血后包扎　遇到大出血又有创口者,首先应立即用指压法、止血带法或药物等方法止血,然后再消毒创口进行包扎。

4. 先重伤后轻伤　优先抢救危重者,后抢救较轻者。但当大批患者出现时,在有限的时间、人力、物力情况下,应在遵循"先重后轻"原则的同时,重点抢救有可能存活的患者。

5. 先施救后运送　过去救治患者,多数是先送后救,"抬起来就跑"。这样常耽误了抢救时机,致使很多患者丧失了性命。现在提倡先救后送,指对急危重症患者,须进行现场初步的紧急处理后,才可在严密监护下转运至医院,途中不要停顿抢救措施。

6. 急救与呼救并重　有多人在现场的情况下,救护与呼救应同时进行,以尽快得到外援。只有一人的情况下应先施救,后在短时间内进行电话呼救。

7. 搬运与救护一致　过去在搬运危重患者时,搬运与救护、监护工作从思想和行动上并不是十分统一的。搬运是由交通部门负责,途中救护是卫生部门来协助,在许多情况下,协调配合不好,途中应该继续抢救却没有得到保障,加之车辆严重颠簸等情况,结果增加了患者不应有的痛苦和死亡。德国分析了 20 世纪 70 年代交通事故的伤亡情况,发现其中有 2/3 是因现场急救和转运不及时、不恰当所致。1970 年 4 月 8 日,日本发生一次煤气爆炸事故,因现场急救和转送不及时,造成 79 人死亡、428 人受伤。因此,患者的需要和科学技术的进步决定了搬运和救护应创造条件合二为一。搬运和救护应在任务要求一致、协调步调一致、任务目标一致的情况下进行,这样在运送危重患者时,就能减少患者的痛苦,避免患者死亡,安全到达目的地。

大量急救实践证明,急救者越接近患者,患者受伤后等待时间越会缩短,患者的存活率就越高。急救时间的标准为:①最佳急救期:伤后 12 小时内;②较佳急救期:伤后 24 小时内;③延期急救期:伤后 24 小时以后。

知　识　链　接

院外急救必须遵守的 7 条原则:先排险后施救、先复苏后固定、先止血后包扎、先重伤后轻伤、先施救后运送、急救与呼救并重、搬运与救护一致。

第二节　院外急救的组织体系

一、国外发达国家院外急救组织体系简介

1. 美国　1965 年美国因意外伤害者高达 5 200 万人,其中 10.7 万人死亡,40 万人永久残废。其中大多数为交通事故。因此,1966 年美国颁布了《公路安全法案》并重视培训现场急救技术队伍,取得了较好的效果。1968 年麻省理工学院提议在医学院内建立"急救医疗服务体系"。1970 年纽约市将分散在各医院的急救车集中管理,司机进行了严格训练,每辆车配备了训练有素、能胜任急救的医务人员。成立了地区性急就医疗服务体系,全市设有中央通讯指挥站,统一急救呼号,主要承担院外急救。1972 年,美国国会举行建立急救医学体系的听证会,美国医学会正式承认急诊医学是医学领域中的一门新学科。1973 年美国总统颁布了关于加强各州、各城市的急救医疗站、建立完整的急诊医疗体系法案。同年美国又颁布了《急救医疗系统法》,根据各类医院不同情况,将医院急救分为三级:综合急救部(负责地区中心的急救工作)、大型急救部(承担大规模的急救工作)、一般急救部(负责一般急救任务)。

2. 法国　法国在 1781 年由拿破仑建立了巴黎消防会,1784 年赋予该会在出现灾伤时,

担负紧急院外急救任务。1883年巴黎当局又设立了两匹马拉的急救车"医院",用于在急救现场与医院间搬运传染病患者。与大多数国家急救系统把"第一时间送患者到医院"作为首要任务不同,法国急救的原则是把医院送到现场。现场施救被法国急救界认为是最重要的措施,只有在患者状况允许时才会被送到医院。事故发生时,消防急救中心和警察呼救中心派出的急救车一般先到现场,他们在初步施救时都会和紧急医疗救护中心保持联系,介绍患者的情况。如果情况紧急,患者无法运送,则紧急医疗救护中心调派专业医护人员乘坐载满急救设备的救护车抵达现场施救,医护人员一般包括一名专业医生、一名麻醉师、一名专业护士,就连司机也必须要经过专业培训才能上岗。现场施救、患者情况稳定后,才用车辆甚至直升机等将患者送到医院进一步治疗。

3. 德国 德国急救车的标准在当代名列前茅,车内装有心电监测、心肺复苏、外伤处理、静脉输液等装备以及多种药品和敷料等。车内还有灵敏度很高的通讯装置。由于救护车的"标准化",急救医护人员在车内能为患者做各种急救服务。

德国在70年代总结了经验教训,认为交通堵塞常使急救车从医院不能迅速奔赴现场,患者在现场又不能及时回到医院,这样就使得患者不能得到及时的救治。到1980年,德国开始运用直升机运送患者,也称"空中救护车",它具有许多优点,如速度快,随带急救仪器药品齐全。脊柱骨折、脑部伤等危重患者躺在气垫床上,不受震、不受伤害、无痛苦、舒适度好。此事发起是从私人开始的,以后卫生部也相继发展了这一事业,到1980年底已发展到30个直升机救护站,覆盖全国面积的95%,实行50千米半径空中救护,要求10分钟赶赴现场,成为世界上空中急救最发达国家。近10年来又出现"轻型救护飞机",即喷气式救护飞机,速度更快,机内空间宽大,医护人员操作方便。

4. 其他 1921年莫斯科成立了原苏联第一个急救站,到1969年苏联已有急救车13万辆。日本1970年规定急救车标准,每车必须能容纳3名医护人员,5名以上患者,还必须备有47种以上的仪器、药品。

二、我国院外急救组织体系简介

由于我国各地的经济实力、城市规模、急救意识、服务区域等差异较大,院外急救组织管理形式各有特点,院外急救模式大致可分为以下五种模式:

(一)北京模式(独立型)

北京模式有独立的急救中心。以具有现代化水平和专业配套设施的独立的北京市急救中心为代表,实行院前-急诊科-ICU急救一条龙的急诊医疗体系。北京市急救中心在新建社区和近郊区兴建急救网点。患者经院外急救后转送到急救中心或各大医院急诊科继续治疗。

具体流程为:患者及家属拨打"120"→急救中心→事故现场急救→转运到中心监护室,多数运往其他医院。

(二)重庆模式(依附型)

重庆模式是以依附于一所医院为主的急救模式,以重庆市为代表。其特点是附属于一所综合性医院。该模式具有强大的急救中心,形成了院外急救、医疗监护运送、院内急救、ICU等完整的急救医疗功能。能够使院前、院内急救有机结合,有效地提高了患者的抢救成功率。

具体流程为:患者及家属拨打"120"→市、县救护中心(综合医院)→该院院外急救部派救护车→现场急救→监护运送到本院院内急救部继续治疗。

(三)上海模式(单纯型)

上海模式以上海市的医疗救护中心为代表。医疗救护中心在市区和郊区都设有救护分站,院外急救系统拥有救护车队,组成急救运输网,中心站指派就近分站人员车辆到现场急救,然后监护运送患者到协作医院继续治疗。

具体流程为:患者及家属拨打"120"→救护中心调度室→派就近分站出车到现场救护→运送至协作医院。

(四)广州模式(指挥型)

广州模式以广州市的急救通讯指挥中心为代表。广州市建立全市统一的急救通讯指挥中心,负责全市急救工作的总调度,以若干医院的急诊科为相对独立的急救单位,按医院专科性质和区片划分分片出诊。

具体流程为:患者及家属拨打"120"→急救指挥中心→该区域医院急诊科→救护车、医生、护士→现场救护→途中监护→回本院继续治疗。

(五)香港模式(附属消防型)

香港模式院外急救的组织隶属于消防机构,共同使用一个报警电话号码"999"。其急救流程为:患者通过急救电话呼救,急救车及警察赶赴现场进行急救,再把患者运送到附近医院。

以上各城市院外急救模式虽然各有不同,但所有的急救服务体系都拥有现代化的通讯设备、先进的急救技术、快捷的转运工具和健全的急救网络。

三、院外急救设施和出诊程序

(一)急救设施

1. 通讯设备 专用急救电话"120"、手机、计算机与网络、传真机、通信卫星导航等。

2. 交通工具 救护中心应配备一定数量的救护车,或根据需要配备直升机等。救护车应定位、定人、定职、专车专用,24小时值班。普通型救护车由医师、护士、驾驶员各一名组成。

3. 基本急救设施 救护车上须配备急救的基本医疗设备和药品,如供氧装置、心电监护仪、除颤仪、起搏装置、气管插管器械、呼吸机、吸引器、静脉输液器、各种急救药物等。

(二)出诊程序

1. 接受呼救 院外急救的指挥权归"急救指挥中心",可以在任何一部电话上拨打免费急救专线号码向急救中心呼救。急救中心接到呼救后应询问患者姓名、性别、年龄、病情或伤情、所处确切方位、接车人及地点、联系电话等;如为重大事故,应详细询问事故规模、原因、受伤人数、伤情特点、现场情况、具体方位及联络方法等。

2. 发出指令 中心调度人员接到呼救后,立即向离现场最近的综合医院发出指令。

3. 奔赴现场 医院急诊科接到指令后,救护车必须在1~3分钟内开出医院。如呼救范围在5~10千米以内,必须10~15分钟到达现场。

4. 现场急救 救护人员到达现场后,迅速为患者进行初步诊断和处理。内容包括:初步检查、畅通呼吸道、吸氧、心肺复苏、止血、包扎、骨折固定等。若为心、脑血管急症患者,要及时应用药物并实施监护;若为成批患者,首先要进行的是现场检伤分类,并立即向指挥中心报告情况,以便迅速分散转送到医院。现场急救应尽快完成,以便为下一步救护赢得时间。

5. 安全转运 经过现场急救后,一旦病情允许,马上由救治人员护送到接收医院。转运途中应继续检查、处理伤情和病情监护,并与接收医院及时联系,汇报患者的病情、生命体征、处理措施等,以便医院能做好充分准备接收患者。

四、急救指挥系统计算机网络化管理

"120"急救指挥调度系统采用现代通讯技术和计算机技术,将呼救受理和指挥调度有机地结合起来,实现"120"急救指挥的准确化、快速化和全程信息化。整个系统具有高可靠性,系统采用开放式结构。

"120"急救指挥调度系统主要由以下几部分组成:①交换机系统;②计算机服务器系统;③数字录音录时系统;④计算机信息系统;⑤不间断电源系统;⑥无线通讯系统;⑦系统故障报警和声光控制装置;⑧GPS卫星定位系统;⑨大屏幕投影系统;⑩避雷系统和接地系统。

"120"急救指挥调度系统主要的功能有:

1. 显示救护车的动态变化 可在屏幕显示三种动态变化:站内待命－执行任务－空车返站。调度室的计算机与卫星导航系统联网并在救护车上安装接收器,可避免交通阻塞而影响救护车顺利到达事故现场。

2. 自动记录呼救电话、地址、对话录音,提高调度效率,避免在放车时间上发生矛盾。

3. 指导放车 信息输入后,计算机自动显示救护车动态,遇呼救,计算机依据编制的程序提供最佳的调度方案供调度员参考放车。

4. 急救资料存储 可输入急救出车次数、人次、里程、病种分类、轻重程度、疗效、收费、油料消耗等以备查阅。

5. 危重患者病情资料存储或提供医疗咨询。

第三节 院外急救患者的分类

一、现场患者分类的意义

灾害发生后,患者数量大,伤情复杂,重危患者多,急救和转运常出现尖锐的四大矛盾:①急救技术力量不足与患者需要抢救的矛盾;②重患者与轻患者都需要急救的矛盾;③轻重患者都需要后运的矛盾;④急救物资短缺与需求量的矛盾。解决这些矛盾的办法就是对患者进行分类。

院外急救分类的重要意义在于提高急救效率,将现场有限的人力,物力和时间,用在抢救有存活希望患者的身上,提高患者存活率,使需要急救的轻、重患者各得其需,使急救和后运工作有序不紊地进行,从而降低患者的死亡率。

二、现场分类的要求

1. 边抢救边分类 分类工作是在抢救困难、时间紧急的情况下进行的,不能因分类而耽误抢救。

2. 选派专人负责 应选派经过训练、经验丰富、有组织能力的技术人员来承担分类工作。

3. 遵循分类原则 分类应按先危重、后轻伤的原则进行。

4. 保证分类准确 分类工作应尽量做到快速、准确、无误。

三、现场分类的判断

现场患者分类,应抓重点、讲时效,以优先急救对象为前提,首先根据伤情来判断,应在

1～2分钟内完成。

1. 呼吸是否停止　用视、听、感觉来判定。

（1）视：观察胸廓的起伏，或用棉絮贴在患者的鼻翼上，看是否有摆动。如吸气胸廓上提，呼气下降或棉毛有摆动即是呼吸未停。反之，则呼吸已停止。

（2）听：侧头用耳尽量接近患者的口鼻部，听是否有气体进出。

（3）感觉：在听的同时，用脸感觉有无气流呼出。

2. 脉搏是否停止　用视、触、量来检查。

（1）视：头部、胸腹、脊柱、四肢、内脏是否有损伤、大出血、骨折等。

（2）触：成人触摸桡动脉有无搏动及强弱。婴儿应摸颈动脉有无搏动及强弱。

（3）量：测量血压，收缩压不小于 90 mmHg。

四、现场患者急救的标记

现场一般分为 4 个急救区，每个急救区的患者均佩戴分类卡：

第Ⅰ急救区——红色：病情严重、危及生命者。

第Ⅱ急救区——黄色：病情较重、无危及生命者。

第Ⅲ急救区——绿色：受伤较轻，可行走者。

第Ⅳ急救区——黑色：死亡患者。

分类卡包括颜色由急救系统统一印制，背面有扼要病情介绍，随患者携带。此卡常被挂在患者左胸的衣服上，如没有现成的分类卡，可临时用硬纸片自制。

另外还有一种珀思（Perth）患者临场分类标签正日益得到人们的承认，因为它可以按任何所需顺序折叠标有优先顺序颜色的卡片，这就使分类级别的升、降成为可能，无论它的前面标有哪种颜色，背面都有人体略图（图 2-1）。

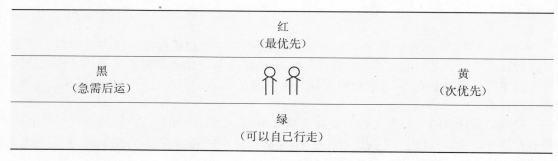

图 2-1　珀思（Perth）伤病员临场分类卡

五、现场急救区的划分

现场处在大批患者环境时，最简单、最有效的急救应有以下四个区，以便有条不紊地进行急救（图 2-2）。

1. 收容区　患者集中区。

2. 急救区　接受红色和黄色标记的危重患者，并做进一步抢救。

3. 后送区　接受能行走或较轻的患者。

4. 太平区　停放已死亡者。

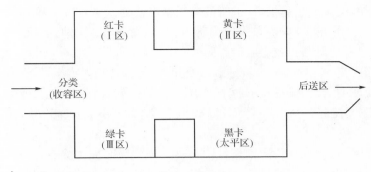

图 2-2 现场急救区的划分

第四节 院外急救技术的应用

一、通气

患者的鼻咽腔和气管被血块、泥土或呕吐物等堵塞或昏迷后舌根后坠可引起窒息。需立即设法重建气道,恢复通气。开放气道的方法有:

1. 指抠口咽法 一手拉出舌头,一手示指伸入口腔咽部,将血块等堵塞物抠出。

2. 击背法 患者上半身前倾或半俯卧,一手支撑其胸骨前,以另一手掌用力击其背部,促其咳嗽,将呼吸道内堵塞物咳出。

3. 垂俯压腹法 从背侧用双臂环抱患者上腹部,使其上半身前倾,双手用力向内冲击压腹,将堵塞物压出。

4. 托颌牵舌法 昏迷患者舌根后坠堵塞声门,应以一手托起下颌,使头后伸,另一手牵出舌尖,恢复通气。

5. 环甲膜穿刺或切开 上述方法无效情况紧急时,可用粗针头刺入环甲膜,另建气道;或以尖刀切开环甲膜,恢复通气。

6. 气管插管或气管切开 昏迷患者无自主呼吸或气道堵塞严重者,可行气管插管或气管切开,呼吸机辅助呼吸。

二、体位

1. 意识清楚、面色正常的患者 ①垫低枕头,找平坦的地方,让患者躺倒;②面色正常者,只要盖棉毯保暖就行;③意识清楚,无休克症状者,可让患者保持原有姿势,不宜多搬动。

2. 心脏、胸部感觉异常的患者 ①用棉被垫在患者背后,让患者呈平卧姿势;②面朝椅背坐下,让脚伸出,头搁在坐椅背上,这一姿势可以帮助减轻呼吸困难。

3. 面色异常、有休克症状、下肢出血的患者 ①用棉被垫高下肢部和头部,去中凹卧位;②可配合使用抗休克裤。

4. 处于昏睡状态的患者 让患者侧身躺下,轻轻将脚弯曲,把自然弯曲的左手腕压在患者右手心上,将下腭放置在左手腕上面,使下腭突出,舌伸出,从而有利于保持呼吸道通畅。

三、暴露

在院外现场处理猝死、创伤、烧伤等患者时,为便于抢救和治疗,应根据受伤部位的不同,采用解开纽扣、腰带或卷起袖口、裤管的方法暴露伤处。

1. 脱上衣法　解开衣扣,将衣服向肩部方向推,背部衣服向上平拉。脱衣袖时先脱健侧,后脱患侧。患者情况紧急或衣服较难脱时,可直接剪开。

2. 脱长裤法　患者呈平卧位,解开腰带及扣,从腰部将长裤推至髋下,保持双下肢平直,不可随意抬高或屈曲,将长裤平拉下脱出。确认下肢无骨折时可屈曲,小腿抬高,拉下长裤。

3. 脱鞋袜法　托起并固定住踝部,以减少震动,解开鞋带,向下再向前顺脚方向脱下鞋袜。

4. 脱除头盔法　患者有头部创伤且因头盔妨碍呼吸时应去除头盔,疑有颈椎创伤时应十分慎重,必要时与医生合作处理。方法:将头盔的侧边向外侧扳开,解除夹头的压力,再将头盔向后上方托起,即可除去。

四、止血

患者失血量达到总血量20%以上时,会出现明显的休克症状;当失血量达到总血量40%时,可危及生命。因此,对失血患者现场应及时采取措施止血。

1. 出血性质的判断

(1) 毛细血管出血:呈点状或片状渗出,色鲜红,可自愈。

(2) 静脉出血:较缓慢流出,色暗红,多不能自愈。

(3) 动脉出血:呈喷射状,色鲜红,可危及生命,多经急救尚能止血。

2. 院外止血法

(1) 一般止血法:创口较小的出血用生理盐水冲洗、75%乙醇消毒后包扎止血。有毛发部位应先剃除毛发,再清洗、消毒后包扎止血。

(2) 加压包扎止血法:毛细血管出血、静脉出血及前臂和足部动、静脉出血,均可用绷带纱布加压包扎止血。四肢静脉出血可抬高患肢,如仍不能止血,可将肘、膝屈侧加一棉垫或绷带卷,使之极度屈曲后捆扎即可止血。

(3) 指压止血法:为最简单的止血方法,用手指压迫肢体近端动脉,然后予以加压包扎,可适当抬高患肢,控制出血。

止血方法详见第十章。

五、包扎

常用的包扎材料有绷带、三角巾等,还可以就地取材,如毛巾、头巾、手帕、衣服、领带等。

1. 伤口包扎的目的

(1) 保护伤口,减少伤口感染及再损伤。

(2) 局部加压、止血,预防或减轻局部肿胀。

(3) 固定伤口上的敷料、夹板。

(4) 扶托患肢,使其舒适、安全。

2. 伤口包扎的要求

(1) 快:发现、暴露伤口快,包扎动作敏捷。

(2) 准:包扎部位要准确。

(3) 轻:动作要轻,以免增加伤口疼痛和出血。

(4) 牢:包扎牢靠,松紧适宜。过紧,妨碍血液循环;过松,会造成脱落或移动。打结要避开伤口及不宜压迫的部位。

3. 伤口包扎的注意事项

（1）不能用污染物品直接接触伤口，以免加重伤口感染。

（2）伤口表面禁止用碘酊涂擦。碘酊刺激性大，可引起剧烈疼痛甚至休克，损害组织，影响伤口愈合。

（3）不可用未消毒的水冲洗伤口，以免把表面污物冲入伤口深部，造成深部感染。

（4）如果伤口刺入较长异物时，不可拔出，以免引起大出血加重伤情，应做保护性包扎。

包扎方法详见第十章。

六、固定

对骨折、关节严重损伤、肢体挤压伤和大面积软组织损伤等患者，现场固定可以临时减轻痛苦，减少并发症，有利于患者的转运。

1. 固定的原则

（1）凡疑有骨折的患者，按骨折处理。

（2）除非现场不安全或患者有生命危险需紧急转移，否则均应在现场紧急固定。

（3）大出血时，先止血包扎，再固定。

（4）对危重患者，先抢救生命再固定。

（5）固定时，避免盲目复位。

（6）严禁将外露的骨折断端送回到伤口内。

（7）包扎松紧适当。四肢骨折固定时要露出手指或脚趾，以便观察血液循环情况。

（8）夹板不可与皮肤直接接触。

（9）夹板的长度、宽度，要与骨折肢体相适合，其长度一般超过上下两个关节。

2. 固定的材料　木制或金属夹板、可塑性或充气式夹板，紧急情况时可就地取材，如：树枝、木棍等，也可将上肢与胸壁、下肢与对侧健肢固定在一起以临时固定。

固定方法详见第十章。

七、保存离断肢体

随着工业、交通等事业的发展，以及大型机械化运作的增加，肢体离断伤的发生率也不断增加。离体组织（手指、肢体、头皮等）应该尽快回植到人体内，才能成活，一般缺血时间在12个小时以内可以存活。为了延长保存时间，需要将离体组织低温保存。保存有两个要点：干燥和冷藏。干燥就是不要直接将离体组织浸泡在苯扎溴铵、乙醇、等渗盐水、葡萄糖液或已融化的冰水中，否则时间过久、组织水肿或脱水，离体组织就失去再植存活的可能；冷藏就是温度不可过低，应保持在0～4 ℃的冰水混合物里。此外，如果放置在冰箱内，必须存放在冷藏箱内，不可以放置在冷冻柜内。正确的处理方法是：将断离肢（指）用无菌纱布或干净布包裹3～5层并装入塑料袋内，袋口扎紧，以防冰水进入，再将塑料袋放在装有冰水混合物的器皿内，周围温度在0～4 ℃为宜，和患者一起尽快送至医院。

第五节　急救患者转运与途中护理

患者进行初步救护后,必须迅速安全地将患者送到医院或救护站进一步治疗,称转运患者或搬运患者。转运的目的是使患者迅速脱离危险地带,纠正当时影响患者的病态体位,以减少痛苦,减少再次伤害,安全迅速地送往理想的医院治疗,以免加重患者病情。

一、转运、搬运患者的要求

1. 转运前应先进行初步的急救处理,如止血、固定、包扎、止痛等,然后再转运患者,除非患者有生命危险或急救人员无法及时到达现场。

2. 转运时要根据伤情灵活地选用不同的搬运工具和搬运方法,并且在人员、器械准备妥当时再搬运患者。

3. 按伤情不同,注意搬运的体位和方法,动作要轻而迅速,避免震动,尽量减少患者痛苦,并争取在短时间内将患者送往医院进行抢救治疗。

4. 在火灾现场的浓烟中搬运患者,应在离地面约 30 cm 以内匍匐前进,这个高度烟雾稀薄,不容易被浓烟呛住。

二、常用的搬运方法

(一) 徒手搬运

1. 单人搬运法　由一个人进行搬运。常见的有扶持法、抱持法、背法,适用于伤势比较轻的患者(图 2 - 3)。

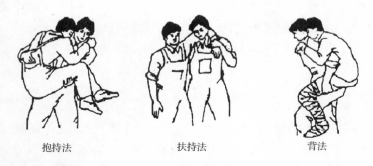

抱持法　　　　　扶持法　　　　　背法

图 2 - 3　单人搬运法

2. 双人搬运法　由两个人进行搬运。常见的有椅托式、轿杠式、拉车式、椅式搬运法、平卧托运法(图 2 - 4)。

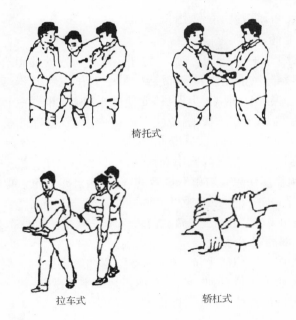

椅托式

拉车式　　　　　　　轿杠式

图 2-4　双人搬运法

（二）器械搬运法

　　将患者放置在担架上搬运，同时要注意保暖。在没有担架的情况下，也可以采用椅子、门板、毯子、衣服、大衣、绳子、竹竿、梯子等制作简易担架搬运（图 2-5）。

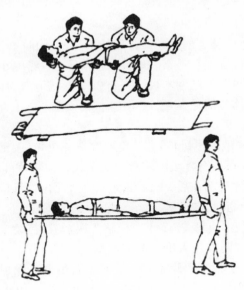

图 2-5　器械搬运法

（三）车辆运送

　　如果从现场到转运终点路途较远，则应组织、调动、寻找合适的现代化交通工具，运送患者。车辆转运受气候影响小，速度快，能及时送到医院抢救，尤其适合较长距离运送。轻者可坐在车上，重者可躺在车里的担架上。患者应头朝前，脚朝后，并固定牢靠，使患者感到舒适为宜。途中转运，既要迅速又要安全，尽量避免剧烈颠簸。昏迷、呕吐患者应头偏向一侧，脊椎伤患者下垫硬板。若患者病情变化,应立即急救。

(四)危重患者的搬运

1. 脊柱损伤　对于脊柱骨折的患者,一定要用木板做成的硬担架搬运。应由3~4人同时搬运,一人托住肩胛部,一人托住臀部和腰部,另一人托住两下肢,必要时再有一人托住头部,搬运时步调一致。患者放到担架上以后,要使其平卧,腰部垫一个衣物折叠成的软垫,然后用3~4根布带把患者固定在木板上,以免在搬运中滚动或跌落,造成脊柱移位或扭转,损伤血管和神经,造成下肢瘫痪。搬运颈椎骨折患者时,应由一人稳定头部,其他人以协调的力量平直地抬到担架上,头部左右两侧用衣物、软枕头加以固定,防止左右摆动。

2. 颅脑损伤　颅脑损伤患者应解开患者的衣襟,搬运时要重点保护头部,患者在担架上应采取半俯卧位,头部侧向一边,以免呕吐时呕吐物阻塞气道而窒息。若有暴露的脑组织应予以保护。搬运时应由2人以上搬运,搬运前头部垫一软枕头,膝部、肘部要用衣物垫好,头颈部两侧垫衣物使颈部固定。

3. 胸部伤　患者取半卧位或坐位,注意通畅气道和给氧。

4. 腹部伤　患者取平卧位、屈曲下肢,宜用担架或木板搬运。

5. 呼吸困难患者　取坐位,最好用折叠担架(或椅)搬运。

6. 昏迷患者　取平卧位、头转向一侧或侧卧位,以保持呼吸道通畅,避免呕吐物误吸导致窒息或吸入性肺炎。

7. 休克患者　取平卧位,去枕,脚抬高。

三、不同转运工具的转运特点

(一)担架(木板)转运途中的护理

担架和木板是灾难急救转运病员中最常用的工具,结构简单、轻便耐用。

1. 担架转送患者的特点　舒适平稳,转运途中对患者影响小,适于各类患者,不受地形道路等条件限制,工具不足时可利用木板、树枝、竹竿等就地取材,临时制作。缺点是非机械化,速度慢,占用人力多,体力消耗大,气候恶劣时受影响。

2. 担架转送患者的护理

(1)患者在担架上,一般取平卧位,恶心呕吐时取侧卧位,颅脑损伤、昏迷时头偏向一侧,必要时将舌牵出,胸、肺部损伤有呼吸困难者用支架或被褥将背部垫起或半卧位。

(2)担架行进中,患者头部在后,下肢在前,以便后面的运送人员随时观察病情变化,如面色、表情、呼吸是否平稳,有无缺氧等。

(3)使用止血带的患者,应每1~2小时松解1次,每次持续2~3分钟,松解止血带时要用力按压住出血的伤口,以防发生大出血造成休克。

(4)颅脑损伤者应注意观察双侧瞳孔是否等大等圆,对光反射是否灵敏,如有异常,并出现头痛、呕吐、颈部抵抗、心率变慢等,说明有出血或脑水肿、颅内压增高征象。

(5)担架行进途中担架员的步调要协调一致,平稳,防止摆动、颠簸。用2条保险带将患者胸部和下肢与担架固定在一起,以防摔伤。

(6)为防止压伤和压疮发生,应每隔3~4小时应翻身或调整体位一次,在骨突出部拍打按摩,以促进血液循环,并在该处加垫海绵、纱布等加以保护。

(7)为防止患者和担架员疲劳,途中应定时休息,并查看患者的体温、脉搏、呼吸、血压及进行必要的护理(如绷带纱布更换,注射、服药,协助患者排便,进食、饮水、调整体位等)。

（8）要注意各种管道的护理，护送插有输液管、气管插管及其他引流管道的患者，必须保持管道通畅，防止坠下、脱出、移位、扭曲、受压和阻塞。

（9）注意防雨、防暑、防寒。

（二）汽车转运患者途中的护理

1. 汽车转运患者的特点

（1）优点：快速、机动、受气候条件影响小。

（2）缺点：道路不平时颠簸较重，难以在行驶中实行抢救；部分患者晕车、恶心、呕吐、消耗体力而加重病情。

2. 汽车转运中的护理

（1）合理安排车辆，危重、输液、吸氧、抢救的患者乘救护车或带有急救设备的客车，轻患者用大客车或卡车，有生命危险的暂缓转送。

（2）采取正确体位，重患者取平卧位，胸部伤呼吸困难者取半卧位，颅脑损伤和呕吐者头偏向一侧，长骨骨折患者将伤肢两侧用棉垫垫好、固定，放置在合适位置。

（3）严密观察伤情，护理人员应勤问勤查，注意患者面色、表情、呼吸和呕吐物、分泌物、引流液颜色、伤口敷料浸染程度等。

（三）飞机转运患者的护理

1. 飞机运送患者的特点

（1）优点：速度快，效率高，平稳舒适，不受道路、地形影响。

（2）缺点：随着飞行高度的上升，空气中的氧含量减少，每升高 1 000 米，氧分压下降 18～20 mmHg。心肺功能不全患者会加重病情。另外，飞机的升降所带来的气压变化会使开放性气胸的患者纵隔摆动，加重呼吸困难；而腹部手术的患者则可引起或加重腹部胀气、疼痛，缝合伤口裂开。飞机的噪音、振动、颠簸亦可引起患者晕机、烦躁、恶心、呕吐等。

2. 飞机运送患者的护理

（1）患者在机中摆放的位置：

①大型客机：横放两排，中间留有过道。

②直升机：自上而下逐层安置担架，危重患者最好放在下层以便于抢救。

③休克患者：头朝机尾方向，以免飞行中脑缺血。

（2）气管插管患者，应配用雾化器、加湿器以保持空气湿润，防止气管分泌物黏稠结痂阻塞气道。及时向气管内滴入 1～2 ml 生理盐水或抗生素，反复滴入吸出，以保持清洁湿润。气管插管的气囊注入气量适当减少，避免在空运中气压降低气囊膨胀压迫黏膜导致缺血坏死，待飞机着陆后再适当补充。

（3）外伤致脑脊液外漏者，因空气中气压低会增加漏出量，可用多层无菌纱布加以保护，严防逆行感染。

（4）头颅面部外伤伤及中耳及鼻旁窦者，空气可能由此进入颅腔造成气颅引起颅内感染，可向鼻腔滴入麻黄素等血管收缩剂，以保持中耳腔与外界相通。

（5）昏迷眼球外露干燥患者，定时滴眼药水或覆盖纱布加以保护。

（6）保护患者所带各种导管。

（7）做好机舱内的检疫消毒工作。

（四）轮船转运患者的护理与处置

1. 轮船运送患者的特点

（1）优点：平稳、舒适、容量大。

（2）缺点：速度慢、通道窄、噪音大、易引起晕船。

2. 轮船转运的护理

（1）危重患者不宜采用船运方式。

（2）患者批量大时应防止拥挤导致意外落水，应分类检伤，编号入舱，规定上下船路线，专人巡查。

（3）晕船者服用茶苯海明。

（4）昏迷、呕吐者头转向一侧，防止误吸窒息。

（5）保持船舱清洁，防止传染病的发生。

四、转运、搬运途中监护

（一）病情监测

1. 生命体征　包括检查瞳孔、血压、脉搏、呼吸、体温。

（1）瞳孔：瞳孔是否等大等圆、对光反射是否灵敏、是否固定、有无压眶或角膜反射等。

（2）血压：常规测量肱动脉压。如果患者双上肢受伤，应测量腘动脉压，其压力值比上肢动脉压高 20～30 mmHg(2.6～4 kPa)。血压过高需立即控制，血压过低说明有大量出血或休克。

（3）脉搏：测量脉率及脉律。常规触摸桡动脉，桡动脉触摸不清，提示收缩压低于 80 mmHg；猝死患者触摸颈动脉或股动脉；缺氧、失血、疼痛、休克时均致心率加快、变弱；心率超过 120 次/分是病情严重的表现。

（4）呼吸：测量呼吸频率，深浅度和节律有无改变，有无呼吸困难，被迫呼吸体位、发绀及三凹征等。

（5）体温：用体温计测量腋下温度。观察或触摸患者肢体末梢血液循环情况，有无皮肤湿冷、发凉、发绀或花纹出现。肢端冰凉或皮肤花纹出现提示微循环不良，是休克的主要表现之一。

在进行生命体征检查的同时，可通过与患者对话判断其意识状态、反应程度等。

2. 头部体征

（1）口：口唇有无发绀，口腔内有无呕吐物、血液、食物或脱落牙齿。观察有无因误服腐蚀性液体而至口唇烧伤或色泽改变。经口呼吸者，观察呼吸频率、深浅度，口腔有无异味。

（2）鼻：鼻腔是否通畅，有无呼吸气流；双侧鼻孔有无血液或脑脊液流出，鼻骨是否完整或变形。

（3）眼：观察眼球表面及晶状体有无出血、充血，视物是否清楚等。

（4）耳：耳道有无异物，有无液体流出，听力是否正常。如有血液或脑脊液流出，则提示存在颅底骨折。

（5）面部：面色是否苍白或潮红，有无出汗。

（6）头颅：注意头颅大小、外形，头皮有无外伤。

3. 颈部体征　观察颈部外形与活动，有无损伤、出血、血肿，有无颈项强直，项后部有无压痛。触摸颈动脉的强弱和脉律，注意有无颈椎损伤，以及观察气管是否居中。

4. 脊柱体征 检查时,用手平伸向患者后背,自上向下触摸,检查有无肿胀或畸形。在未确定是否存在脊髓损伤的情况下,切不可盲目搬动患者,应将患者充分固定后方能检查脊柱背部。

5. 胸部体征 检查锁骨有无异常隆起或变形,有无压痛,以确定有无骨折并定位。检查胸部有无创伤、出血或畸形,两侧胸廓是否对称。双手轻轻在胸部两侧施加压力,检查有无肋骨骨折。

6. 腹部体征 观察腹部外形有无膨隆、凹陷,腹式呼吸运动情况,有无创伤、出血,有无压痛、反跳痛或肌紧张等。

7. 骨盆体征 骨盆挤压分离试验:双手分别放在患者髋部两侧,轻轻施加压力,检查有无疼痛或骨折存在。观察外生殖器有无损伤。

8. 四肢体征 检查有无畸形、伤口、肿胀或压痛等。

（二）维持呼吸功能

转运途中应加强呼吸道管理,包括吸氧、清除痰液及分泌物,保持呼吸道通畅。应用呼吸兴奋剂和扩张支气管药物,进行口对口人工呼吸或呼吸机通气。对重度气胸的患者进行穿刺排气或胸腔闭式引流。目前认为,充分吸氧保证血氧含量对预防患者发生缺氧性损伤至关重要。

（三）维持循环功能

对心跳呼吸骤停者立即给予胸外心脏按压。根据需要,可给予心电监测、电除颤、心脏起搏和药物治疗等。

（四）建立静脉通路

对抢救大出血、休克等危重患者尤为重要。应尽可能选用静脉留置针,其优点是能保障快速而通畅的液体通道,妥善固定后又不易脱出或刺破血管。输入药物时护士必须执行"三清一核对"的用药原则,即听清、问清、看清药物的名称、剂量、浓度;与医生核对,用过的空安瓿应暂时保留,以便核对。

（五）心理护理

急危重症患者普遍存在恐惧心理,因此护士应热情体贴,和蔼亲切,言语温柔,给予适当的病情介绍,以减轻或消除患者的恐惧心理。

五、转运、搬运途中的注意事项

1. 在搬运转送患者之前,要先做好患者的全身检查和完成初步的急救处理,以保证转运途中的安全。

2. 搬运行进中,动作要轻,脚步要稳,步调要一致,避免剧烈摇晃和震动。若遇脊椎受伤患者,应用硬板担架搬送,并将其身体固定在担架上。切忌一人抱胸,一人搬腿的双人搬抬法,避免加重脊髓损伤。

3. 运送患者时,随时观察呼吸、体温、出血、面色变化等情况,妥善安置患者,注意变换姿势,注意保暖。

4. 在人员、器材未准备完好时,切忌随意搬动。

小 结

　　院外急救是指在医院之外的环境中对各种危及生命的急症、创伤、中毒、灾难事故等患者进行现场救护、转运及途中监护救治的统称,是急诊医疗服务体系的重要组成部分。院外急救时必须遵守先排险后施救、先复苏后固定、先止血后包扎、先重伤后轻伤、先施救后运送、急救与呼救并重、搬运与医护一致这七条原则,正确给患者分类,采用正确的急救技术处理患者,并及时安全地转运患者,尽可能地挽救患者的生命。

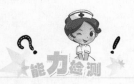

1. 何谓院外急救?急救原则是什么?
2. 简述院外护理急救的主要任务。
3. 院外急救时,患者是如何分类的?
4. 简述我国院外护理急救的主要模式。
5. 采用不同交通工具进行患者转运时应注意什么?

（叶守梅）

第三章 急诊科的设置与管理

学 习 目 标

掌握:急诊科护理工作的特点与任务。

熟悉:急诊科护士的职责。

了解:急诊科的设置。

第一节 急诊科的设置

近年来急诊医学呈迅猛发展的态势,医院里的急诊单位,无论是医疗设备等硬件条件和医务人员素质等软件条件,均得到普遍的改善,国内众多医院急诊科的建设规模也在不断扩大,高配置的急诊科层出不穷,但是急诊区域应如何布局和进行有效的管理,目前尚无系统的方案。

一、设施与布局

急诊流程指患者到医院急诊就诊的全过程,急诊区域布局必须符合急诊救治的流程。目前多数医院采用的典型的急诊流程是多年沿袭下来的一种自然过程,它存在的问题是没有从患者的角度去安排急诊就诊过程,而是让患者自己去适应急诊流程的各个环节,从而带给患者许多不便,也使急诊科的某些工作处于无计划状态。

急诊科(emergency department)是医院的"窗口",非预约是其特征。优化符合急诊救治流程的布局设计,旨在不增加医院资源的情况下,合理安排患者就诊过程,减少患者不必要的等候时间,提高急诊整体服务水平。如:白天应有指路标志、夜间应有指路灯标明急诊科位置;标志必须醒目、突出、便于寻找;急诊科应有单独出口,运送患者的车辆可直接到达急诊科或抢救室门前;急诊科的门应足够大,门内大厅宽畅,以利担架、车辆的出入及便于较多的患者和家属作短暂候诊停留;急诊分诊区需设置在急诊区域明显的位置,一般在急诊科入口,有明显标志,患者进入急诊科时应立刻看到分诊区,分诊护士也能够首先清楚地看到每位前来就诊的急诊患者,立刻就能够按需提供主动的服务;分诊区应与挂号处相邻或共用,面向候诊区,连接治疗区,患者经过分诊后可以就近就医。

急诊科作为医院的一个相对独立的小区,直接面向社会,接受的是急危重患者(图3-1)。其设置应遵循以下两个原则:一是方便患者就诊;二是有利于预防和控制医院感染。

一般情况下,500张床位以下的医院设急诊室,500张床位以上的医院设急诊科。急诊科的面积应与全院总床位数及急诊就诊总人次达成合理的比例。急诊科应设有预检分诊处、各科急诊诊断室、抢救室、治疗室、急诊输液室、急诊手术室、急诊观察室、急诊监护室、综合检查室、隔离室等。

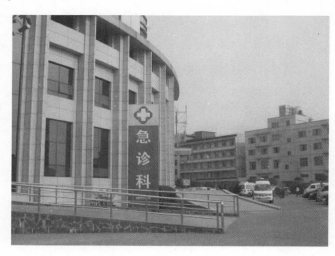

图3-1 急诊科

(一)预检分诊处

预检分诊处是患者就诊的第一站,应设在急诊科入口处,有足够的使用面积(图3-2)。预检员一般由有经验的护士担任,预检护士是急诊就诊环境与诊疗过程的主要管理者。具体负责分诊和挂号工作,能够迅速疏导患者进入抢救室或专科诊室。

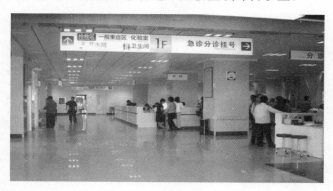

图3-2 预检分诊处

预检分诊处应配备以下设备:

1. 各种检查用品　如血压计、听诊器、手电筒、体温计、压舌板、常规化验用品等。

2. 通讯设备　如电话、对讲机、呼叫器等,以便及时联系医生和护士。有条件的医院可以安装闭路电视监控装置,持续显示抢救情况及各诊室工作状态。

3. 各种资料记录　如各科诊号票、急诊登记本、常规化验单等。目前许多医院的急诊记录实行了计算机信息化管理。

4. 检查床和候诊椅 为便于预诊护士给患者做初步护理检查和明确分诊,患者可在此测试体温和等候急诊化验结果。

(二)急诊诊断室

设立内科、外科、妇产科、儿科、眼科、口腔科、耳鼻喉科、皮肤科等分科急诊诊断室,并配置相应的器械,位置最好接近分诊处。急诊室的医师应设专职医师和各科派值班医师轮流担任相结合,护士应设专职人员,外科附近设立清创室,骨科附近设石膏间等。儿科急诊要与成人急诊科分开设置,应有单独的出入口,避免交叉感染。

(三)抢救室

抢救室是急诊抢救患者的场所,根据需要设置相应数量的抢救床,每床净使用面积不少于 12 平方米,内部应配备抢救必需的仪器设备、物品和药品(如图 3-3)。大型急诊科应设立各专科抢救间,如外科抢救间、洗胃抢救间、脑血管病抢救间等,由专职急救人员负责抢救工作。这种方式既便于抢救工作有条不紊、互不干扰、顺利进行,又可防止交叉感染。

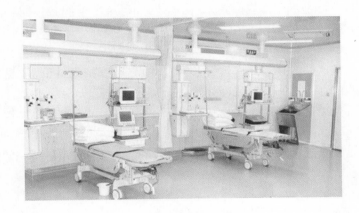

图 3-3 抢救室

基本要求如下:

1. 空间布局 抢救室应设在靠近急诊科入口处,危重患者可由分诊室接诊后直接送入抢救室。抢救室内应有足够空间,门应高大,以便搬运患者。抢救室内一般设抢救床 1~3 张,最好为多功能抢救床,屋顶设环形输液架,并备有各种急救药品、抢救设备和各种疾病抢救程序示意图。

2. 常规用物 输液架、各种型号的无菌输液器、无菌敷料包、无菌手套、氧气装置、各种标本采集瓶、备皮用物、胃肠减压器、血压计、体温计、各种导管(如吸氧管、胃管、三腔二囊管、导尿管等)、开口器、舌钳、无影灯及立灯等。

3. 急救设备 中心供氧和负压吸引装置、洗胃机、心电监护仪、除颤仪、呼吸机、起搏器、心电图机、微量泵、输液泵、低温治疗机、急救车等,有条件的医院还应配备便携式超声仪和床旁 X 线机及血液净化设备和快速床旁检验设备。

4. 急救药品 备有一定数量各种常用急救药品,主要包括心肺复苏药物、呼吸中枢兴奋药、血管活性药、利尿及脱水药、抗心律失常药、解热止痛药、镇静药、止血药、常见中毒的解毒药、平喘药、纠正水电解质酸碱失衡药、各种静脉补液液体、局部麻醉药、激素类药物等。各种药品要标签清晰,分类存放,并定位置、定数量、定专人管理,定期检查补充,毒麻药品要加锁保管,并列入交班内容。

5. 急救治疗包　包括静脉切开包、气管切开包、开胸包、腰穿包、各种清创缝合包、烧伤包、导尿包、气管插管包、骨穿包、胸穿包、腹穿包等。

（四）治疗室

位于抢救室旁边，室内有配液操作台和无菌物品柜，操作台上放置治疗盘，内有 2.5% 碘酒溶液、75% 乙醇溶液、棉签、镊子缸、开瓶器等，另外存放患者临时用药液和治疗输液单。无菌柜内存放注射器材、针头、输液器等。安装紫外线灯，每日消毒一次。

（五）急诊输液室

现代急诊输液室规格趋于正规病房化，设立正式输液床及床号，房顶安装轨道式输液架，也可设立隔离室和隔离床，供传染患者使用。执行常规消毒隔离制度，备有氧气和负压吸引装置及急救药物和物品。

（六）急诊手术室

急诊外科危重患者，经过抢救和初步处理后，生命体征仍不稳定且可能危及生命者，须在急诊手术室进行急诊手术。常规设立无菌手术间和感染手术间各一间，并配备更衣室、器械准备间、洗手间等。

（七）急诊观察室

原则上观察室按医院内正规病房设置及管理，由专职医护人员负责，观察对象为暂时不能确诊、病情有潜在危险性的患者、或经处置后需待住院进一步治疗的患者。观察时限一般为 3～5 天，之后应根据病情离院、住院或转院。一般观察床位占全院总床位的 5%。

（八）急诊监护室

急诊监护室是根据急诊科工作性质和特点而设立的，应选在急诊科较中心位置或相对独立的单元，主要收治严重创伤、随时有生命危险或病情危重、不易搬动、需监护抢救的患者。由专职医护人员负责。床位数一般占总床位数的 1%～2%，常为圆形、长方形、U 形布局，中央监护台能观察到所有患者，各种设施设备齐全，可实行 24 小时连续不间断监护，发现异常可及时抢救处理。

（九）隔离室

隔离室应设在分诊室附近，一旦发现有传染病疑似者，应立即隔离，并通知专科医师会诊，确诊后转送专科病房或医院，并做好消毒和疫情报告工作。

知 识 链 接

急诊抢救室中的药品、器械纷繁复杂，急诊护士必须熟悉不同药品种类、名称、剂量、剂型、作用、放置位置，熟悉各种医疗抢救器械的使用、消毒、保养方法。

二、急救绿色通道

急救绿色通道，是指医院为急危重症患者提供的快捷高效的服务系统，是指对急危重症患者实行优先抢救、优先检查和优先住院的原则，医疗相关手续酌情补办。在我国目前医疗人力资源相对不足的情况下,建立急救绿色通道更能及时有效地抢救患者。

(一)急救绿色通道的硬件要求

1. 方便有效的通讯设备 根据医院的不同情况,选用对讲机、有线或移动电话、可视电话等通讯设备,设立急救绿色通道专线,不间断地接收院内、外的急救信息。

2. 急救绿色通道标志 在急救大厅设立简单明了的急救绿色通道标志,方便患者及家属迅速进入急救绿色通道的各个环节,包括在分诊室、抢救室、急诊手术室、急诊药房、急诊化验室、急诊影像中心、急诊留观室和急诊输液室等均设有醒目的标志,可采用绿色或红色的标牌和箭头。

3. 急救绿色通道的医疗设备 应备有可移动的推车或床、可充电或带电池的输液泵、心电图机、多功能(心电、血压、经皮氧饱和度等)监护仪(最好为便携式)、除颤起搏装置、固定和移动的负压吸引设备、气管插管设备、简易呼吸囊、面罩、呼吸机等。

(二)急救绿色通道的人员要求

1. 急救绿色通道的各个环节 24 小时均有人值班,随时准备投入抢救,并配备 3~4 名护士协助工作。院内会诊 10 分钟内到位。

2. 急救绿色通道的各环节人员必须熟练胜任各自工作,临床工作人员必须有两年以上的急诊工作经验。

3. 急救绿色通道的各环节人员应定期进行演练、培训和座谈,不断完善急救绿色通道中各个环节的衔接工作。

4. 设立急救绿色通道抢救小组,由业务院长领导,包括急诊科主任、护士长和各相关科室领导参加。在全院医护人员和职工中普及急救绿色通道知识。

(三)急救绿色通路管理制度

1. 急救绿色通道的首诊负责制度 首诊医护人员根据病情启动急救绿色通道,通知相关科室的人员,并及时报告科主任、护士长或相关院领导。科主任和护士长应随叫随到,组织抢救工作。首诊医护人员在绿色通道急救过程中要随时在场并做好各环节的交接。在适当的时候由患者家属和陪护者补办医疗手续。

2. 急救绿色通道的记录制度 进入急救绿色通道的患者应有详细的登记,包括姓名、性别、年龄、住址、就诊时间、生命体征、初步诊断及陪护人员联系电话等。在患者的处方、辅助检查申请单、住院单等单据上加盖"急救绿色通道"的标志,保证患者抢救运送过程中畅通便捷。

3. 急救绿色通道的转送制度 医护人员在转送患者前必须电话通知相关人员,途中必须有急诊科首诊医护人员陪同,并有能力在途中进行抢救。交接班时应明确交代注意事项、诊疗经过及可能发生的各种情况。

4. 急救绿色通道的药品管理制度 急救绿色通道中的患者可根据病情需要先用药,后付款。应由专门人员负责保管和清点常规急救药品,随时补充药品,检查药品有效期。

5. 急救绿色通道的保障管理制度

(1)急救绿色通道由科主任、护士长负责,急诊室要有醒目的提示标志,保证绿色通道通畅。

(2)绿色通道应保持持续通畅。

(3)预检分诊护士应具有高度责任心和丰富临床经验,对危重患者必须果断处理、及时分诊,并立即通知医生进行抢救。

（4）急危重患者由急诊医生和护士长组织抢救。遇有成批患者、意外灾害等突发事件时,应立即通知医务科室、护理部、院总值班,启动院突发事件应急预案。

（5）绿色通道医务人员要训练有素、技术娴熟、职责明确、坚守岗位,能胜任抢救各种危重患者的需要,随时做好抢救准备。

（6）急诊抢救室是抢救危重患者的专用设施,不得挪作他用。一切抢救物品实行"五定"制度,即:定人保管、定点放置、定量供应、定期检查、定期消毒,保证抢救患者时使用。

（7）在抢救危重患者时,应成立急救小组,白天每小组 3 人,晚间每小组 2 人。

（8）绿色通道各相关医技窗口张贴绿色通道患者优先的标志,保证绿色通道患者各项措施优先。

（9）对危重患者实施先抢救后挂号、先用药后付费等便捷措施。

（10）患者所有的检查应由专人护送,所有医技、病房等相关科室保证绿色通道的畅通。

第二节　急诊科管理

一、急诊科的任务

急诊科的主要职能是处理和研究各种急性病、慢性病急变和急性创伤、急性中毒、意外事故及其引发的急性器官功能衰竭的治疗和抢救等工作。具体来说,它承担急诊、急救医疗护理工作、急诊救护人员培训、急诊医疗护理科研工作等任务。根据医院规模及性质不同,每个医院的任务有所侧重,但其首要任务是保证及时、迅速、准确地抢救急危重症患者。

（一）急诊工作

急诊科的主要职责就是对来院的急诊患者进行迅速的诊断和处理。

（二）急救工作

制定各种急诊抢救的实施预案,对有生命危险的急危重患者或伤员,要立即组织人力、物力进行及时、有效的抢救,必要时可派救护车参加院前急救和患者转运工作。

（三）培训工作

为加快急诊专业人才的培养,各级医院应建立健全急诊工作人员岗位职责,开展多种形式的业务学习和技术指导,如进修、学术交流、技术训练、定期考试考核,使医护人员能够掌握现代急救护理知识和技术,提高抢救成功率。

（四）科研工作

急诊科在急救过程中可以获得急重症患者病情变化的第一手资料,从而可开展有关病因、病程、机制、诊断与治疗、护理质量和护理管理等方面的研究,寻找规律,提高急救质量,促进急救医疗护理工作的发展。

（五）急诊范围

1. 呼吸、心搏骤停。

2. 各种危象。

3. 突发高热,体温超过 38.5 ℃。

4. 急性外伤。

5. 急性大出血,如咯血、呕血、便血、鼻出血、妇科出血、外伤性出血及可疑内出血等。

6. 急性心力衰竭、心律失常、心动过速、心动过缓、心肌梗死、高血压高于 180/110 mmHg。

7. 昏迷、昏厥、抽搐、休克、急性肢体运动障碍、瘫痪。

8. 呼吸困难、窒息、中暑、溺水、触电。

9. 急性腹痛。

10. 急性感染。

11. 耳道、鼻道、咽部、眼部、气管、支气管、食管异物。

12. 急性过敏性疾病、严重哮喘、急性喉炎等。

13. 各种急性中毒。

14. 急性尿潴留、血尿。

15. 急性眼部疾病。

16. 可疑烈性传染病。

17. 其他经预检医护人员认为符合急诊条件的疾病。

二、急诊科工作质量要求

急诊护理质量是急诊科护理管理的核心问题,良好的护理质量是取得良好医疗效果的重要保证。急诊护理工作应站在患者的立场上制定管理目标,根据目标确立急救管理规划与措施,并认真落实。管理目标包括:

1. 医护人员应树立全心全意为人民服务的思想,具有良好的医德和献身精神,工作热情主动、急患者之所急。

2. 时间观念强。所谓急诊的"急"就是指患者病情急,诊断要快,抢救要及时,时间就是生命。

3. 急诊科应配备与其任务、功能、规模相适应的急诊医疗设备和药品。所有急诊抢救物品要保持性能良好、数量规格齐全、固定地点放置、专人负责管理,严格执行交接班制度。

4. 各种抢救记录、表格、病历等书写必须客观、真实、及时、完整、清楚。

三、急诊科的人员管理

(一)急诊科的人员编制

根据各医院急诊任务的轻重及医院人员总编制情况确定急诊科的编制,应当配备足够数量,受过专门训练,掌握急诊医学的基本理论、基础知识和基本操作技能,具备独立工作能力的医护人员。一般包括主任、副主任、主任医师、主治医师、住院医师;护士长、护士、安全保卫人员及有关医技人员。急诊科以急诊医师及急诊护士为主,承担各种患者的抢救、鉴别诊断和应急处理。急诊患者较多的医院,还应安排妇产科、儿科、眼科、耳鼻喉科等医师承担本专业的急诊工作。

(二)急诊科的医护人员

1. 急诊医师 急诊医师应有较强的责任心,凡值急诊班的医师应做到随叫随到,能及时参加抢救工作。急诊医师应当具有 3 年以上临床工作经验,并定期接受急救技能的再培训,再培训间隔时间原则上不超过 2 年,进修医生和实习医生不得单独值急诊班。急诊医师应掌握的技术和技能如下:

(1)掌握各种急症(如高热、胸痛、呼吸困难、咯血、休克、急腹症、消化道大出血、黄疸、血尿、抽搐、晕厥、头疼等)的初步诊断和处理原则。

(2)掌握下列心脏病和心律失常心电图诊断:心室颤动、心动过速、房室传导阻滞、严重心动过缓等。

(3)掌握创伤的初步诊断、处理原则和基本技能。

(4)掌握急性中毒的诊断和救治原则。

(5)掌握暂时未明确诊断的急危重症的抢救治疗技能。

(6)掌握心肺脑复苏术、动静脉穿刺术、胸腹穿刺术、胸腔闭式引流术等。

(7)掌握呼吸机、监护仪、血糖仪等的使用。

2. 急诊护士　急诊科应当配备固定的急诊护士,且不少于在岗护士的75%,急诊护士应当具有3年以上临床护理经验,并定期接受急救技能的再培训,再培训间隔时间原则上不超过2年。急诊护士应掌握的技术和技能如下:

(1)掌握急诊护理工作的内涵及流程。

(2)掌握急诊科医院内感染预防与控制原则。

(3)掌握常见急危重症的急救护理。

(4)掌握创伤患者的急救护理。

(5)掌握常见急危重症患者的监护技术和急救护理操作技术。

(6)掌握急诊科各种抢救设备、物品、药品的应用和管理。

(7)掌握急诊患者心理护理要点及沟通技巧。

(8)掌握突发事件和群体伤害事件的急救配合、协调和管理。

四、急诊科的设备管理

急诊科的设备管理目的是使科室的设施齐全,管理制度完善,责任到人,使之随时处于完好、备用状态,提高工作效率和医疗服务质量。

1. 病区设施策划及配置,按国家规定的病区设施要求配置病区所需设施及器材。

2. 科主任、护士长负责收集设施及器材使用信息,如需要增加的设施、器材,填写购买申请单,送医院领导审批。

3. 护士长负责对购买的设施及器材进行建账管理,并按病区将编号标志在醒目的位置。

4. 护士长建立仪器使用登记本,当班人员负责使用后的清洁及维护,使该仪器处于备用状态。

5. 使用当中发现故障,应及时汇报护士长或科主任,同时汇报器械维修工及设备科。

6. 每种器械、设备定人、定期、定地点、定数量管理,保证各种仪器、材料性能良好。

7. 一切抢救器械、物品使用后,要及时放归原处,清理补充,并保持清洁、整齐。

8. 病区的急救设施不准挪用、外借,非急救设施原则上也不准挪用,若其他科室要作短暂的借用,应按规定登记,杜绝以私人的名义借用。

9. 护士长每周全面检查一次科室所有设备、器械,对贵重仪器使用后应有记录。

10. 新添仪器调试合格后方可投入使用,并由设备管理科室与急诊科共同提出"三定标准"(定使用寿命、定收费标准、定使用效率)。

11. 操作人员应经过培训,正确掌握使用方法、适应证和注意事项,并熟悉仪器的结构和性能,未经训练的人员不得随意使用仪器。

12. 保养要做到"五防",即防潮、防震、防热、防尘、防腐蚀,定期上油。如有腐蚀性溶液黏附在机器上,应立即擦拭干净。

五、急诊科医院内感染管理

1. 严格执行《消毒隔离管理总则》有关规定。

2. 肠道门诊执行《肠道门诊医院感染管理制度》。

3. 一律使用一次性注射用品,用后由回收站统一回收。

4. 门诊体温计由服务中心统一消毒发放,回收。

5. 压舌板采用一人一用一灭菌,用后统一由供应室回收。

6. 建立日常清洁制度。

7. 各诊室要有流动水洗手设备。

8. 门诊各治疗室均应有紫外线灯管,每天照射一次。

9. 各科室桌、椅、床、地面、窗台用清水擦拭,每日一次,有污染时用 500 mg/L 含氯制剂擦拭。

10. 抢救室环境整洁,尽量控制陪人,减少室内污染,定时通风。

11. 急诊抢救室及平车、轮椅、诊察床等应每日定时消毒,被血液、体液污染时应及时消毒处理,消毒剂用 500 mg/L 含氯制剂。

12. 急诊抢救器材应在消毒灭菌的有效期内使用,一用一消毒或灭菌。

13. 患者离开抢救室后,应及时进行终末消毒,以便应急。

14. 门急诊治疗室、换药室参照相应制度,观察室参照病房的医院感染管理制度。

六、急诊科的主要制度

执行《全国医院工作条例》中有关急诊方面的各项规章制度,结合急诊科工作实际,制定切实可行的各项急诊抢救技术操作常规、急救程序、护理常规及质量标准,建立成批伤病员的抢救预案。

(一)预检分诊制度

1. 由熟悉业务、责任心强的护士担任。

2. 坚守岗位。

3. 热情接待患者。

4. 优先安排危重患者诊治,急危重症患者先抢救后挂号。

5. 对危重者,边紧急处理,边通知医务人员抢救。

6. 遇严重工伤事故或成批伤员,通知科主任及医务科室组织抢救。

7. 掌握就诊范围,做好解释,婴幼儿及老年患者酌情照顾。

(二)急诊室工作制度

1. 医护人员具有高度责任心,认真严肃,迅速准确;避免发生科室间互相推诿现象。

2. 急诊用品行"五定"制度,即定人保管、定点放置、定量供应、定期检查、定期消毒,保证抢救患者时使用。

3. 工作人员必须坚守岗位,随时做好抢救准备,如需暂时离开,应将去向通知值班护士。

4. 护士应严格执行查对制度,按照医嘱用药,严防差错事故发生。

5. 做好急诊室的各项统计工作。

（三）首诊负责制度

1. 第一个接待患者的科室和医师为首诊科室和首诊医师。首诊医师发现涉及他科或确系他科患者时，应在询问病史、体格检查、写好病历及必要的紧急处置后，才能请有关科室会诊或转科，不得私自涂改科别，或让患者去预检处改科别。

2. 凡遇多发伤、跨科疾病或诊断未明的患者，首诊科室和首诊医师先承担主要诊治责任，并负责请会诊，未明确收治科室前，首诊科室、医师负责到底。

3. 如需转院，由首诊科医师向医务科室汇报，落实好接受医院后方可转院。

4. 涉及两科以上疾病患者的收治，可组织会诊或由医务科室协调解决。

（四）急诊抢救室制度

1. 设备齐全，制度严格，做到随时投入抢救。抢救中，有关科室必须积极配合。患者需转入病房时，应及时收容，严禁推脱。急诊抢救室有呼救权和转诊权。

2. 保证各类仪器性能良好，随时备用。急救室物品不得外借，护士每班交接记录。

3. 抢救时严肃认真，动作迅速准确。抢救指挥者应为在场工作人员中职务最高者，各级人员必须听从指挥，明确分工，密切协作。指挥者应负指挥之责。

4. 诊断、治疗、技术操作等遇有困难，及时请示上级医生，迅速解决。做好抢救记录，抢救记录要求准确、清晰、扼要、完整，注明执行时间。

5. 医护密切配合，口头医嘱要求准确、清楚，尤其药名、剂量、给药时间、途径等，护士在执行前要复述，并及时记录于病历上，事后由医师补写医嘱及补开处方。

6. 急救用过的空安瓿、输液瓶、输血瓶等集中存放，以便统计与查对，避免医疗差错。

7. 大批需抢救的患者同时就诊时，应立即报科主任及院领导，以及时组织抢救。

8. 抢救后，根据情况留患者在监护室或观察室进一步处理，待病情稳定送有关科室继续治疗，送前应通知接收单位。

9. 非工作人员未经许可不得进入急救室。急救室物品用后及时清理、补充。

10. 对已住院的急救患者要定期追踪随访，总结抢救经验。

（五）急诊留观察制度

1. 留观察对象

（1）病情需要住院，但无床位且一时不能转出，病情允许留观察者。

（2）不能立即确诊，离院后病情可能突然变化者。

（3）经治疗病情尚未稳定者，如高热、哮喘、腹痛、高血压等。

（4）其他特殊情况需要留观察者。传染病、精神病患者不予留观察。

2. 需收住观察室的患者，由接诊医师通知观察室护士和医师。对危重患者，接诊医师应当面向观察室护士和医师详细交代病情。

3. 留观察患者必须建立病历，负责观察室的医师应及时查看患者，下达医嘱，及时记录病情变化及处理经过。

4. 护士及时巡视病房，按医嘱诊疗护理，记录病情变化，随时向值班医师报告。

5. 留观察时间一般为 24 小时，最多 5 天，特殊情况例外。

6. 值班医师或负责观察室的医师应及时向危重患者家属交代病情，必要时请家属签字。

7. 值班医师或观察室的医师、护士下班前应巡视患者，做到床头交班，写好交班记录。

8. 可以离院的患者，应及时动员其离院，并开好诊断证明、处方等。

（六）急诊监护室工作制度

1. 保持室内清洁、肃静，非有关人员未经批准不得入内。

2. 按操作规程使用急救仪器、监护设备。操作前要熟悉仪器性能、注意事项，用后整理放回原处，关掉电源。

3. 贵重仪器要建立使用登记卡，遇故障速报护士长及科主任，并通知专业人员检修。

4. 严格按医嘱对危重患者监护并详细填写监护记录。

5. 监护人员工作时集中精力，不得擅离职守，如需暂时离开应有人代替。

（七）出诊抢救制度

1. 接到呼救信号时，应由急诊科派救护车奔赴现场抢救。

2. 救护车内应配备急救箱、必要的抢救仪器，有条件者应配备心电监护等装置。出诊医生、护士、担架员随车出诊。

3. 根据患者情况就地抢救或运送途中抢救。

（八）救护车使用制度

1. 救护车专用于抢救运送患者，不得调做他用。

2. 司机轮流值班。救护车由医务科室或急诊科调度。

3. 救护车平时停放于急诊科附近，做好检修保养和消毒工作，保证及时使用。

4. 建立出车登记制度，将出车地点、开车、到达及返院时间、公里数、耗油量等登记清楚。

5. 救护车外出应按标准收费。

（九）涉及法律问题的患者处理办法

1. 对于自杀、他杀、交通事故等涉及法律的患者，应积极救治，同时应提高警惕，避免引起法律纠纷。

2. 预检护士应立即通知急诊科主任、医务科室，并上报公安管理部门。病历书写应实事求是、准确清楚，检查应全面仔细，病历要注意保管，切勿遗失或被涂毁。

3. 开具验伤单及诊断证明时要实事求是，并经上级医师核准。对医疗工作以外的问题不随便发表自己的看法。

4. 若有服毒患者，需将呕吐物、排泄物送毒物鉴定。昏迷病员，需与陪送者共同检查其财物，有家属在场时应交给家属（要有第三者在场），无家属时由值班护士代为保管，但应同时有两人签写财物清单。

5. 涉及法律的患者留观期间，应有家属或公安人员陪守。

第三节　急诊科的护理

一、急诊科护理的特点

1. 急　急诊患者发病急骤、来势凶险、时间性强，所以一切工作突出一个"急"字，要分秒必争，迅速处理。这就要求护士有高度的责任感和敬业精神，分秒必争，迅速处理，争取抢救时间。

2. 忙　急诊患者病情变化快，就诊时间、人数、病种及危害程度很难预料，尤其是遇到意外伤害，如交通事故、火灾、地震、海啸、传染病、急性中毒事件等，患者常集中就诊，随机性大、可控性小。因此必须保持急诊科抢救设备、药品随时处于备用、够用状态;要求急诊护士必须具有应急、应变能力,完善各种应急措施,以使失误减少到最小。

3. 多学科性 急诊患者病种复杂,疾病谱广,几乎涉及临床各科,常需多科人员协作诊疗,灾难医学中的一些情况发生时,如车祸、空难、地震、水灾等群体发病时,需要医院、交通、公安、消防、民政等多个社会部门协同完成,以合理分流疏散,尽快转运,提高医疗机构的利用率,避免因延误病情导致伤残、死亡。这就要求急诊护士知识广博,具有跨学科的过硬的护理知识和技能,同时还要求急诊护士有高度协作精神,掌握与其他科室工作人员协调沟通的技巧。

4. 易发生医院内交叉感染 急诊患者因无选择性,常有传染患者,易造成交叉感染。

5. 医疗纠纷、涉法事件多 急诊科是全天面向所有人开放的医疗工作第一线,如服毒、自杀、车祸、打架斗殴等事件较多,因此要求急诊科工作人员要遵守医疗法规,要有高度的自控力,防止发生医患冲突。

二、急诊科护理的流程

急诊科护理工作基本程序包括:接诊、分诊、急诊护理处理等部分,这些环节紧密衔接,可使患者尽快获得专科确定性治疗,最大限度地降低患者的伤残率、病死率和医疗纠纷。设置科学高效的急诊护理工作流程,可使急诊护理管理工作更加标准化、规范化、程序化,最大限度地利用医疗资源,使者得到更优质的服务(图3-4)。

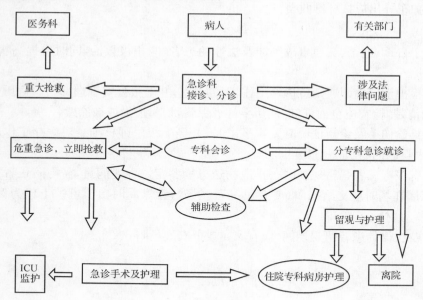

图3-4 急诊护理工作流程图

(一)接诊

接诊是指医护人员对到达医院急诊科的患者,在最短的时限,以最熟练的医学技巧,对病情作一个较明确的判断。预检护士对到达急诊科的患者要热情接待,将患者迅速接诊到位。一般急诊患者可坐着候诊,对危重患者应根据不同病情合理安置到抢救床、平车或轮椅上。如果由救护车等运输工具送来的急诊患者,护士应主动到急诊科门口接应,并与护送人员一起将患者搬运到合适的位置上。

（二）分诊

1. 分诊定义 分诊是指根据患者主诉及主要症状和体征,进行初步诊断,分清疾病的轻、重、缓、急及所属专科,安排救治程序及分配专科就诊的技术。

2. 分诊评估方法 分诊护士要对患者强调的症状和体征进行分析,但不宜作诊断。除注意患者主诉外,还要用眼、耳、鼻、手进行辅助分析判断,并使之保持成为一种观察的习惯。

（1）望:用眼去观察,主诉的症状表现程度如何,还有哪些症状患者未提到,观察患者的面色,有无苍白、发绀、有无颈静脉怒张等。

（2）闻:用鼻去闻患者是否有异样的呼吸气味,如酒精味、呼吸的酸味、化脓性伤口的气味。

（3）听:用耳去听患者的呼吸、咳嗽,有无异常杂音或短促呼吸。

（4）问:了解既往史和现病史,通过询问患者、家属或其他知情人,了解发病的经过及当前的病情,这对正确的分诊及处理有很重要的作用。运用诱导问诊的技巧,短时间内(一般要求五分钟内)获得比较详细的有关病情资料,可以采用 OLD CART 或 PQRST 记忆公式来询问病史。

知 识 链 接

[OLD CART 记忆公式]

O:症状发生的时间。

L:有问题的部位。

D:症状持续的时间。

C:患者描述的症状特点。

A:激发症状加重的因素。

R:可以缓解症状的因素。

T:来院就诊前所接受过的治疗。

[PQRST 记忆公式]

一般用于有疼痛的患者。PQRST 5 个字母相连,刚好是心电图的五个波形字母顺序,因而极易于记忆和应用。

P(provoke,诱因):疼痛的诱因是什么? 怎样可以使之缓解? 怎样使之加重?

Q(quality,性质):疼痛是什么性质的? 患者是否可以描述?

R(radiate,放射):疼痛位于什么地方? 是否向其他地方放射?

S(severity,程度):疼痛的程度如何,如果把无疼痛至不能忍受的疼痛比喻为1~10 的数字的话,患者的疼痛相当于哪个数字?

T(time,时间):疼痛的时间有多长? 何时开始的? 何时终止? 持续多长时间?

（5）触:用手去摸,测脉搏,了解心率、心律及周围血管充盈度。可以探知皮温、毛细血管充盈度。触疼痛部位,了解涉及范围及程度。

（6）查:分诊护士接诊后,为了准确地分科,可运用一些简单的护理体检工具,做必要的护理体检。首先观察患者的神志、精神状态,查看各种反射存在的情况,如瞳孔变化、对光反应,测量血压、脉搏、呼吸、体温等。经过必要的护理体检,初步判断患者的疾病病种,然后转到相应的科室,如果病情复杂,难以立即确定科别的,先由初诊科室或护士进行处理。

3. 患者就诊的顺序

(1)第一类需紧急抢救,立即处理:如心跳呼吸停止;高血压危象;严重心律失常;呼吸道阻塞;重度烧伤;严重创伤;严重药物中毒;大出血;神经损伤等。该类患者生命体征极不稳定,多伴意识改变。

(2)第二类优先就诊:如疑似药物过量但意识清楚者;稳定性哮喘;持续性的呕吐或腹泻;撕裂伤合并有肌腱损伤者;中等程度以上的腹痛;行为异常;高血糖;动物咬伤;抽搐;眼部受伤;不明原因的胸痛(但确知非心脏引起);开放性骨折。

(3)第三类患者病情较稳定,但仍需在3～6小时内治疗,如轻度腹痛、轻度外伤、脓肿、阴道出血等。

(4)第四类患者病情轻,无生命危险,可在门诊治疗或次日就诊,如伤风感冒、咽喉痛、长期慢性疾病而病情没有急性变化者。

4. 初步判断急诊范围　依据评估收集到的资料进行分析,判断病种及其程度,以便进一步确定救治程序和科别。

(1)内科:呼吸、心搏骤停;各种危象;急性发热;急性心力衰竭;急性心肌梗死、心绞痛、严重心律失常;急性呼吸困难、窒息;昏迷、晕厥、癫痫、脑血管意外;急性炎症;如重症肺炎、急性胰腺炎;急性大出血,如大咯血、呕血、便血、血液病;急性中毒;急性过敏性疾病;意外灾难;烈性传染病可疑者等。

(2)外科:急性外伤,如创伤、烧伤、骨折;急性腹痛,急性泌尿系统疾病,如急性尿潴留、血尿等。

(3)妇产科:大出血,如异位妊娠、前置胎盘;急产、难产、早期破水、脐带脱垂等。

(4)儿科:急性呕吐、腹泻伴脱水;小儿高热惊厥等。

(5)五官科:急性感染,如急性咽喉炎、急性中耳炎;出血,如鼻出血、眼内出血;异物,如眼内异物、耳道异物、鼻道异物;外伤,如眼外伤、下颌关节脱臼等。

（三）急诊处理

医护人员根据分诊了解到的情况确定进一步救护措施,急诊处理原则如下:

1. 对需抢救的危重患者开放绿色通道,并通知有关医生进行急救处理,病情稳定后再去办理就诊手续。医生未到之前,护士可酌情予以急救处理,如吸氧、心肺复苏术(CPR)、吸痰、止血包扎、建立静脉通路、人工呼吸、胸外心脏按压等,同时密切观察病情变化。

2. 对一般急诊,可在通知专科医生的同时办理就诊手续。对病情复杂,难以确定科别的,由护士安排就诊科室,按首诊负责制处理。对由院外急救初诊或"120"救护车转入医院的患者,立即通知有关医护人员接诊。遇交通事故、吸毒、自杀等涉及法律问题者,应立即通知有关单位。

3. 按病情需要送检血、尿、大便常规和做生化检查。需特殊检查时应有专人陪送,如做X线、B超、CT等。

4. 经抢救病情平稳允许移动时,要迅速转入病房。如需继续抢救或进行手术者,应及早通知病房或手术室做好准备。不能搬动却急需手术者,可在急诊手术室进行手术,术后留观察室或监护室继续抢救治疗,待病情平稳后再转入病房。凡是抢救的患者,都应有详细的病历和抢救记录。转入病房时,要有专门医护人员陪送,并将患者病情及救治经过向病房医护人员进行详细交班。

5. 遇有成批伤员就诊及需要多专科合作抢救的患者,应通知门诊部和医务科室值班人员,协助调配医护人员参加抢救。如有疑难病例或就诊者过多,应及时请上级医生协助处理。复合伤患者涉及两个专科以上的,应由患者病情最严重的处理科室首先负责治疗,其他科室密切配合。

6. 严格执行交接班、查对制度、口头医嘱复述制度、伤情疫情报告制度等。

三、急诊科护士的职责

1. 在急诊科护士长领导下进行工作。

2. 做好急诊患者的检诊工作,按病情决定优先就诊,有困难时请示医师决定。

3. 急症患者来诊,应立即通知值班医师,在医师未到以前,遇特殊危急重症患者,可先行必要的急救处理,随即再向医师报告。

4. 准备各项急救所需用品、器材、敷料,在急救过程中,应迅速而准确地协助医师进行抢救工作。

5. 经常巡视观察患者,了解患者的病情、心理状况和饮食情况,及时完成治疗及护理工作,严密观察与记录留观察患者的情况变化,发现异常及时报告。

6. 认真执行各项规章制度和技术操作常规,做好查对和交接班工作,努力学习业务技术,不断提高业务能力和工作质量,严防差错事故。

7. 准备各项急救所需药品、器材、敷料。

8. 护送危重患者及手术患者到病房或手术室。

四、急诊科护理人员素质

1. 从事急诊工作的护士,必须接受过正规护理学历教育。

2. 急诊科护士应有高度的责任心,工作主动,反应敏捷,熟练掌握基本的生命急救技能。

3. 急诊科护士应仪表端庄,待人礼貌,具有良好的团结协作精神。

4. 值班人员能守岗尽责,严密观察病情,遇到病情突变能及时处理。

五、急诊科的护患沟通

(一)急诊患者及家属的心理特点

1. 恐惧感 由于病情危重,如呼吸困难、出血、疼痛、高热等,会造成患者躯体上的疼痛不适,使患者感到预后难测、心神不安产生焦虑与恐惧;周围急诊患者的痛苦表现,也会加重患者的恐惧感。

2. 优先感 许多急诊患者往往认为自己的疾病最重,要优先处理,对分诊护士安排的就诊次序不理解,出现不满情绪,从而加重病情或引发医疗纠纷。

3. 陌生感 急诊室的环境对于急诊患者及家属是陌生的,而且要与不熟悉的医护人员及服务人员进行交流沟通,更会加重其陌生感,产生紧张心理,影响疾病的康复。

4. 无助感 有时由于疾病复杂,需要对患者进行反复多科的会诊、多项多次的检查等,使得患者及家属较长时间得不到医疗诊断结果的信息,会使他们产生焦虑与无助的情绪。

(二)急诊科护士的沟通技巧

1. 语言是沟通的桥梁 礼貌的语言是满意沟通的前提,是护士与患者交流的基础。护士应正确使用语言沟通技巧,语言表达清晰、准确、温和,学会使用保护性语言,禁用伤害性语言。注意语言的科学性,通俗易懂,便于患者理解,提高语言的表现力和感染力。而且护士稳重大方、处事得体、热情接待患者的同时,也会得到患者的尊重,提高患者的满意度。语言交流中最重要的技巧是把全部注意力集中在对方,使患者感到亲切和被关心,护士通过耐心仔细倾听,全面了解患者的生理心理状态,在护理过程中,患者感到焦虑和不理解时,鼓励其主动说出想法,帮助患者树立战胜疾病的信心,以利于患者的康复。

2. 选择恰当的称呼　恰当的称呼是护士与患者建立良好关系的起点,并且可以给患者留下良好的第一印象。护士与患者的地位是平等的,要以开放式询问进行沟通,不要直呼患者姓名。对患者恰当的尊称,会使其感到被关怀并解除紧张心理,主动配合治疗。

3. 优质的护理服务　优质的护理服务,良好的护患沟通技巧更能增加患者对护理工作及对医院的信任,密切护患关系。有研究表明,护士的服务态度欠佳或沟通技巧不当是被投诉的重要原因。由于护士工作责任心不强,服务意识欠佳,被动服务不能及时,会增加患者的痛苦,延缓疾病的恢复,增加患者的不满意及投诉,甚至会增加护理差错的发生率,导致护理服务缺陷的发生及护理质量下降。因此,护患沟通、诚信服务需要持续不断的改进,以提高护理质量,从而变被动服务为根据患者所需提供增值服务。

4. 保持微笑　微笑是一种特殊的语言——"情绪语言",是人际交往中解决生疏紧张的第一要素,患者可以从护士的微笑中获得战胜疾病的信心,从而增强坚持治疗的信念。患者入院时护士愉快积极的情绪可以感染患者,使其恐惧心理逐渐减轻。护士与患者交往过程中,微笑是容易被接受的具有亲切感的行为。患者的情绪受疾病的影响波动很大,护士用自己良好的精神面貌和乐观豁达的情绪感染患者,给患者留下良好的"首印效应",使患者摆脱困扰,勇敢面对现实,产生积极的心态,为以后的护患交往打下良好基础,加速疾病的治愈。

小　结

急诊科是诊治急危重症患者的重要场所,一切医疗护理过程均以"急"为中心。对病情紧急的患者及时诊治、处置;对危重患者,立即进行及时有效的抢救。对患者实行分科式急诊,并实行集中式抢救、监护、留观察,好转或病情稳定后酌情决定送院内相应的科室进一步治疗或转院治疗。

急诊科护理工作任务繁重,具有患者集中、疾病谱广和突发性特点,应健全岗位职责、规章制度和技术操作规范,做到评估、诊断、计划、实施、评价顺利进行,提高救护质量,同时运用有效的交流方式,加强沟通,建立良好的护患关系。

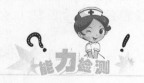

1. 简述急诊科护理工作的特点与任务。
2. 在分诊过程中如何进行资料收集与处置?
3. 你认为如何将护理程序应用于急诊护理工作中?

（余江萍）

第四章 重症监护

学 习 目 标

掌握：患者心率监测的临床意义；血压的影响因素；中心静脉压的概念、正常值和临床意义；影响中心静脉压的因素和并发症；心电图监测的临床意义。

熟悉：重症监测技术；血氧饱和度监测的原理、正常值和临床意义。

了解：ICU 的设置与管理。

第一节 概 述

重症监护病房(intensive care unit,ICU)是根据现代医学理论,利用先进仪器设备,运用现代医疗护理技术对危重病患者进行集中监测和强化治疗的一种特殊场所,能及时地发现可危及生命的或可导致患者残疾、死亡的危险因素,并及时处理,从而提高医疗护理质量,减少并发症,降低死亡率,是现代化医院不可缺少的专门单位。

ICU 的特点有"三个集中"：①一是集中了各种病情多变、危象丛生的危重患者；②二是集中了众多先进的监护仪器、急救设备及生命支持装置；③三是集中了最新的理论、知识、技术与方法。

一、ICU 的组织与管理

(一) ICU 模式

ICU 模式主要根据医院的规模和条件决定,主要分为以下几种模式：

1. 专科 ICU 专科 ICU 是某一专科建立的重症监护病房,专门收治本专科的危重患者,从属于该专业科室管理,对抢救本专业的危重患者有较丰富的经验。如心血管内科的 CCU(cardiac care unit)、呼吸内科的 RICU(respiratory ICU)、神经外科的 NICU(neurosurgical ICU)、急诊的 EICU(emergency ICU)等。但其缺陷是病种单一,不能接受其他科室的危重患者。

2. 综合 ICU 综合 ICU 为一个独立的临床科室,跨学科面向全院收治各科危重患者,直接从属于院部管理,能合理地利用医院卫生资源,充分发挥设备效益,因地制宜地处理各

43

科情况,应急处理大规模抢救事件。

3. 部分综合 ICU 部分综合 ICU 介于专科 ICU 与综合 ICU 之间,是多个邻近专科联合建立的 ICU,如外科 ICU、内科 ICU、麻醉科 ICU 等。

(二)ICU 的设置

1. 环境设置 ICU 为独立的监护单元,是收治各类急危重患者、对其实施系统、整体的集中监测和强化治疗的地方。综合性 ICU 收治的患者可来自急诊室、手术室、术后恢复室或医院其他科室。因此,综合性 ICU 应位于医院的中心地带,以便于患者的转运、检查、治疗和抢救;最好远离人流量大的交通要道,以减少对患者的打扰和对环境的污染;同时应靠近联系频繁的相关科室,如血库、手术室、化验室、放射科等,以便紧急手术、输血、化验等。专科 ICU 一般设在专科病房之中,便于管理和调配医护人员。

2. 病房设置 ICU 病房应兼顾通风、保温、降噪、易清洁等各项要求。

ICU 病房建筑装饰必须遵循不产尘、不积尘、耐腐蚀、防潮防霉、防静电、容易清洁和符合防火要求的总原则。地面覆盖物、墙壁和天花板应尽量采用高吸音的建筑材料,以减低噪音。根据国际噪音协会的建议,ICU 白天的噪音最好不超过 45 分贝,傍晚不超过 40 分贝,夜晚不超过 20 分贝。

房间应具备良好的通风、采光条件。设空气过滤装置,有条件者最好装配气流方向从上到下的空气净化系统。每张病床配强光源照明灯和地灯,强光源照明灯供急救时使用,地灯供晚间使用。室内设空调和温湿度调节设备,使室温保持在 20～22 ℃,湿度保持在 50%～60%。室内应挂有日历、时钟,使患者有日夜、时间区分,防止个体生物钟紊乱。

病室布局一方面要使患者有安全感、舒适感,另一方面要满足医护人员对危重患者进行监测、治疗和护理的需要。常以护士站为中心,呈环形、扇形和长方形结构布局。可设小室和大室,小室 1～2 床,大室可设多个床位。同时应有 1～2 个单间,面积稍大,用于特殊患者的隔离。室内空间要足够大,各种仪器设备应布局合理,以方便抢救治疗和减少患者间的相互干扰。每室应配有洗手池,便于洗手。ICU 病房见图 4-1。

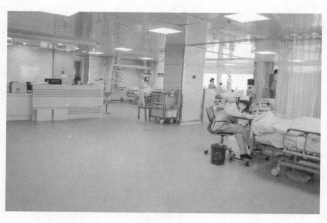

图 4-1 ICU 病房

基本辅助用房包括医师办公室、主任办公室、工作人员休息室、治疗室、更衣室、储藏室、污物处理室、盥洗室等,有条件的可配置示教室、家属接待室等。所有辅助间应设在 ICU 清洁区以外,更衣室紧靠 ICU 入口。

3. 床位设置 ICU 床位设置要根据医院规模、总床位数来确定。一般综合性医院,综合

ICU 床位数量占全院总床位的 1‰～2‰，一般以 8～12 张床位较为经济、合理。但在某些专科，如心脏外科，可高达 10% 以上。

　　病床应是多功能的，有脚轮及制动装置，并可调节高度及倾斜度，床头、床脚可摇高摇低，并能拆装，两侧有可调动栏杆。每个床位应配置氧气、负压吸引插口各 2～3 个，不同型号的电源插座 8～10 个，床上天花板应设天轨，其上有可移动输液悬吊装置及围帘。每张床占地面积 15 平方米，床距不少于 1.5 米。ICU 病床见图 4-2。

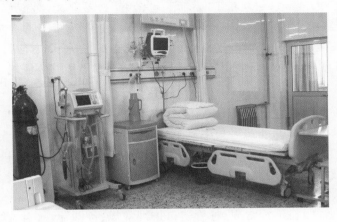

图 4-2　ICU 病床

　　4. 中心监护站设置　护士中心监护站原则上应设在所有病床的中央地区，要出入方便，以稍高出病室地面为宜，以能直接观察到所有患者为佳。病床围绕监护站呈扇形或环形排列。可设中心监护仪、电子计算机等设备。

　　5. 仪器配置　ICU 除具备普通病区日常所需设备以外，必须配置必要的监护设备和治疗设备。

　　常用的监护设备有：多功能生命体征监测仪、血流动力学监测设备、呼吸功能监测装置、血气分析仪、心电图机、脑电图仪、颅内压检测仪等。影像学检查仪器包括床边 X 线机、床旁 B 超、纤维支气管镜等。

　　常用的治疗设备有：简易呼吸器、呼吸机、除颤仪、临时心脏起搏器、主动脉球囊反搏装置、血液净化装置、气管插管及切开所需急救器材、输液泵、微量注射泵、雾化器、降温毯、冰帽、营养液配置净化台等。

　　6. 人员设置　综合性 ICU 医护人员应固定，要求具有强健的体魄，能适应紧张的工作，有较高的业务素质，较强的责任感和无私奉献的精神。

　　医生的数量根据工作量而定，一般医生与床位的比例为(1.5～2)∶1。护士与床位的比例要求(3～4)∶1，在班护士与床位比应保证在(2～3)∶1，这样才能保证 ICU 的正常运转。主管护师、护师、护士形成梯队，注意以资历较深、经验丰富的技术骨干与年轻护士相结合，以适应紧张繁重的工作。设护士长 1～2 名，负责护理和培训工作，并参与行政管理。

知 识 链 接

ICU 的中文译名目前尚不统一，内地一般译作"监护病房"或"加强治疗病房"，而在香港则译为"深切治疗病房"。从原文看，intensive 一词译为"加强"似无疑义，但 care 的含义却可推敲，它包括了"看护"和"治疗"两层含义，"看护"用现代概念解释不妨译作"监护"。因此有人认为，ICU 译作"加强监护治疗病房"可能更确切。事实上，ICU 也正是以实施广泛和密切的生理功能监测，并据此进行判断和治疗为其特色。不管如何命名，ICU 的基本宗旨是为危重患者提供更高质量的医疗服务。

（三）ICU 的管理

1. 制度管理　ICU 是危重患者集中监护和强化治疗的场所，又是一个多专业、多部门协作单位，为了保证工作有秩序地进行，必须建立健全一整套具有 ICU 专科特点的规章制度，包括 ICU 出入制度、医患沟通制度、岗位责任制度、查房制度、会诊制度、抢救制度、交接班制度、消毒隔离制度、探视制度等。同时还需建立和健全各种常规，包括体外循环术后监测常规、休克监护常规、呼吸机治疗常规、气管造口护理常规、各种导管、引流管护理常规及基础护理常规等。

2. 设备管理　ICU 除配备有普通病区日常所需设备以外，还配置有多种监护和治疗设备。

（1）ICU 医护人员应熟悉、掌握各种仪器的操作，了解其性能和使用注意事项。

（2）由专人负责仪器的清洁、消毒、定期检查和维修。一旦发生故障，要及时报告、记录，由专人负责修理。

（3）搬动机器时应先关机，注意防震或磁场干扰。

（4）ICU 仪器一律不准外借或挪用，每班均要对仪器设备进行交接和记录。

（5）对各种仪器、设备应建立档案、登记造册、保存说明书及维修卡等。

（6）使用后应及时调整和检查，使其处于良好的备用状态。

（7）各种设备做到"五定"：定人保管、定点放置、定量供应、定期检查、定期消毒；"五防"：防潮、防震、防热、防尘、防腐蚀，定期上油，以保证使用。

3. 安全管理　ICU 由于应用多种仪器设备，用电安全及防火是十分突出的问题，需引起足够警惕，避免发生漏电和意外事故。

转送患者时要保证安全。转运前要选择转运途中需要使用的监测仪器及药物，选择至少两名合适的随行人员，选择静脉通路维持设备，以便转运途中及时抢救。转运患者的平车必须有床栏保护。心电监护、血压监测、血氧饱和度监测要持续进行。机械通气患者转运途中需有供氧装置，以便继续维持呼吸功能，并准备简易呼吸器备用。昏迷患者需开通气道，头颈部外伤患者需有颈托，颅内压增高患者需镇静。ICU 转送患者必须做好转运前准备及转运途中监护，转运期间必要的支持治疗不能停止。

患者在 ICU 住院期间要注意安全。视觉障碍、意识改变、麻醉未醒阶段及小儿等患者需常规使用床栏。使用约束带者应记录使用约束带的类型、部位、时间及终止时间，需每小时检查约束部位的血液循环并记录，不需要时应及时解除。严格执行交接班制度，对需要特殊观察的患者要做好交接,交代清楚注意事项,防止发生疏漏。

二、ICU 的感染控制

ICU 是院内感染的高发区,也是细菌耐药区域,其原因为:①患者病情重,各科患者并存,感染的患者相对集中;②患者机体功能受损,免疫力降低,易感因素增加;③常驻细菌大都是对多种抗生素耐药的菌株。降低 ICU 院内感染的发生率是提高抢救成功率的关键,因此在 ICU 设计、管理、护理上均应考虑有效的感染控制措施。

1. 设计合理　ICU 应与外界隔离,空气流通,最好安装层流净化装置,空气经过滤进入病室,空气应从清洁端流向非清洁端。无条件的医院可采用循环风紫外线空气消毒器或静电吸附式空气消毒器,将消毒后的空气引入室内。入口处铺设吸尘垫,设置缓冲间,每室装备洗手设备,最好用感应水龙头。设单间用以收治严重创伤、感染及免疫力低下的患者。

2. 限制人员出入　ICU 应严格管理和限制人员出入,严格控制人员的流动。除 ICU 专职医护人员外,尽可能地减少其他人员在 ICU 内流动,限制探视人员的数量及停留时间,患者家属进入 ICU 后在室内停留时间不应超过 10 分钟,减少较多人参加大查房活动。同时在保障有效治疗护理的前提下,减少医生、护士不必要的出入。

3. 严格更衣、换鞋制度　医护人员进入 ICU 必须穿工作服、戴工作帽、换工作鞋。外出时换外出工作服和工作鞋。治疗护理感染患者时,应穿隔离衣。探视者进入 ICU 也应更换医院备用的清洁外衣和鞋子。

4. 有效的洗手制度　院内感染可以通过医护人员的双手传播,ICU 的医护人员应有较强的感染预防意识。在接触患者时、各种技术操作前后、护理两个患者之间、进入或离开 ICU 时,均应认真执行洗手制度或使用免洗手部消毒剂。接触患者的血液、体液、排泄物、分泌物,必须戴一次性手套。

5. 严格执行消毒隔离制度　各项操作均应严格执行无菌技术。凡患者使用过的器械均需进行消毒-清洗-灭菌。感染患者使用后的器具与非感染患者使用的器具要分开处理。呼吸机湿化液、湿化瓶每日更换,呼吸机管路每周及每个使用者更换。氧气湿化瓶每日更换。各种抢救及监护仪器使用后应进行表面消毒或浸泡。了解和掌握感染监测的各种知识和技能,定期进行手、物体表面及空气培养,严格控制细菌菌落数,手及物体表面少于 5 cfu/m³,空气中少于 200 cfu/m³。

6. 重视室内卫生　室内应采用湿式清扫,防止灰尘飞扬。每日以含氯消毒液拖地 4 次,每周彻底清扫室内卫生一次,每月进行一次密闭式消毒。室内空气每日紫外线照射消毒,每日开窗通风 2～3 次。

7. 尽量使用一次性器械及护理用品,使用后集中消毒处理。

8. 引流物及分泌物常规反复做培养,有创导管拔出时均应常规做细菌培养,以便进行流行病学调查和研究。

9. 保持创面、穿刺和插管部位干燥无菌。在病情允许下,尽早终止侵入性治疗。

10. 合理使用抗生素。

11. 加强患者基础护理,防止皮肤、口腔、肺部、泌尿道感染。

12. 患者转科或出院后需彻底消毒房间及床单元,患者死亡后要严格按要求进行终末消毒。

13. 建立 ICU 院内感染监控和管理组织,定期分析感染发生情况,细菌耐药情况,修订和落实各项隔离消毒措施。发现感染暴发,应迅速查清原因,组织力量给予控制,防止进一步蔓延。

第二节 重症监护病房护理工作

一、ICU 收治对象

因急性器官功能不全或有症状表示即将发生器官功能不全而危及生命,或需要用特殊的医疗监护仪器施行系统监测并需要医护人员提供不间断的医疗救护的患者,均可收入 ICU。

(一)适宜对象

1. 心肺脑复苏术后需要支持及监护者。
2. 各种大手术后及术后易发生意外的高危患者。
3. 呼吸功能障碍需行呼吸管理或呼吸支持者。
4. 严重创伤、多发伤、复合伤者。
5. 急性心肌梗死、严重心律失常、急性心力衰竭、不稳定性心绞痛者。
6. 严重水、电解质及酸碱失衡者。
7. 严重代谢障碍性疾病,如甲状腺、肾上腺、胰岛和垂体等内分泌危象者。
8. 急性物理、化学因素导致的危重患者,如中毒、溺水、触电、中暑等。
9. 各类休克、大出血及多器官功能衰竭者。

(二)排除对象

1. 脑死亡。
2. 并存急性传染病。
3. 恶性肿瘤晚期。
4. 老龄自然死亡濒死期。
5. 无急性症状的慢性病患者。
6. 治疗无望或因某种原因放弃治疗者。

二、ICU 患者收治程序

1. ICU 专科医生决定是否收入 ICU ICU 收治对象可以来自院内住院患者,也可来自急诊。凡拟转入 ICU 的患者,均应由患者所在科室医生提出会诊申请,经 ICU 专科医生诊断后,根据患者病情、转入原因及需要监护治疗的主要问题等作出决定是否收入 ICU。对救治预后差或不属于 ICU 适应证的应严格禁止收入,以免耗资很高而收效甚小。

2. 接诊 患者转入 ICU 后,ICU 护士应根据患者的诊断、治疗、病情发展及转入目的,准备好床单位、呼吸机、监护仪及所需常规用品。患者由所在科室医生及护士陪同转入,严格做好交接班。ICU 接班护士要全面评估患者的神志、瞳孔、生命体征、皮肤、肢体活动、静脉通路等情况,并了解患者的出入量、用药、各种引流、最近一次检验结果等情况。

3. 下病危通知,交代病情 患者转入 ICU 后,医生应常规下病危通知书,并向家属交代病情,以取得其理解与配合。

三、治疗原则

患者人 ICU 后主要由 ICU 主治医生负责管理与治疗,主要任务是解决威胁患者生命的主要问题,全身器官功能监测与支持,包括维持气道通畅、气管插管、机械通气、胸外心脏按压、除颤、起搏、脑复苏、持续生命体征及各脏器功能监测、各脏器功能支持、水电解质酸碱失衡纠正、营养支持等。

患者的原病情仍由原专科的主管医生负责,原来的经管医生仍然是该患者的主管医生,对专科问题,专科医生负有直接和主要的责任。ICU 医生应充分听取原专科医生的意见,把更多的原发病处理交给专科医生。专科医生有义务经常巡视转入到 ICU 的患者,一般要求每天至少巡视一次,并向 ICU 医师提出要求和建议。ICU 医师有义务将患者病情和治疗计划详细向专科医生报告,并充分听取专科医生的意见,及时调整治疗方案。任何时候,ICU 医师请求专科会诊时,专科医师都应及时到场。ICU 主治医生负责解决威胁患者生命的主要问题,全身器官功能监测与支持。患者的原发病由专科医生负责。

四、监护内容与监护分级

(一)监护内容

ICU 的重要功能就是利用先进精密的医疗设备及现代医疗护理技术,对危重患者的生理指标进行持续多方面的监护,根据所得的资料进行综合分析并及时采取相应的治疗措施,从而达到挽救生命、治愈疾病的目的,还可有效预防意外事件的发生。

ICU 监护的内容很广,包括一般监护和专科系统监护。一般监护的内容主要有患者的意识、瞳孔、生命体征;血糖、尿糖、尿比重、血气、电解质;皮肤、口腔、泌尿系统是否舒适及并发感染;患者心理;饮食及营养;各种引流管是否通畅及引流物的性状;出入量;四肢活动及功能锻炼情况;所使用仪器设备的工作状态;各种化验数据和用药情况等。专科系统监护可按呼吸、循环、消化、泌尿、血液、内分泌和中枢神经系统划分。临床上常用的监护项目有 20 多项,如心电图、血压、中心静脉压、动脉血气分析、脑电图等。

(二)监护分级

ICU 的监护内容广泛,如果根据不同病种及病情,有目的地选择适宜监护项目,就可以避免给患者增加不必要的痛苦和经济负担,减少不必要的浪费。因此,临床上将 ICU 监护分为三级。

1. 一级监护 一级监护适用于有两个以上脏器衰竭的患者,这种患者病情重、死亡率高。

(1)连续监测心电图,动脉血压;每 2～4 小时测中心静脉压和(或)肺毛细血管楔压;每 8 小时测心排出量。

(2)连续监测脉搏氧饱和度;每小时测呼吸频率;每 4～6 小时进行动脉血气检测。

(3)测每小时尿量及尿比重;每 4～6 小时总结出入量。

(4)每 12 小时测血糖及血电解质;每日检测血常规、血尿素氮及肌酐。根据情况,随时行胸部 X 线检查。

(5)每 4～6 小时测体温,必要时连续监测。

2. 二级监护 二级监护患者病情重,一般适用于一个以上脏器功能衰竭,需进行受损脏器支持治疗。

（1）连续监测心电图；每 1～2 小时测动脉血压；每 2～4 小时测中心静脉压。

（2）每小时测呼吸频率；每 8 小时进行动脉血气检测。

（3）每 2 小时测尿量及尿比重；每 8 小时总结出入量。

（4）每日检测血常规、尿常规、血糖、血电解质、血尿素氮。根据情况，可以随时行胸部 X 线检查。

（5）每 8 小时测体温。

3. 三级监护　三级监护适用于经过积极治疗，已脱离危险的恢复期患者和大手术后的患者。

（1）连续监测心电图；每 1～2 小时测动脉血压。

（2）每 1～2 小时测呼吸频率；每日进行动脉血气检测。

（3）监测尿量及尿比重；每 24 小时总结出入量。

（4）每日检测血常规、尿常规、血糖、血电解质；必要时行肝、肾功能及胸部 X 线检查。

（5）每 8 小时测体温。

监护的分级是人为划分的，监护的项目及时间应根据患者的病情变化随时调整，不可一成不变，以免耽误患者的病情及治疗。

第三节　常用监护技术

利用先进精密的医疗设备及现代医疗护理技术对危重患者进行持续生理指标监护，可以估计各器官功能状况，早期发现危及生命的征象，防止各器官功能进一步损伤及并发症，从而有利于病情的判断及治疗。因此，ICU 护士要学会掌握各项监护技术。

一、体温监护

体温是一项简便易行反映病情变化的指标，对危重患者进行体温监护，有助于疾病诊断及治疗效果的判断。人体的体温调节是通过自主神经系统而实现的，体温调节中枢在丘脑下部，各种原因致使机体的体温调节中枢功能紊乱以及物理作用的影响，均可造成体温高于或低于正常，所以对危重患者进行体温监护是不可缺少的一项重要工作。

（一）正常体温

成人正常体温随测量部位不同而异，腋温为 36～37 ℃，口温为 36.3～37.2 ℃，肛温为 36.5～37.7 ℃。昼夜间可有轻微波动，清晨稍低，起床后逐渐升高，下午或傍晚稍高，剧烈运动、劳动或进餐后体温也可略升高，但波动范围一般不超过 1 ℃。妇女在月经前及妊娠期体温稍高于正常，老年人因代谢率稍低，体温相对低于青壮年。

（二）异常体温

体温异常分为体温升高（发热）和体温降低两种。

体温升高按发热的程度（腋温）分为：低热 37.4～38 ℃，中度发热 38.1～39 ℃，高热 39.1～41 ℃，超高热 41 ℃以上。发热的热型有稽留热、弛张热、间歇热和不规则热等。

体温降低按程度（腋温）分为：浅低温 35～33 ℃，中度低温 33～28 ℃，深低温 28～18 ℃，超低温小于 18 ℃。

（三）测温部位

1. **体表温度**　体表温度常用测量部位为口腔和腋下，腋下温度一般比口腔温度低 0.3～

0.5 ℃,将腋下温度加 0.5~1 ℃与直肠温度接近,因口腔温度在临床应用上有诸多不便,已逐渐被腋下温度代替。

2. 中心温度 临床常用中心温度测量部位有直肠、食管、鼻咽、耳膜。直肠温度较恒定,临床应用较多,但易受粪便影响,中心温度变化时反应较慢。食管上端接近气管、支气管中段,温度易受周围空气影响。食管远端接近心脏和大血管,温度随中心温度改变迅速。深部鼻咽温度接近颅底,可反映脑部温度。鼓膜温度可反映流经脑部血流的温度,与脑温非常接近。

(四)临床意义

1. 体温升高见于感染、创伤、手术后、中暑、肿瘤及免疫性疾病等。

2. 体温过低见于严重脓毒症、循环衰竭、机体抵抗力极度下降、代谢水平低下或过长时间暴露在低温环境等。

3. 正常情况下体表温度与中心温度之差应小于 2 ℃。如果体表温度低于中心温度 3~4 ℃,提示可能有低血容量、心功能衰竭、疼痛、低氧血症、酸中毒等致微循环功能不良情况存在。连续监测,可以帮助判断外周循环灌注是否减少或改善。如果温差进行性扩大,提示病情恶化。

二、呼吸系统功能监护

呼吸功能障碍将威胁到人的生命,对危重患者的呼吸系统功能进行监护,判断呼吸系统功能情况,及时发现病情变化以便尽早给予预防、治疗及抢救是 ICU 中极为重要的一项工作内容,具有重要的临床意义。

(一)呼吸观察

在呼吸中枢调节下,机体通过呼吸摄取外界环境中的氧,并排除自身产生的二氧化碳。呼吸异常可影响氧的吸收和(或)二氧化碳的排出,所以对危重患者的呼吸情况要进行密切观察。

1. 呼吸频率 正常成人安静状态下呼吸频率为 16~20 次/分,超过 24 次/分称呼吸增快,低于 10 次/分称呼吸减慢。发热、疼痛、贫血和甲状腺功能亢进等可引起呼吸增快,麻醉剂、镇静剂过量和颅内压增高等可引起呼吸减慢。

2. 呼吸深度 正常呼吸规则、平稳。糖尿病酮症酸中毒和尿毒症酸中毒等患者为了排除较多的二氧化碳可出现深而大的深度呼吸;呼吸机麻痹、肺及胸膜疾病和濒死患者可出现浅而不规则的浅快呼吸。

3. 呼吸节律 正常呼吸节律规则。脑炎、脑膜炎、颅内压增高及中毒等患者因呼吸中枢兴奋性降低,可出现潮式呼吸;临终前的患者可发生呼吸和呼吸暂停交替出现的间断呼吸。

4. 呼吸声音 正常呼吸均匀无声。声带附近有阻塞者,如喉头水肿、喉头异物的患者,在吸气时可发出似蝉鸣样的呼吸声;昏迷及咳嗽无力的患者气管或支气管内有较多分泌物潴留,可出现鼾声呼吸。

5. 呼吸形态 正常成年男性及儿童以腹式呼吸为主,成年女性以胸式呼吸为主。肺、胸膜或胸壁疾病患者,如肺炎、胸膜炎、肋骨骨折等,为了减轻呼吸时的疼痛,胸式呼吸可减弱,而腹式呼吸增强;腹膜炎、大量腹水或腹腔占位病变等患者膈肌下降受限,腹式呼吸减弱,而胸式呼吸增强。

6. 有无呼吸困难 正常呼吸不费力。上呼吸道部分梗阻者,如气管异物、喉头水肿患者可因吸气费力而出现吸气性呼吸困难。下呼吸道部分梗阻者,如支气管哮喘、慢性阻塞性肺气肿患者可因呼气费力而出现呼气性呼吸困难。重症肺炎、广泛肺纤维化、大面积肺不张及大量胸腔积液等肺部病变使呼吸面积减少,可出现混合性呼吸困难。

(二)脉搏血氧饱和度监测

ICU 患者因各种原因,容易发生氧合障碍,因此需密切监测动脉氧饱和度,以及早发现患者有否缺氧。脉搏血氧饱和度(SpO_2)监测是一种无创性监测动脉氧饱和度的方法,简单、方便,对患者无损伤,可连续监测。因此,在 ICU 病房,该技术被广泛应用,在很多情况下被列为标准监测项目,也被称为第五生命体征监测,正常值为 96%～100%。

SpO_2 与动脉血氧分压(PaO_2)在一定范围内呈线型相关,SpO_2 升高,PAO_2 也随之升高。PAO_2 下降,SpO_2 也下降,特别是当 PAO_2 小于 60 mmHg 时,SpO_2 下降比 PAO_2 降低更为迅速。所以通过 SpO_2 监测间接了解患者动脉血氧分压的高低十分可靠,有助于及时发现危重症患者的低氧血症,可以指导临床机械通气模式和吸氧浓度的调整。另外,一氧化碳中毒患者不能用 SpO_2 值评估其氧合情况,否则会贻误病情。

(三)呼气末二氧化碳分压监测

ICU 危重患者需密切监护其通气功能,以便及早发现问题并给予处理。将红外线二氧化碳分析仪的传感器直接放置在气管导管接头处,或面罩与通气系统之间,或患者呼出气体的通路上,可测出患者的呼气末二氧化碳分压($PETCO_2$),从而来监护其通气功能。该法耗费低廉,可以实时采样,反应时间快,对患者无损伤。正常值为 30～45 mmHg。

$PETCO_2$ 与动脉血二氧化碳分压($PaCO_2$)在一定范围内相关性良好,在大多数情况下可代替 $PaCO_2$,据此间接估计 $PaCO_2$,从而了解危重症患者的通气情况,指导临床确定气管插管位置,发现呼吸机故障,调节呼吸机参数及指导撤机。

(四)经皮氧分压监测

经皮氧分压监测($PtcO_2$)测定的基本原理是通过探头中的加热器对局部皮肤加温,使皮肤温度升高,增加探头下组织的血流量和提高氧气透过皮肤角质层时的扩散速度。当氧弥散出毛细血管进入组织间质,穿过皮肤到达紧贴皮肤表面的测定探头时,电极探头就能测定到皮肤表面的氧浓度,测到的信号经仪器的电子系统处理,以数字形式显示出 $PtcO_2$ 值。

在相对正常的心输出量和局部血流正常的情况下,$PtcO_2$ 可以很好地反映动脉血氧分压(PaO_2),特别是在新生儿中(除外严重心脏疾病者),所以它已成为许多新生儿 ICU 的常规监测方法。

$PtcO_2$ 值不仅受动脉血氧分压的影响,同时受全身和局部组织灌注的影响,如果 $PtcO_2$ 降低,说明患者可能会有低氧血症或处于组织低灌注状态。因此,$PtcO_2$ 除了用于监测氧合功能,还被用于监测组织灌注情况。在成人患者,同时监测 $PtcO_2$ 及 SpO_2,如果 SpO_2 没有严重低氧血症表现,而 $PtcO_2$ 降低,提示组织灌注不良。

$PtcO_2$ 监测因为使用的是加热电极,所以每 4～6 小时应更换监测部位一次,以避免皮肤热损伤。

(五)经皮二氧化碳分压监测

经皮二氧化碳分压监测($PtcCO_2$)是将加热电极直接放置于患者皮肤上,在探测器加热致皮肤温度超过正常体温时,皮肤血管可发生主动性扩张。当二氧化碳通过皮肤到达紧贴皮肤表面的测定探头时,电极探头就能测定到皮肤表面的二氧化碳浓度,测到的信号经仪器的电子系统处理,以数字形式显示出 $PtcCO_2$ 值。

二氧化碳比氧的溶解性强,组织对于二氧化碳就像一个缓冲液,所以血流和代谢状态对 $PtcCO_2$ 值的影响较小,$PtcCO_2$ 值与动脉血二氧化碳分压($PaCO_2$)相关性也更显著。加之其简便、无损伤、速度快和可持续监测等特点,$PtcCO_2$ 监测在临床已成为通气功能监测的一种常用及重要方法,特别新生儿 ICU 中。

(六)肺功能监测

肺功能的监测包括肺容量、肺通气和肺换气功能的监测,临床上主要监测以下指标:

1. 潮气量(VT) 指平静呼吸时,每次吸入或呼出的气体量。正常自主呼吸时 VT 为 5~7 ml/kg。肺不张、肺炎、气胸、使用中枢神经系统抑制药物或呼吸肌力受影响等可使 VT 降低;相反,发热、疼痛及酸中毒等可使 VT 增加。VT 可用呼气流量表或呼吸监测仪测定。机械通气患者必须动态监测 VT,最后参考血气分析结果确定 VT 是否适宜,以进行相应调整。对于自主呼吸患者,监测 VT 可以判断是否需要人工通气,VT<5 ml/kg 时,是接受人工通气的指征之一。

2. 肺活量(VC) 指用力吸气后再用力呼气时所能呼出的气体量。主要用于判断肺和胸廓的膨胀度。正常值为 65~75 ml/kg。肺实质病变、胸廓及呼吸肌的运动受限、肌无力等都可使 VC 降低。VC 可用呼气流量表、呼吸监测仪或肺活量计测定。VC<15 ml/kg 为使用呼吸机进行人工通气的指征;VC>15 ml/kg 为撤掉呼吸机的指征之一。

3. 功能残气量(FRC) 指平静呼气后肺内所残留的气量。正常值为 20%~30%。FRC 严重降低可导致小气道狭窄,甚至关闭,流经肺泡的血液就会因无肺泡通气而失去交换的机会,结果使通气/血流比值(V/Q)比例失调,导致低氧血症发生,如果不能及时纠正,可发生肺萎陷和肺不张。FRC 降低见于肺纤维化、肺水肿的患者。

4. 每分通气量(VE) 指平静呼吸时,每分钟吸入或呼出的气体量。VE 等于潮气量与呼吸频率的乘积,即 VE=VT×RR。用肺活量计测定,正常值男性为 6.6 L/min;女性为 4.2 L/min。VE 是肺通气功能最常用的测定项目之一,大于 10 L/min 提示过度通气;小于 3 L/min 提示通气不足。

5. 每分肺泡通气量(VA) 指平静呼吸时,每分钟吸入气量中能达到肺泡进行气体交换的有效通气量。VA 等于潮气量减去生理无效腔量后与呼吸频率的乘积,即 VA=(VT-VD)×RR。正常值为 4.2 L/min。VA 不足可致缺氧及二氧化碳潴留,是低氧血症、高碳酸血症的主要原因。

6. 死腔量(VD)及死腔量/潮气量(VD/VT) 死腔量指潮气量中没有参加气体交换的那部分气体,等于解剖无效腔量加肺泡无效腔量的和。每次吸入的气体,一部分将留在从上呼吸道至呼吸性细支气管以前的呼吸道内,这部分气体不参与肺泡与血液之间的气体交换,称解剖无效腔,容积约为 150 ml。进入肺泡的气体,因血流在肺内分布不均,有部分可能未与血液进行气体交换,未能发生交换的这一部分肺泡容量称为肺泡无效腔。健康人平卧时,生理无效腔等于或接近解剖无效腔。临床常用 VD/VT 表示死腔通气的大小,VD/VT 正常值为 0.25~0.40。当 VD/VT>0.6 时,肺泡通气效率很低,出现呼吸衰竭。

7. 最大吸气力(MIF) 指患者用力吸气时所产生的气道内负压值,是评价呼吸机械功能的重要参数。正常值为 75~100 cmH_2O。当 MIF<25 cmH_2o,提示呼吸机械功能严重受损,需要人工通气支持治疗。

8. 气道阻力 气流通过气道时的阻力。受气流速度、气流模式和气道管径大小等的影响。流速慢,阻力小;流速快,阻力大。气流平直,阻力小;气流呈涡流,阻力大。气道管径大,管壁光滑,阻力小;气道管径狭窄、曲折,阻力大。气道阻力峰值突然增高可能是气胸、气道阻塞的一个有价值的早期指标。如气管内有黏液、渗出物或肿瘤、异物等,可用排痰、清除异物、减轻黏膜肿胀等方法减少湍流,降低阻力。

9. 顺应性 指在一定压力下,肺容量扩张的难易程度。以单位压力引起的肺容量变化表示。总顺应性正常值为 0.1 L/cmH$_2$O。顺应性降低见于支气管痉挛、呼吸道梗阻、肺水肿、肺纤维化、胸部或呼吸肌活动受限、术中体位改变、手术操作及麻醉药的影响。急性呼吸窘迫综合征(ARDS)患者的肺顺应性可降低到 20 ml/cmH$_2$O。机械通气患者如果发生肺顺应性突然降低,应考虑有急性呼吸道梗阻或气胸的可能。

(七)动脉血气分析

氧气和二氧化碳的吸收、输送及排泄等过程正常与否对生命功能的维持具有重要的意义,因此,ICU 病房采取动脉血气监测是一种基本的、常规的、不能缺少的监护手段。动脉血气分析有助于对呼吸状态进行全面而精确的分析,可为疾病诊断提供生理线索,可对指导抢救危重患者提供重要依据。对于使用呼吸机的患者,动脉血气分析可以指导参数调节、疗效分析和预后判断。

1. 动脉血酸碱度(pH) pH 反映机体内环境酸碱平衡状态,受呼吸和代谢两方面因素的影响。正常值为 7.35~7.45。pH<7.35 为失代偿性酸中毒(失代偿性代酸或失代偿性呼酸)。pH >7.45 为失代偿性碱中毒(失代偿性代碱或失代偿性呼碱)。pH 在正常范围内,说明无酸碱失衡或处于酸碱失衡的代偿阶段。酸碱失衡时,如果 pH 变化较大,则对机体代谢和内脏功能均有明显影响,人体能耐受的最低 pH 为 6.90,最高 pH 为 7.70。

2. 动脉血氧分压(PaO$_2$) PaO$_2$ 指物理溶解于动脉血中的氧分子所产生的压力。PaO$_2$ 是反映机体氧合状态的重要指标,对于缺氧的诊断和程度的判断有重要意义。PaO$_2$ 受年龄和其他生理因素的影响,并与肺通气、肺泡毛细血管通透性、通气/血流比值以及氧耗量等因素有关。PaO$_2$ 正常值为 80~100 mmHg。PaO$_2$ 值降低表示机体缺氧,见于呼吸功能衰竭、心力衰竭、先天性心脏病等。PaO$_2$ 在 60~80 mmHg,为轻度缺氧;PaO$_2$ 在 40~60 mmHg,为中度缺氧;PaO$_2$ 在 20~40 mmHg,为重度缺氧。呼吸空气时,PaO$_2$<60 mmHg,诊断为呼吸衰竭。PaO$_2$<40 mmHg,表明病情危重。PaO$_2$<20 mmHg,大脑皮层不能从血液中摄取氧,生命将会停止。PaO$_2$ 值增高见于红细胞增多症、血液浓缩和高浓度氧吸入者。

3. 动脉血氧饱和度(SaO$_2$) SaO$_2$ 指血液中血红蛋白实际结合氧量与应当结合氧量之比,即 SaO$_2$=HbO$_2$/(Hb+ HbO$_2$)× 100%。SaO$_2$ 反映了血液与氧结合的程度。正常值为 96%~100%。SaO$_2$ 降低见于缺氧患者。如果患者有低氧血症而 SaO$_2$ 不低,表示患者有效血红蛋白不足或有异常血红蛋白血症。

4. 动脉血氧含量(CaO$_2$) CaO$_2$ 指 100 ml 动脉血中含氧的毫升数,包括与血红蛋白结合的氧和溶解于血浆中的氧。正常值为 16~20 ml/dl。CaO$_2$ 降低见于缺氧及贫血患者;CaO$_2$ 增高见于红细胞增多症及血液浓缩等。

5. 动脉血二氧化碳分压(PaCO$_2$) PaCO$_2$ 指物理溶解于动脉血中的二氧化碳分子所产生的压力,是衡量肺泡通气量是否适当的一个客观指标,受肺泡通气程度与机体代谢状态影响。因为二氧化碳的弥散能力是氧气弥散能力的 20 倍,所以 PaCO$_2$ 值不受弥散和静脉分流的影响。PaCO$_2$ 正常值为 35~45 mmHg。PaCO$_2$ 值升高表示通气不足,体内有 CO$_2$ 潴留,见于肺胸疾病以及中枢神经系统和神经肌肉疾病者。呼吸空气时,PaCO$_2$>50 mmHg,可诊断为呼吸衰竭；$PaCO_2 > 80$ mmHg，患者往往无法生存。$PaCO_2$ 值降低表示通气过度，见于神经系统疾病、高热、疼痛、登山、机械通气治疗不当及酸中毒等。动脉血氧分压和动脉血二氧化碳分压是呼吸机参数调节的最可靠依据之一。

6. 二氧化碳总量（TCO_2）　TCO_2 指血液中 CO_2 的总含量。主要受 HCO_3^- 与 $PaCO_2$ 的影响，HCO_3^- 和（或）$PaCO_2$ 升高，TCO_2 升高；HCO_3^- 和（或）$PaCO_2$ 降低，TCO_2 降低。正常值为 $28 \sim 35$ mmol/L。TCO_2 增加，表示通气不足、CO_2 潴留或代谢性碱中毒；TCO_2 降低，表示通气过度、CO_2 排除过多或代谢性酸中毒。

7. 实际 HCO_3^-（AB）　AB 指血液内 HCO_3^- 的实际含量。随游离酸和 $PaCO_2$ 的变化而变化，故受代谢和呼吸双重因素的影响。正常值为 25 ± 3 mmol/L。AB 升高，见于代谢性碱中毒或呼吸性酸中毒；AB 降低，见于代谢性酸中毒或呼吸性碱中毒；AB 正常，不一定无酸碱失衡。

8. 标准 HCO_3^-（SB）　SB 指血液在 37 ℃、$PaCO_2$ 平衡到 40 mmHg 时测得的 HCO_3^- 含量。由于对 $PaCO_2$ 进行了标准化，SB 受呼吸因素的影响比较小，主要受代谢性因素影响。SB 正常值为 25 ± 3 mmol/L。SB 升高见于代谢性碱中毒；SB 降低见于代谢性酸中毒。临床常结合 AB 和 SB 来进行分析，AB 和 SB 均升高见于代谢性碱中毒；AB 和 SB 均降低见于代谢性酸中毒。

9. 缓冲碱（BB）　BB 指血液中一切具有缓冲作用的碱（阴离子）的总和。BB 主要包括 HCO_3^-、血红蛋白、蛋白质及磷酸盐，反映机体对酸碱紊乱的缓冲能力。正常值为 $45 \sim 55$ mmol/L。BB 升高见于代谢性碱中毒或呼吸性酸中毒；BB 降低见于代谢性酸中毒或呼吸性碱中毒。

10. 碱剩余（BE）　BE 指在标准条件下（温度 37 ℃，$PaCO_2$ 40 mmHg，SaO_2 100%）用强酸或强碱滴定 1 L 全血至 pH 到 7.40 时所需的酸或碱的量。若滴定所需要的是酸，说明血内为碱性，BE 为正值；若滴定所需要的是碱，说明血内是酸性的，BE 为负值。BE 受呼吸因素的影响较小，为一可靠的代谢性指标。BE 正常值为 ± 3 mmol/L。BE 正值增大，表示代谢性碱中毒；BE 负值增大，表示代谢性酸中毒。

三、循环系统功能监护

维持 ICU 患者循环系统功能稳定，直接关系着患者的预后。所以必须严密监护循环系统功能，以便早期发现问题，及时治疗。监护的方法有无创和有创两大类。无创性循环功能监护指应用对组织器官没有机械损伤的方法，经皮肤或黏膜等途径间接获取有关心血管功能的各项参数，具有无创伤、操作简便、可重复、费用低等优点。有创性循环功能监护指经体表插入各种导管或探头到心脏和（或）血管腔内，利用各种监测仪或装置直接测定各项生理参数的监测方法，具有测量准确的优点。循环系统功能监护的项目有：

（一）心率

心率（HR）指每分钟心跳的次数。正常成人安静时 HR 为 $60 \sim 100$ 次/分。HR > 100 次/分称心动过速，提示存在应激反应、血容量不足、心功能损害、感染、发热、疼痛、焦虑等情况。HR < 60 次/分称心动过缓，常见于病窦综合征、房室传导阻滞、迷走神经兴奋等。

（二）血压

血压（BP）指血流对血管壁的侧压力，是衡量循环功能状态的基本参数，受心排血量、循环血容量、周围血管阻力、血管壁的弹性和血液黏滞度等因素的影响。正常成人收缩压为

90～140 mmHg,舒张压为 60～90 mmHg,平均动脉压为 70～105 mmHg,脉压差为 30～40 mmHg。

监测血压方法有无创血压监测和有创血压监测两种。

1. **无创血压监测** 无创血压监测通常使用充气袖带。袖带充气时,阻断动脉,当动脉血流搏动到达时就可以测量血压。可用水银血压计,采用听诊的方法,手法控制袖带充气来测血压;也可用自动无创血压计来测血压。自动无创血压计是采用振荡技术的原理来测量血压,即当充气袖带逐渐排气时,动脉的搏动逐渐恢复,使袖带中的压力发生变化,形成振荡电信号,振荡最大时为平均压,而收缩压和舒张压的值是由计算机的程序通过检测压力振荡变化率方程而得到。自动无创血压计能够自动显示收缩压、舒张压和平均动脉压,是临床急危重症患者中应用最广泛的血压监测方法。

无创血压监测的优点是无创伤、可重复、操作简便、省时、省力。缺点是不能够显示动脉波形,无法反映每一心动周期的血压,低温、血容量不足、血压低等可影响测量结果的准确性。临床使用心电监护仪或腕式电子血压计测量血压时,所测肢体不能有任何抖动,否则会影响测量结果的准确性。

2. **有创血压监测** 有创血压监测是将导管置入动脉测量血压的方法。将导管插入动脉内,与压力换能器连接,通过压力换能器将血液所施加的机械能转化成电信号,最后以图形及数字形式在监护仪的屏幕上显示出动脉搏动的波形、收缩压、舒张压及平均动脉压。插管选用的动脉可以是桡动脉、尺动脉、肱动脉、股动脉、足背动脉和腋动脉,首选桡动脉,因为其置管容易,且不易发生严重并发症。

有创血压监测可根据动脉压的波形初步判断心脏功能,对于血管痉挛、休克、体外循环转流的患者其测量结果更为可靠,还可通过留置的动脉导管取动脉血标本进行血气分析及血生化检查。但该监测法具有创伤性,易发生出血、感染、血栓形成阻塞血管甚至引起肢体缺血坏死、假性动脉瘤形成、动静脉瘘等并发症。所以要严掌握指征,熟练掌握穿刺技术和测血压的原理和操作,监测过程中要加强护理,注意观察肢端血运情况。

(三)中心静脉压

中心静脉压(CVP)指胸腔内上、下腔静脉或右心房的压力,主要反映右心功能和静脉回心血量,不能反映左心功能情况。

CVP 监测是通过经皮穿刺颈内静脉、锁骨下静脉或股静脉,将中心静脉导管置入上腔静脉或下腔静脉而测定(图 4-3)。适用于各类休克、脱水、失血和血容量不足;心肺功能不全;各类手术,尤其是心血管、颅脑和胸部的手术;大量静脉输液、输血等患者。

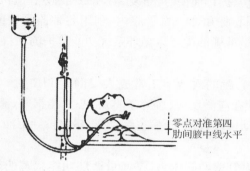

零点对准第四
肋间腋中线水平

图 4-3 简易中心静脉压测压装置

CVP 监测为有创监测,可引起出血、血肿、气胸、血胸、心包填塞、神经和淋巴管损伤、感染、血栓、气栓等并发症。所以置入导管时要确定导管插入上、下腔静脉或右心房无误,监测期间要确保静脉内导管和测压管道系统内无凝血、空气,管道无扭曲,严格遵守无菌操作。

CVP 正常值为 $5\sim12$ cmH$_2$O。CVP 若为 $2\sim5$ cmH$_2$O,表示右心充盈不佳或血容量不足;CVP 若为 $15\sim20$ cmH$_2$O,表示右心功能不全或血容量超负荷。CVP 除受右心功能及静脉回心血量影响外,还受静脉壁张力及顺应性、胸内压影响。因此,交感神经兴奋、体内儿茶酚胺、肾素、血管紧张素和醛固酮分泌增加或应用血管收缩药等导致静脉张力增加的因素及张力性气胸、血胸、慢性阻塞性肺部疾病、心包填塞、缩窄性心包炎、纵隔压迫、机械通气、腹内高压等导致胸内压增加的因素均可使 CVP 升高。各种原因引起的外周血管扩张,如神经源性休克、过敏性休克、麻醉过深、椎管内麻醉、应用血管扩张药物等,均可使 CVP 降低。

CVP 受多种因素的影响,持续监测其动态变化,比单次监测更具指导意义,临床常结合血压值来进行综合分析,指导治疗(表 4-1)。

表 4-1 中心静脉压、血压与治疗原则

CVP	BP	临床意义	治疗原则
低	低	血容量不足	补液
低	正常	血容量轻度不足	适当补液
高	低	心功能不全,血容量相对过多	强心、利尿、扩血管
高	正常	容量血管收缩	扩血管
正常	低	心功能不全或血容量不足或容量血管收缩	补液试验*

* 补液试验:取等渗盐水 250 ml,于 $5\sim10$ 分钟内经静脉注入。如血压升高而中心静脉压不变,提示血容量不足;如血压不变而中心静脉压升高 $3\sim5$ cmH$_2$O,则提示心功能不全

(四)肺动脉压和肺毛细血管楔压

要全面准确判断危重患者循环功能情况,还必须了解左心功能情况,从而指导治疗。左心室舒张末压(LVEDP)可代表左心室前负荷,但临床测量较困难,而肺动脉压(PAP)和肺毛细血管楔压(PCWP)在一定条件下近似于 LVEDP,故监测 PCWP 可间接用于监测左心功能。

PAP 及 PCWP 监测是通过置入肺动脉漂浮导管而测定的。经颈内静脉、锁骨下静脉或股静脉穿刺(常选右侧颈内静脉),将漂浮导管经外鞘管送入到腔静脉,再随血流到达右心房、右心室、肺动脉,最后嵌入肺动脉分支。通过漂浮导管可以直接测量 CVP、右房压(RAP)、右室压(RVP)、PAP 及 PCWP,并配合温度稀释法测量心排血量(CO)、计算心脏指数(CI)等指标,进而对患者的循环状态作出全面的评价。

RAP 正常值为 $1\sim6$ mmHg。RAP 升高,见于右心功能不全、血容量超负荷、张力性气胸、心包填塞、缩窄性心包炎、肺动脉高压等;RAP 降低,反映血容量不足。

RVP 正常值为 $15\sim25/0\sim8$ mmHg。收缩压升高多见于肺动脉高压、肺动脉狭窄、肺血管阻力增加等,降低见于血容量不足、心源性休克;舒张压升高见于血容量超负荷、右心功能不全、心包填塞及缩窄性心包炎等,降低见于血容量不足。

PAP 正常值为 $15\sim25/8\sim15$ mmHg。收缩压升高见于肺部疾病、肺血管阻力增加、二尖瓣病变及左心衰竭,收缩压降低见于血容量不足、肺动脉瓣及三尖瓣狭窄等。

PCWP 可反映左房压及左室舒张末压,是反映左心容量负荷及左心功能的指标,正常值为 6～12 mmHg。PCWP 升高见于左心功能不全、二尖瓣狭窄、血容量超负荷等。PCWP＞18 mmHg 时,可出现肺淤血;PCWP＞30 mmHg 时,可出现肺水肿。PCWP 降低见于血容量不足,要进行扩容治疗。

肺动脉导管在置管及留管过程中都可发生并发症,如导管刺激引起心律失常、导管打结、肺动脉破裂、气囊破裂、心脏瓣膜损伤、血栓形成和栓塞、感染等,所以要严格掌握适应证,熟练及规范操作,加强导管管理。

(五) 心排出量

心排出量(CO)指一侧心室每分钟射出的血量,正常时左、右心室基本相同。CO 是反映心泵功能的重要指标,受心肌收缩力、前负荷、后负荷、心率等因素影响。通过测定 CO,可判断心脏功能,诊断心力衰竭和低心排综合征,指导补液、输血、强心、血管活性药物的使用及判断治疗效果和估计预后,在心脏手术及危重患者抢救中具有重要的意义。

正常人 CO 为 5～6 L/min。CO 降低主要见于血容量不足、心肌收缩力减弱、肺动脉或主动脉高压;CO 增多主要见于容量负荷过多。

通过 CO 结合心血管系统各压力参数,还可以计算出如下血流动力学参数值(表 4-2)。

表 4-2 血流动力学参数计算方法及正常值

参数	计算方法	正常值
心脏指数(CI)	CO/BSA(体表面积)	$2.8～4.2 \, L/(min \cdot m^2)$
每搏输出量(SV)	CO/HR	60～90 ml/beat
心搏指数(SI)	SV/BSA	$40～60 \, ml/(beat \cdot m^2)$
左室做功指数(LVSWI)	$SI×(MAP-PAWP)×1.36/100$	$5～60 (g \cdot m)/m^2$
右室做功指数(RVSWI)	$SI×(MAP-CVP)×1.36/100$	$5～10 (g \cdot m)/m^2$
外周血管阻力(SVR)	$(MAP-CVP)×80/CO$	$900～1\,500 \, dyn \cdot s \cdot cm^{-5}$
肺血管阻力(PVR)	$(PAP-PCWP)×80/CO$	$150～250 \, dyn \cdot s \cdot cm^{-5}$

(六) 心电监测

心电图反映心脏的电生理活动,通过持续监测,可以了解心率、心律,发现心律失常、评估起搏器的功能。另外,通过观察 ST 段改变,可以帮助分析有无心肌缺血及电解质异常。特征性的心电图改变和演变也是诊断心肌梗死最可靠和最实用的方法。所以心电监测已成为 ICU 的一项常规监测项目,特别是对于各种心脏疾病、心脏手术、各类休克、严重电解质紊乱及老年患者,其监测尤为重要。

临床常用心电监护仪进行连续监测,监护仪的屏幕可以显示心电图波形、心率,通过屏幕连续示波观察,可以分析有无心律失常、心肌损害和电解质失衡等。监护仪还具有记录、储存、分析和报警功能,对有意义的波形可暂时"冻结"于屏幕或描记保留,以便分析。还可使用动态心电图监测仪(Holter)进行心电监测。Holter 可分析和记录 24 小时心电图波形,结合日常活动的量、时间及出现的自觉症状,了解一些不易察觉的短暂异常。主要用于冠心病和心律失常诊断,也可用于监测起搏器的功能,寻找晕厥原因及观察应用抗心律失常药效果。

进行心电监测时要注意以下事项：①在放置电极贴片前，皮肤应当清洁、干燥，以保证能捕捉到足够的心电信号；②检查电线有无断裂或绝缘层磨损，以减少干扰信号；③电极片老化、干燥、接触不良可以影响监测，要注意避免；④适宜的电极放置位置，可使心电图图形比较清晰，受肢体活动干扰少。

四、中枢神经系统功能监护

脑具有复杂的解剖结构和生理功能，在神经系统中起主导作用。危重症患者常因严重失血、贫血、休克、心跳呼吸骤停、脑外伤、脑出血等原因引起脑循环障碍，导致脑组织缺血、缺氧，以及发展至脑水肿、颅内高压，严重者发生脑疝甚至死亡。因此，对各种原因引起的脑损害急危重患者，必须密切监护脑功能，以便及时有效地处理。

（一）意识状态评估

意识状态是反映中枢神经系统功能的重要指标，是中枢神经系统功能监护的重要方面。正常人意识清醒，某些疾病在其发展过程中可出现意识障碍。意识障碍程度和持续时间的长短是判断颅脑疾病最可靠、最敏感的指标。按障碍程度不同，意识状态分为清醒、意识模糊、浅昏迷、中昏迷、深昏迷。

目前常用国际通用的格拉斯哥昏迷评分法（glasgow Coma Scale，GCS）评估意识状态。它根据患者的睁眼反应、语言反应和运动反应三项指标的 15 项检查计分结果来判断患者的昏迷程度及意识障碍程度，方法简单实用，可较客观地反映意识状态（表 4 - 3）。评分总分合计 15 分，意识障碍程度越重，评分越低。一般小于 8 分者为昏迷，最低分 3 分，提示预后不良或脑死亡。

表 4 - 3 格拉斯哥昏迷评分法（GCS）

睁眼反应	评分	语言反应	评分	运动反应	评分
自动睁眼	4	正常交谈	5	能按指令动作	6
呼唤睁眼	3	回答不正确	4	对刺痛能定位	5
刺激睁眼	2	只能说出答非所问的单词	3	对刺痛能躲避	4
任何刺激不睁眼	1	能发出无法理解的声音	2	刺痛时肢体屈曲	3
		无语言能力	1	刺痛时肢体伸直	2
				对刺痛无反应	1

（二）颅内压监测

颅腔容纳着脑组织、脑脊液和血液三种内容物，使颅内保持一定的压力。上述任何因素的异常，都可使三者与颅腔容积平衡失调，导致颅内压增高。颅内压增高可影响脑循环及脑功能，而且当颅内压增高到超过脑灌注压时，脑供血将中断，脑循环将停止，从而导致脑功能衰竭以及脑死亡。因此，持续颅内压监测，是观察颅脑危重患者的一项重要指标。

根据患者的临床表现，即意识、瞳孔及有无颅内压增高"三主征"：头痛、呕吐、视神经乳头水肿等间接了解患者颅内压情况。此法虽简单方便，但不准确。对一些颅脑疾病患者，还需采用有创的方法，在颅内插入导管或放置探头，连接颅内压监护装置，进行持续监测。根据导管或探头放置的部位，有脑室内测压、硬膜下测压和硬膜外测压三种。

正常成人颅内压为 $0.7 \sim 2.0$ kPa（$70 \sim 200$ mmH$_2$O）。$2 \sim 2.67$ kPa（$200 \sim$

270 mmH$_2$O)为轻度增高，2.67～5.33 kPa（270～530 mmH$_2$O）为中度增高，5.33 kPa（530 mmH$_2$O）以上为重度增高。一般应保持颅内压低于 2.67 kPa（270 mmH$_2$O）。对于颅脑损伤患者，如果经处理颅内压仍高于 2.67 kPa（270 mmH$_2$O），应考虑手术治疗。如果经各种积极治疗颅内压仍持续在 5.33 kPa（530 mmH$_2$O）以上，提示患者预后极差。

（三）脑电图监测

脑电图是应用脑电图记录仪，将脑部产生的自发性生物电流放大 100 万倍后，记录获得的图形。通过脑电活动的频率、振幅、波形变化，可了解大脑的功能和状态。检查方法简单，经济方便，便于在疾病过程中反复监测。

此法以前主要用于癫痫的诊断，近年来逐渐用于昏迷患者、麻醉监测以及复苏后脑功能的恢复和预后判断。结合患者症状、体征及其他辅助检查结果，还用于"脑死亡"的诊断。

（四）脑血流监测

脑是机体代谢最旺盛的器官之一，重量仅为体重的 2%，血流量却占心输出量的 15%。脑功能需要依赖足够的血供才能维持，一旦血供障碍或中断，功能就难以维持而将发生一系列病理生理变化，甚至发生"脑死亡"。故通过脑血流监测，可反映脑功能状态。

可通过脑血管造影检查了解脑血流情况，但此法为有创检查。临床多用无创检查的方法，常用的有脑血流图检查和 Doppler 超声脑血流测定。

1. 脑血流图检查　脑血流图又称脑电阻图。它是利用电阻变化的原理，描记的随心脏跳动而变化的脑血流波动图形。主要反映心动周期内脑血管充盈及血容量动态变化时脑阻抗的变化。可反映脑部血液供应强度、血管弹性及紧张度等血管机能状态，广泛应用于临床，判断脑血管和脑功能状态。

2. Doppler 超声脑血流测定　将超声探头置于所测部位，利用超声多普勒效应，根据声音变化用荧光屏显示图形的方式，来反映脑部受检动脉的血流速度。根据血流速度的降低或增高来推测病变部位和狭窄程度以及脑功能状态。

（五）脑CT

对脑外伤患者，行头颅 CT 监测可以了解脑水肿的范围、血肿体积变化、脑室有无受压及中线结构有无移位、有无脑积水及脑萎缩，从而来指导治疗。

五、肾功能监护

肾脏是调节体液平衡的重要器官。当创伤、休克、严重感染、中毒、急性溶血等导致肾脏及血液成分改变时，可引起肾脏功能性或器质性变化，出现尿量减少、水电解质代谢紊乱、酸中毒等急性肾衰竭表现。肾功能监护可以动态了解肾功能状态，评估组织灌注、体液平衡及心血管功能，对急性肾衰竭的预防和治疗有着重要作用。

（一）尿量

尿量是肾功能监护最基本、最直接的指标，临床上通常记录每小时或 24 小时尿量。为了记录准确，一些患者需留置尿管以进行观察。

正常成人 24 小时尿量在 1 000～1 500 ml 之间。24 小时尿量超过 2 500 ml 称为多尿；24 小时尿量少于 400 ml 或每小时尿量小于 17 ml 称为少尿；24 小时尿量少于 100 ml 称为无尿。多尿主要见于肾脏浓缩功能障碍、糖尿病及尿崩症等。少尿和无尿主要见于血容量不足或肾功能障碍。

（二）尿比重

尿比重是测量肾脏稀释与浓缩功能简单易行的方法。浓缩尿液是肾脏的重要功能之一,主要发生在肾小管,而肾衰竭恰恰又常是肾小管受损,因此尿比重测量对肾衰竭的监测有重要意义。

正常尿比重波动在 1.015～1.025 之间。尿比重降低,表示肾脏浓缩功能下降,见于肾功能不全患者。肾功能损害严重者,尿比重可固定在 1.010 左右,称为等张尿。

对于少尿患者结合尿比重,可以判断少尿是血容量不足引起还是肾功能障碍引起。尿量减少,尿比重增加,见于血容量不足,应补充血容量;尿量减少,尿比重降低,提示肾功能不全,重者需行透析治疗,以清除体内代谢废物,调节水、电解质、酸碱平衡。

（三）尿渗透压及尿渗透压/血渗透压

尿渗透压指每升尿内所含渗透离子的浓度,反映肾脏的浓缩与稀释功能。浓缩尿液主要发生在肾小管,因此尿渗透压可反映肾小管功能。

尿渗透压正常值为 600～1 000 mmol/L。升高主要见于有效循环血容量不足、糖尿病等;降低主要见于慢性肾盂肾炎、多囊肾、急性肾小管坏死、慢性肾炎等引起肾小管浓缩功能障碍。

临床常用尿渗透压与血渗透压的比值来反映肾小管的浓缩功能。正常血渗透压为280～310 mmol/L,尿渗透压/血渗透压为(3～4.5):1,肾小管浓缩功能发生障碍时其比值可能降低到 1:1,或更低。

（四）血尿素氮

尿素氮是体内蛋白质代谢产物,主要经肾小球滤过,随尿排出。当肾实质有损害时,由于肾小球滤过功能降低,可导致血中尿素氮浓度增高。因此,测定血中尿素氮的含量,可以判断肾小球的滤过功能。

血尿素氮(BUN)的正常值为 2.9～6.4 mmol/L。血尿素氮增高主要见于肾脏本身的疾病,如慢性肾炎、肾血管硬化症、肾衰竭、尿毒症等。一般肾脏的有效肾单位损害达60%～70%时,血尿素氮才升高,故血尿素氮测定不是一项反映肾小球滤过功能的敏感指标。但尿毒症患者的血尿素氮增高程度与病情严重程度成正比,故血尿素氮测定对尿毒症患者的病情判断和预后评价有重要意义,进行性升高是肾功能损害进行性加重的重要指标之一。

感染、高热、脱水、尿路梗阻、消化道出血、进食高蛋白饮食等,也可使血尿素氮升高。

（五）血肌酐

肌酐是人体肌肉代谢产物,主要经肾小球滤过,随尿排出。当肾实质有损害时,由于肾小球滤过功能降低,可导致血中肌酐浓度增高。因此,测定血中肌酐的含量,可以判断肾小球的滤过功能。

血肌酐(Scr)正常值为 83～177 μmol/L。Scr 增高主要见于各种类型的肾功能不全。

血尿素氮与血肌酐是临床判断肾功能是否受损的常用指标。

（六）内生肌酐清除率

人体肌肉代谢的产物肌酐,主要经肾小球滤过,随尿排出。单位时间内肾脏排出血浆中内生肌酐的能力,被称为内生肌酐清除率(尿肌酐/血浆肌酐),可以反映肾小球的滤过功能。

内生肌酐清除率(Ccr)正常值为 80～120 ml/min。肾小球滤过功能轻度受损,血肌酐、血尿素氮测定仍在正常范围时,Ccr 就可降低,故 Ccr 测定能较早发现肾功能受损。Ccr 为

70～51 ml/min,提示肾小球滤过功能轻度受损;Ccr 为 50～31 ml/min,为中度受损;Ccr<30 ml/min,为重度受损。

小　结

重症监护病房(ICU)是根据现代医学理论,利用先进仪器设备,运用现代医疗护理技术对危重病患者进行集中监测和强化治疗的一种特殊场所。在 ICU,能及时地发现可危及生命的或可导致患者残疾的危险因素,并及时处理,从而提高医疗护理质量,减少并发症,降低死亡率。ICU 集中了各种病情多变的危重患者,众多先进的监护仪器,急救设备及生命支持装置,最新的理论、知识、技术与方法。主要收治各种因急性器官功能不全或有症状表示即将发生器官功能不全而危及生命,或需要用特殊的医疗监护仪器施行系统监测并需要医护人员提供不间断的医疗救护,并对患者提供全面的监护和及时的救治。

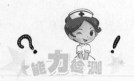

1. 哪些患者可收入 ICU?
2. ICU 为什么要实行分级监护? 各级监护分别适用于什么患者?
3. 可采取哪些措施控制 ICU 感染?
4. 可采取哪些方法监护氧合与通气功能? 各常用监测指标有何临床意义?
5. 监测中心静脉压、肺毛细血管楔压的意义是什么?

（黄　萍）

第五章　心搏骤停与心肺脑复苏

学 习 目 标

掌握：心搏骤停患者的评估及基础生命支持。

熟悉：心搏骤停的类型及进一步生命支持。

了解：心搏骤停的原因及延续生命支持。

第一节　心搏骤停

心搏骤停是指心脏突然停止搏动，有效泵血功能消失，引起全身严重缺氧、缺血。临床表现为意识丧失、心音及大动脉搏动消失、呼吸停止、瞳孔散大等，是临床最常见的急症。如及时采取正确有效的复苏措施，患者有可能恢复，否则机体各器官组织，尤其是脑、心、肾等重要器官将发生一系列不可逆的生化和病理改变，最终导致死亡。

一、心搏骤停的原因

心搏骤停的原因分为心源性和非心源性两类：

（一）心源性心搏骤停

1. 冠状动脉粥样硬化性心脏病　是最常见的原因，其中 70％死于院外。冠心病猝死的病人 10％死于发病后 15 分钟内，30％死于发病后 15 分钟至 2 小时。

2. 心肌病变　急性病毒性心肌炎及原发性心肌病等。

3. 主动脉疾病　主动脉瘤破裂、夹层动脉瘤、主动脉发育异常，如马凡氏综合征、主动脉瓣狭窄等。

（二）非心源性心搏骤停

1. 呼吸停止　如气管异物、烧伤或烟雾吸入导致气道组织水肿，溺水和窒息等所致的气道阻塞，脑卒中，巴比妥类等药物过量及头部外伤等均可致呼吸停止。此时气体交换中断，心肌和全身器官组织严重缺氧，可导致心搏骤停。

2. 严重的电解质紊乱与酸碱平衡失调　体内严重缺钾和严重高钾均可使心搏骤停。血钠和血钙过低可加重高血钾的影响。血钠过高可加重缺钾的表现。严重的高血钙也可致传导阻滞、室性心律失常甚至发生室颤。严重的高血镁也可引起心搏停搏。酸中毒时细胞内钾外移，减弱心肌收缩力，同时又使血钾增高，也可发生心搏骤停。

3. 药物中毒或过敏　锑剂、氯喹、洋地黄类、奎尼丁等药物的毒性反应可致严重心律失常而引起心搏骤停。在体内缺钾时，上述药物毒性反应引起心搏骤停常以室颤为多见。静脉内较快注射苯妥英钠、氨茶碱、氯化钙、利多卡因等，也可导致心搏骤停。

4. 各种意外事件　如电击伤、溺水等。电击伤可因强电流通过心脏而引起心脏骤停。强电流通过头部，可引起生命中枢功能障碍，导致呼吸和心搏停止。溺水多因氧气不能进入体内进行正常气体交换而发生窒息。淡水淹溺者较常引起室颤。

5. 麻醉和手术意外　如呼吸道管理不当、全麻剂量过大、硬膜外麻醉药物误入蛛网膜下腔、肌肉松弛剂使用不当、低温麻醉温度过低、心脏手术等，也可能引起心搏骤停。

6. 其他　某些诊断性操作如血管造影、心导管检查，某些疾病如急性胰腺炎、脑血管病变等可引起心搏骤停。

无论原因如何，最终都通过图 5-1 所示环节彼此影响、互相转换而导致心搏骤停。

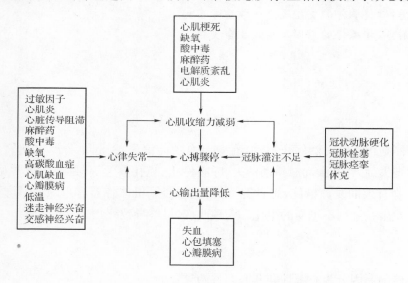

图 5-1　心搏骤停发生的原因及心搏骤停环节

二、心搏骤停的类型

根据心脏活动情况及心电图表现，心搏骤停可分为三种类型：

（一）心室颤动

心室颤动简称室颤，心室肌发生极不规则、快速而不协调的颤动，是心搏骤停最常见的类型。心电图表现为 QRS 波群消失，代之以大小不等、形态各异的室颤波，频率为 200～400 次/分（图 5-2）。

（二）心脏停搏

心脏停搏又称心室静止，心房、心室完全失去电活动能力，心电图显示房、室均无激动波，呈一直线，或偶见 P 波。

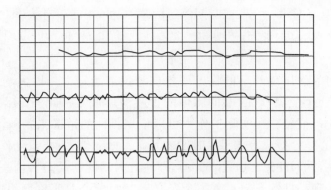

图 5-2　心室颤动

（三）心电—机械分离

心脏有持续的电节律性活动，但无有效的机械功能，出现缓慢、微弱、不规则的"收缩"。心电图上有间断出现的宽而畸形、振幅较低的 QRS 波群，频率多为 20～30 次/分（图 5-3）。

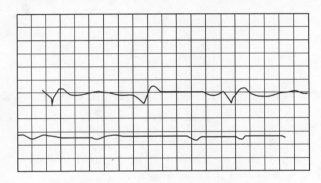

图 5-3　心脏停搏与心电—机械分离

以上三种类型虽然在心脏活动方面和心电图表现上各有其不同的特点，在血流动力学上却有着共同的结果：心脏丧失有效的收缩和排血功能使血液循环停止而引起相同的临床表现。其中以室颤最为常见，室颤多发生于急性心肌梗死早期或严重心肌缺血时，是冠心病猝死的常见原因，也见于外科心脏手术后，其复苏成功率最高。心脏停搏多见于麻醉、外科手术及严重酸碱平衡紊乱等。心电—机械分离多为严重心肌损伤的结果，常为左心室泵衰竭的终期表现，也可见于低血容量、张力性气胸和心包填塞时。

三、心搏骤停的临床表现与诊断

（一）临床表现

心搏骤停的临床表现以神经系统和循环系统的症状最为明显。

1. 意识突然丧失或伴有短阵抽搐。

2. 大动脉搏动消失，血压测不出。

3. 瞳孔散大。

4. 呼吸断续，后即停止。部分患者可有短暂而缓慢叹气样或抽泣样呼吸。

5. 心音消失。

6. 面色苍白兼有发绀。一般在心搏停搏后 3～5 秒，患者就有头晕、黑蒙；5～10 秒后，由于脑缺氧而引起晕厥、意识丧失；停搏 20～30 秒呼吸停止；停搏 30～60 秒可出现瞳孔散大。

（二）诊断

心搏骤停最可靠而出现较早的临床征象是意识突然丧失伴以大动脉（如颈动脉、股动脉）搏动消失。此两个征象存在，心搏骤停的诊断即可成立。此外，还可能有瞳孔扩大、喘息、发绀、呼吸停止等征象。在实际工作中可以根据具体的情况来判断，如在胸部手术过程中，外科医生发现心搏停搏或腹部手术时发现大血管搏动消失；严重创伤者，在检查创伤前，注意有无呼吸存在，同时注意心脏是否停搏，即注意大动脉搏动是否消失。在实际工作中不应要求上述临床表现都具备齐全才确立诊断，不能因反复心脏听诊而浪费宝贵时间，也不可等待血压的测定和心电图证明而延误复苏进行，应立即进行初步急救。

第二节 心肺脑复苏

知 识 链 接

祖国医学对于心肺复苏应用有悠久历史，历代医书典籍均有记载和论述，积累了丰富的经验和独特的理论。美国医生彼得·沙法（Peter Safar）是当代急救医学泰斗，被世人尊称为"心肺复苏之父"。他曾经说过："世界正以极大的期望注视着中国，以便了解这个能够建立生机勃勃和组织良好的社会体系的人口最多的国家，将如何发展现代急救和复苏医学的潜力，并与传统的医学相结合"。他特别提到，中国与美国的社会情况不一样，在中国可以利用政府权威、社团努力来大力开展心肺复苏术的普及工作，使大多数人受益。

心搏骤停如得不到及时抢救，会造成脑和其他重要器官组织不可逆的损害而导致死亡。越早抢救，则复苏成功率越高。若能在心脏骤停 4 分钟内进行心肺复苏，成功率可达 32％，如延迟至 4 分钟以上，则复苏成功率仅 17％，故复苏抢救必须分秒必争。心肺复苏术（cardiopulmonary resuscitation，CPR）是针对呼吸、心搏停止所采取的抢救措施，现场接受 CPR 的存活者中有 10％～40％遗留永久性脑损害，故引起人们对脑保护和脑复苏的重视，将 CPR 扩展为心肺脑复苏（cardiopulmonary cerebral resuscitation，CPCR）。国际标准将 CPCR 分为基础生命支持（basic life support，BLS）、进一步生命支持（advanced life support，ALS）和延续生命支持（prolonged life support，PLS）三部分。

知 识 链 接

CPR 是针对心脏、呼吸骤停所采取的抢救关键措施,指进行胸外按压形成暂时的人工循环并恢复心脏的自主搏动,采用人工呼吸代替自主呼吸。它还包括快速电除颤转复心室颤动以及使用血管活性药物来重新恢复自主循环等急救技术。

近代 CPR 技术是在上世纪 50 年代后期到 60 年代初期这段时间发展起来的。1956 年,James Elam 医师和 Peter Safar 医师发明了现代口对口人工呼吸的方法。1960 年,Kouwenhoven 医师和 Knickerbocker 医师发现胸腔压缩可以达到小量的人工循环。随后,口对口人工呼吸和胸部按压的组合,成为目前心肺复苏流程的雏形。1961 年,脑复苏首次被加入到心肺复苏(CPR)体系中,CPR 就演变为目前的心肺脑复苏(CPCR)。

一、基础生命支持

基础生命支持又称初期复苏处理或现场急救。其主要目标是迅速建立有效的人工循环,向心、脑及全身重要器官供氧,延长机体耐受临床死亡时间(临床死亡指心跳、呼吸停止,机体完全缺血,但尚存在心肺复苏及脑复苏机会的一段时间,通常约为 4 分钟左右)。

基础生命支持包括三个步骤:开放气道、人工呼吸、人工循环,常被称为 ABC 三步骤。《2010 美国心脏病协会心肺复苏及心血管急救指南》推荐 CAB 三步骤,其理由是成人心脏骤停者,80%以上是心源性的,且多数是心室颤动或无脉性室性心动过速,此时基础生命支持的关键是胸外按压和早期除颤。按压时循环血量低,不足正常的 1/4,此时对通气的要求是降低的。同时在抢救原发性室颤患者时,胸外按压和电击除颤比人工通气更紧迫。ABC 程序中,当施救者开放气道、进行口对口人工呼吸、寻找防护装置、装配通气设备的过程中,往往延误了胸外按压。胸外按压简单、易行、易学,能尽早尽快改善脑缺血缺氧,CAB 程序可以尽快开始胸外心脏按压,可能会鼓励更多目击者帮助实施心肺复苏,使更多的心脏骤停患者获救。

(一) 判定心脏、呼吸骤停

基础生命支持的适应证为心脏骤停。实施前应迅速判定:①有无头颈部外伤,对伤者应尽量避免移动,以防脊髓进一步损伤。②判断患者有无意识:救护者轻拍并呼叫患者,若无反应,立即用手指按压人中穴约 5 秒,此时如无反应即可判断为意识丧失。应该注意的是:尽可能避免摇动患者的肩部,以防加重骨折等损伤。③判断患者有无自主呼吸:在保持呼吸道开放的情况下,救护者面向其胸部将头部贴近患者口鼻,耳朵聆听有无呼吸的声音,面部感觉有无气体从呼吸道排出,眼睛观察胸廓有无起伏,判断患者有无自主呼吸。④判断患者有无脉搏:心搏停止后脉搏亦随之消失。由于颈动脉位置靠近心脏,能较准确地反应心搏的情况。此外颈动脉暴露,易于迅速判断。方法是在一手置于患者前额使其头部保持后仰同时先用食指和中指确定气管的位置(对于男性可以先触其喉结),然后向外侧移动 2~3 cm,在气管旁软组织处轻轻触摸颈动脉搏动。触摸颈动脉时不能用力过大,以免压迫颈动脉而影响头部血供。如未能触及搏动则提示心搏已停止,但同时应注意避免主观错误(检查者可能将自己手指的搏动误认为患者的脉搏)。若患者意识丧失同时颈动脉搏动消失,即可判定为心脏骤停,应立即开始抢救,并及时呼救以取得他人帮助。

（二）C(circulation,人工循环)

主要方法是采用胸外心脏按压,尽快使带有新鲜空气的血液经动脉流向全身器官。

1. 心前区捶击　在心脏骤停1分30秒内心脏应激性最高,此时拳击心前区所产生的5～15 w·s电能可使心肌兴奋并产生心电综合波,促使心脏恢复搏动。心前区捶击只能刺激有反应的心脏,主要用于心电监测有室颤或目击心脏骤停这两种情况。方法是右手松握空心拳,小鱼际肌侧朝向患者胸壁,以距离胸壁20～25 cm高度,垂直向下捶击心前区,力量中等,捶击1～2次,有机械除颤作用,但婴幼儿禁用。捶击后判断有无心搏或观察心电图变化,如无变化,立即行胸外心脏按压。

2. 胸外心脏按压　心脏骤停患者的胸廓有一定弹性,胸骨和肋软骨交界处可因受压而下陷。因此,当按压胸骨时,对位于胸骨和脊柱之间的心脏产生直接压力,引起心室内压力的增加和瓣膜的关闭,就是这种压力使血液流向肺动脉和主动脉,此为"心泵学说"。而"胸泵学说"认为:胸外心脏按压时,胸廓下陷,容量缩小,使胸内压增高并平均地传至胸腔内所有大血管,由于动脉不萎陷,动脉压的升高全部用以促使动脉血由胸腔内向周围流动(图5-4A),而静脉血管内由于静脉萎陷及静脉瓣的阻挡,压力不能传向胸腔外静脉;当放松时,胸骨由于两侧肋骨和肋软骨的支持,回复原来位置,胸廓容量增大,胸内压减小,当胸内压低于静脉压时,静脉血回流至心脏,心室得到充盈(图5-4B)。如此反复,可建立有效的人工循环。

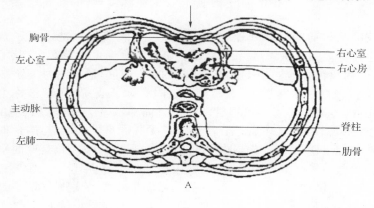

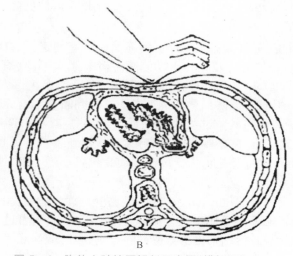

图5-4　胸外心脏按压解剖示意图(横切面)

A. 按压胸骨下段,胸内压增高,血液排出;B. 放松时,胸内压减小,血液回流,心脏充溢

（1）用物：如患者睡在软床上，应备与床等宽的硬板 1 块，即心脏按压板。另备踏脚凳 1 只。

（2）方法：使患者仰卧于硬板床或地上，睡在软床上的患者，则用心脏按压板垫于其肩背下。头后仰 10°左右，解开上衣，救护者紧靠患者一侧。为确保按压力垂直作用于患者胸骨，救护者应根据个人身高及患者位置高低，采用踏脚凳或跪式等不同体位。确定按压部位的方法是：救护者靠近患者足侧的手的食指和中指沿患者肋弓下缘上移至胸骨下切迹，将另一手的食指紧靠在胸骨下切迹处，中指紧靠食指，靠近患者足侧的手的掌根（与患者胸骨长轴一致）紧靠另一手的中指放在患者胸骨上，该处为胸骨中、下 1/3 交界处，即正确的按压部位（图 5-5）。操作时将另一手平行重叠在已置于患者胸骨按压处手的手背上，手指并拢或互相握持，以掌根部位接触患者胸骨，救护者两臂位于患者胸骨正上方，双肘关节伸直，以髋部为支点，利用上身重量垂直下压，对中等体重的成人下压深度至少 5 cm（儿童大约 5 cm，婴儿大约 4 cm），而后迅即放松，掌根不离开胸壁，解除压力，让胸廓自行复位（图 5-6）。如此有节奏地反复进行，按压与放松时间大致相等，频率至少 100 次/分。

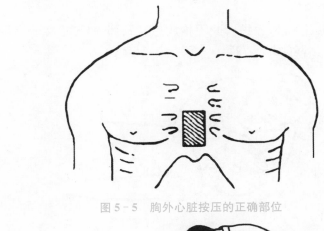

图 5-5 胸外心脏按压的正确部位

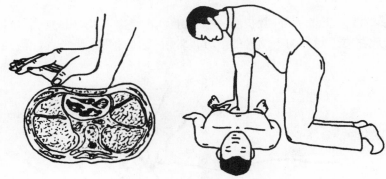

图 5-6 胸外心脏按压的手法及姿势

（3）注意事项

1）按压部位要准确。如部位太低，可能损伤腹部脏器或引起胃内容物反流；部位过高，可伤及大血管；如部位不在中线，则可能引起肋骨骨折。

2）按压力度要适度。过轻达不到效果，过重易于造成损伤。

3）按压姿势要正确。注意肘关节伸直，双肩位于双手的正上方，手指不应加压于患者胸部，放松时掌根部不离开胸壁。

4）为避免按压时呕吐物反流至气管，患者头部应适当放低。

5）心脏按压必须同时配合人工呼吸。无论是单人操作还是双人操作都是先胸外心脏按压 30 次，再人工呼吸 2 次，如此反复进行。一旦建立了高级人工气道，急救人员不再需要胸外心脏按压与人工通气交替实施，而以连续至少 100 次/分的速率进行心脏按压，尽可能减少胸外按压的中断，同时以 10 次/分的频率持续人工通气。

6）操作过程中，救护人员替换，可在完成一组按压、通气后的间隙进行，不得使复苏抢救中断时间超过 5～7 秒。

7）按压期间，密切观察病情，判断效果。胸外心脏按压有效的指标是按压时可触及颈动脉搏动及肱动脉收缩压大于等于 60 mmHg。

（三）A（airway，开放气道）

开放气道以保持呼吸道通畅，是实施复苏的重要步骤。单人徒手心肺复苏，在胸外心脏按压 30 次后应立即着手开放气道。意识丧失的患者舌根后坠、声门趋于关闭，并且颈椎弯曲亦可能阻塞气道，应开放气道。清除患者口中的痰液及分泌物，取出义齿。然后按以下手法开放气道。

1. 仰面抬颈法　患者平卧，救护者一手抬起患者颈部，另一手以小鱼际侧下按患者前额，使患者头后仰，颈部抬起（图 5-7）。

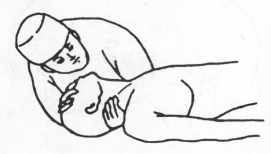

图 5-7　仰面抬颈法开放气道

2. 仰面举颏法　患者平卧，救护者一手置于患者前额，手掌用力向后压以使其头后仰，另一手的手指放在靠近颏部的下颌骨的下方，将颏部向前抬起，使患者牙齿几乎闭合（图 5-8）。

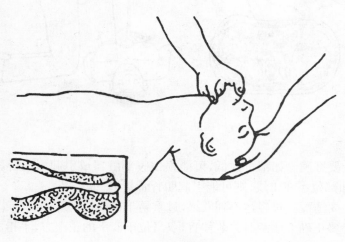

图 5-8　仰面举颏法开放气道

3. 托下颌法 患者平卧,救护者用两手同时将左右下颌角托起,一面使其头后仰,一面将下颌骨前移(图5-9)。

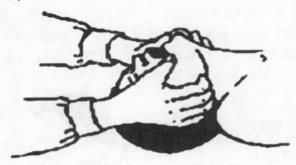

图5-9 托下颌法开放气道

开放气道时注意以下几个方面:手指不要按压患者的颈前部、颌下等软组织,以防压迫气道;不要使颈部过度伸展;对疑有头、颈部外伤者,不应抬颈,以避免进一步损伤脊髓。

(四) B(breathing,人工呼吸)

人工呼吸是用人工方法(手法或机械)借外力来推动肺、膈肌或胸廓的活动,使气体被动进入或排出肺脏,以保证机体氧的供给和二氧化碳的排出。救护者以正常2倍的换气量规律吹气的条件下,可使患者的$PaCO_2$达$30\sim40$ mmHg,$PaO_2\geqslant70$ mmHg,$SaO_2\geqslant90\%$。具体有以下方法:

1. 口对口人工呼吸 口对口人工呼吸是为患者供应所需氧气的快速而有效的方法。借助救护者用力呼气的力量,把气体吹入患者肺泡,使肺间歇性膨胀,以维持肺泡通气和氧合作用,减轻机体缺氧及二氧化碳潴留。方法见图5-10。

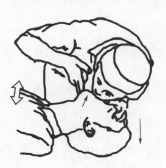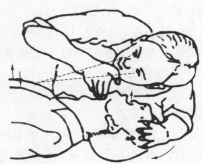

图5-10 口对口人工呼吸

(1) 患者仰卧,松开衣领、腰带。

(2) 救护者用仰面抬颏法保持患者气道通畅,同时用压前额的那只手的拇、食指捏紧患者的鼻孔,防止吹气时气体从鼻孔逸出。

(3) 救护者深吸一口气后,双唇紧贴患者口部,然后用力吹气,使胸廓扩张。

(4) 吹气毕,救护者头稍抬起并侧转换气,松开捏鼻孔的手,让患者的胸廓及肺依靠其弹性自动回缩,排出肺内的二氧化碳。

按以上步骤反复进行。每次吹气持续1秒以上,每次吹气量为700~1 000 ml,吹气频率成人8~10次/分(8岁以下儿童为15次/分,婴幼儿20次/分)。以患者胸部起伏或吹气后患者气道内有气体逸出为有效标志。

如有特别面罩或通气管,则可通过面罩或通气管吹气。前者可保护救护者不受感染;后者还可较好地保持患者口咽部的气道通畅,避免舌后坠所致的气道受阻,在一定程度上减少了口腔部的呼吸道死腔。

"S"型通气管的使用。"S"型管又叫急救管,救护者站在患者头侧,用手指启开患者口腔,将通气管的"患者口含部"沿患者舌背向下插入,使"S"型管的弧度与舌背弓度相适应。"S"型管的"锷部"应紧贴患者口唇四周,不使漏气。深吸一口气,对准通气管用力吹气。吹气时,用手捏紧患者鼻孔,同时观察胸廓起伏情况(图5-11)。

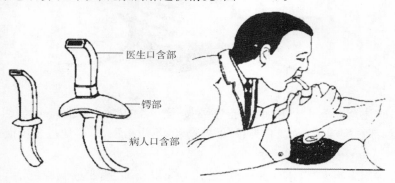

图5-11 "S"型管吹气人工呼吸

2. **口对鼻人工呼吸** 口对鼻人工呼吸适用于口部外伤或张口困难者。在保持气道通畅的情况下,救护者于深吸气后以口唇密封患者鼻孔,用力向其鼻孔内吹气。吹气时应用手将患者颏部上推,使其上下唇合拢,呼气时松开。

3. **注意事项**

(1)吹气应有足够的气量,以使胸廓抬起,但一般不超过1 200 ml。吹气过猛过大,可造成咽部压超过食道开放压,从而使气体吹入胃内引起胃胀气。

(2)吹气时间宜短,以约占1次呼吸周期的1/3为宜。

(3)若患者口腔及咽喉部有分泌物或堵塞物,如痰液、血块、泥土等,应在操作前清除,以免影响人工呼吸效果或将分泌物吹入呼吸道深处。

(4)有义齿者应取下义齿。遇舌后坠的患者,用舌钳将舌拉出口腔外,或用吹气管吹气。

(5)如遇牙关紧闭者,可行口对鼻人工呼吸。

(6)对婴幼儿,则对口鼻同时吹气更易施行。

(7)若患者尚有微弱呼吸,人工呼吸应与患者的自主呼吸同步进行,即于患者吸气时,救护者用力吹气以辅助进气,患者呼气时,松开口鼻,便于排出气体。

(8)为防止交叉感染,操作时可取一块纱布单层覆盖在患者口或鼻上,有条件时用面罩及通气管。

(9)通气适当的指征是看到患者胸部起伏并于呼气时听到及感到有气体逸出。

在CPR中,《2010美国心脏病协会心肺复苏及心血管急救指南》更推荐团队分工合作的复苏方法。①双人CPR时,如果已建立人工气道,则不必考虑通气和胸外按压之间的同步、协调,一人行连续胸外心脏按压,一人以8~10次/分频率给予通气,每2分钟交换1次按压职责。②三人CPR时,一人胸外心脏按压,一人拿自动除颤仪并求援,一人开放气道并进行通气。③四人CPR时,一人启动急救系统,一人胸外心脏按压,一人准备好自动除颤仪,一人开放气道并进行通气。为保证胸外心脏按压的持续和有效,每2分钟应及时交换胸外心脏按压施术者,交换时尽可能减少按压的中断。

（五）心肺复苏有效指征和终止抢救的指征

1. 心肺复苏有效的指征

（1）颈动脉搏动：按压有效时，每一次按压可以触摸到一次搏动。如搏动随着按压的停止而消失，此时应继续按压；如停止按压后仍能触及搏动，说明复苏有效。

（2）面色：复苏有效时，可见到面色由发绀转为红润；如患者面色变为苍白，则提示复苏无效。

（3）神志：复苏有效时，可见到患者眼球活动，甚至手脚抽动。

（4）呼吸：出现自主呼吸时，并不意味着可以停止人工呼吸，如自主呼吸微弱而不稳定，仍应坚持口对口人工呼吸。

（5）瞳孔：复苏有效时，瞳孔由大变小，并有对光反射；如瞳孔由小变大而固定，则提示复苏无效。

2. 终止复苏的指征　现场心肺复苏应该坚持进行，在现场抢救时不可武断地作出停止复苏的决定。如有条件确定下列指征时，可考虑终止心肺复苏。

（1）脑死亡：患者表现为深度昏迷，对疼痛刺激无任何反应，无自主活动；自主呼吸停止；瞳孔固定，对光反射消失。

（2）无心跳及脉搏，再加上心肺复苏持续 30 分钟以上无效，可考虑终止心肺复苏。

二、进一步生命支持

进一步生命支持主要是在基础生命支持的基础上应用辅助技术和设备，建立和维持有效的通气和血液循环，识别和治疗心律失常，改善和保持心肺功能，及时治疗原发疾病。

（一）明确诊断

尽快明确引起心脏骤停的原因和心律失常的类型，有条件者尽可能迅速进行心电监护和必要的血流动力学监测，以便采取相应的治疗措施。

（二）气道控制

气道控制的本质是通过各种手段使患者的气道保持通畅，为机械呼吸创造条件。可以应用以下几种方法：

1. 通气管　包括口咽通气管和鼻咽通气管。应用通气管可以使后坠的舌根离开咽后壁，解除气道梗阻。插口咽通气管时将通气管由舌面上方压入后作 180° 翻转，放置于中央位置，直至通气管前端开口与声门相对。鼻咽通气管长约 15 cm，管外涂布润滑油，插入鼻孔后沿鼻腔下壁插入至下咽部。

2. 气管插管　气管插管不仅能保持呼吸道通畅，防止肺部吸入异物和胃内容物，便于清除气道分泌物，而且还可以与简易呼吸器、麻醉机或呼吸机连接，从而进行机械通气。因此，有条件时应尽早做气管插管。

3. 气管造口术　对于复苏后仍然长期昏迷的患者，可采用气管造口术，既易于清除气道分泌物，还可减少呼吸阻力和呼吸道解剖无效腔。

4. 环甲膜穿刺术　遇有插管困难而严重窒息的患者，可用 16 号粗针头刺入环甲膜，接上"T"型管输氧，可立即缓解严重缺氧情况，并为下一步气管插管或气管造口术赢得时间，为完全复苏奠定基础。

（三）呼吸支持

1. 简易呼吸器法　简易呼吸器由一个弹性皮囊、三通活门、连接管和面罩组成。弹性皮囊后方有单向活瓣,确保空气只能在皮囊舒张时进入。连接管上还有氧气接口,在有氧条件下可经此以 10～15 L/min 速度输氧,可使吸入氧浓度升至 75% 以上。挤压呼吸囊通气,每次可压入 500～1 000 ml 空气,起到辅助呼吸的作用。抢救者应位于患者头部的后方(头位侧),将头部向后仰,并托牢下颌使其朝上,使气道保持通畅;用"CE"手法将面罩扣住患者口鼻,即用拇指和食指呈 C 形紧紧按住面罩,其他的手指则呈 E 形紧按住下颌;另外一只手挤压呼吸囊,将气体送入肺中,规律性挤压呼吸囊,提供足够的吸气/呼气时间。

使用简易呼吸器时,抢救者应注意是否有如下情形,以确认患者处于正常的换气:①注视患者胸部有无起伏。②经由面罩透明部分观察患者嘴唇与面部颜色的变换。③经由透明盖观察单向阀是否运行正常。④在呼气时,观察面罩内是否呈雾气状。

2. 机械呼吸　通过呼吸机加压给氧可以减少呼吸道死腔,同时便于调节呼吸参数,是有效的机械通气方法。

3. 护理

(1) 观察酸碱失衡:主要是密切观察病情,注意观察患者的呼吸和神志,如有无呼吸急促,是否烦躁不安,还应注意皮肤情况,有无潮红多汗。

(2) 保持呼吸道通畅:加强呼吸道管理,注意气道湿化,及时添加湿化器里的水。清除呼吸道分泌物,吸痰时严格无菌操作。

(3) 预防肺部并发症:心脏骤停后由于肺循环中断,呼吸和咳嗽反射停止,免疫抵抗力低下及药物应用的影响,肺部感染在所难免,是心肺脑复苏后期常见并发症。因此,需要严格观察并及早进行防治,包括定时翻身拍背、气道湿化、协助排痰等。常规口腔护理,预防口腔感染。

(4) 应用机械通气的注意事项:随时根据患者的病情调节好潮气量、呼吸频率、吸呼比、吸入氧浓度和流量。注意吸入气体的湿化,防止痰液和气道分泌物干结。

（四）循环支持

心肺脑复苏成功后,给予积极呼吸支持的同时,提供循环支持也是非常重要的。循环支持的措施主要包括两个方面的内容:建立通畅的静脉通路和恢复正常的心律。

1. 建立静脉通路　应建立有效的静脉通路,最好是两条。可以选用静脉留置针穿刺,必要时可深静脉穿刺置管。这样不但可以保证静脉通路的通畅,便于迅速补充血容量,还可以使药物迅速到达全身各处发挥作用。

2. 恢复正常心律　大部分成人(80%～90%)突然的、非创伤性的心脏骤停都是由于心室纤颤所致,而除颤又是治疗心室纤颤最有效的方法,故尽早除颤可显著增加患者存活的机会。心脏骤停至除颤的时间至关重要,因为在室颤发生的早期一般为粗颤,此时除颤易于成功,否则心肌因缺氧,室颤由粗颤转为细颤则不易成功。因此,应尽可能地在急救现场对患者进行除颤,目前强调除颤越早越好(争取在 2 分钟内进行)。除此之外,还可以用体外心脏起搏来恢复正常的心律。

(1) 除颤:电击除颤是终止心室颤动最有效的方法。而绝大部分心脏骤停是由心室颤动所致。除颤每延迟 1 分钟,抢救成功的可能性就下降 10%,所以强调越早越好。首次电击的能量可选 200 J,若不成功,在 30 秒后重复,可提高电击能量到 300 J,第三次 360 J。电击除颤若能转为窦性心律,一般需要 20～30 秒。《2010 美国心脏病协会心肺复苏及心血管急救指南》推荐单次电击,不必在电击后立即检查患者有无脉搏和心跳而应立即进行心肺复苏。胸部按压可以提高氧和基质酶作用物转到心肌,使再次除颤易于成功。但对于儿童,更需要呼吸支持而不是除颤,因其很少发生心室纤颤。

电击除颤时,护士要做好除颤前地准备,检查好器械,暴露患者的前胸,接好除颤器的电源,将电极板涂好导电膏或包上纱布并蘸上生理盐水,注意电极应分隔开,其间的导电膏和生理盐水不能沿胸壁外流而交融,否则会形成一个经胸壁的电流而不流经心脏。嘱他人离开患者床边,做好抢救的准备,观察除颤的效果。

自动体位除颤器(AED)更为方便,有条件可作为院外急救措施之一。AED 不仅是一种急救设备,更是一种急救新观念,一种由现场目击者最早进行有效急救的观念。AED 可以经内置电脑分析确定是否需要予以除颤。AED 的语音提示和屏幕显示非常直观,可指导操作,可谓便携、易行,多数人经短时培训即能使用。

(2) 心脏电起搏:在心肺复苏的基础上,可考虑立即进行体外心脏电起搏。由心脏起搏器节律地发出一定频率的脉冲电流,刺激心肌,使其发生节律性收缩。常采用的起搏方式是皮肤电极起搏。方法如下:①放置心电图电极,打开心电图机监测患者的心电图。②将起搏器接上电极,并将转换开关转向"交流"位置。如由机内电池供电,则将开关转向"电池"位置。③常规皮肤消毒,将起搏器的两个电极连线长针分别刺入心尖外侧和胸骨左缘第 4 肋间。如是皮肤电极起搏,则将起搏电极直接安置在胸壁上。④将起搏方式选择按钮转到"按需"位置上。⑤将起搏频率"起搏次数/分"转到所需位置,一般是 60～80 次/分,将"起搏电压"指示刻度调到"0"。⑥插入"起搏输出线",按下"起搏"按钮,逐步提高起搏电压,直至有血压为止。

(3) 注意事项:①在使用心脏起搏器时必须按照操作规程进行。②在使用前和使用时均应保证机器处于正常状态,避免导线断裂、接触不良、电极脱落等。在起搏过程中应严密观察血液循环和脉搏,如发现缺脉则说明起搏电压不足。③当患者起搏阈值增高时,常表现为起搏失灵或仅部分有效,这种情况下可将正负电极对调或加大电压。心电图上出现心室综合波,表示起搏成功。④体外起搏时,电刺激可引起肌肉疼痛,因此,此方法只作为临时紧急措施,不能长时间使用。⑤起搏器终止使用时,频率一定要在数分钟之内逐渐减慢,但不要改变电压。同时继续观察脉搏和心电图情况,待心室自律性节律控制心搏后,再关闭起搏器。

3. 护理

(1) 持续心电监护:患者的心律在复苏后初期并不是很稳定,应予以持续的心电监护。密切观察患者的心电图变化,及早发现各种心律失常,如室性早搏、心动过速等,并给以相应的处理。

(2) 监测生命体征:监测患者的脉搏、心率和血压。现代化的生命监测仪可以进行持续监测,也可以设定一定的监测周期。

(3) 观察末梢循环:皮肤、口唇和甲床的颜色,四肢的温度、湿度及静脉的充盈情况均可反映末梢循环情况。如患者肢体湿冷、甲床发绀、末梢血管萎陷,则提示循环血量不足。

(五) 复苏用药

用药的目的首先是增加有效循环血量,增加心肌和脑的血液灌注量,以维持重要器官的功能;其次是纠正酸碱失衡,为血管活性药物疗效的发挥创造良好的内环境;最后就是提高室颤阈或心肌张力,为除颤创造条件。

1. 给药途径　实验证实,各种给药途径对恢复自动心律的时间是不同的,心腔内注射为

139 秒,静脉注射为 127 秒,气管内给药为 132 秒。由于心腔内注射不利于心脏复苏,一般不主张心腔内注射,而选用静脉注射或气管内给药。

(1) 静脉给药:是复苏后给药的首选途径,且以上腔静脉系统给药为宜。给药前必须建立可靠的静脉通路,由于锁骨下静脉或颈静脉穿刺置管对 CPR 操作有一定的影响,因此最好经肘静脉穿刺置管,使药物迅速经血液到达重要器官。外周静脉通道最不理想。

(2) 气管给药:有些药物通过气管、支气管黏膜迅速吸收进入血液循环。常用药物有肾上腺素、利多卡因等。一般以常规剂量溶解在 5～10 ml 注射用水中,可以 1 根稍长细管自气管导管远端用力推注,并接施正压通气,以便药物弥散到两侧支气管。其吸收速度与静脉注入相近,而维持作用时间为静脉给药的 2～5 倍。但药物可被气管内分泌物稀释或因气管黏膜血循环量不足而吸收减慢,需用较大剂量,因而作为给药的第二选择途径。

(3) 心内注射给药:由于胸外向心内注药有许多缺点,如用药过程中中断 CPR、操作不当,可发生气胸、血胸、心肌或冠状动脉撕裂、心包积血等,且注入心腔内的准确性不到 50%。若将肾上腺素等药物注入心肌内,还可造成顽固性室颤,因此,不宜作为常规首选途径,在开胸心内挤压的可见条件下可以应用。如必须自胸外向心内注药,应选择合适的注射部位及方法。①心前区注射法:于第 4 肋间胸骨左缘旁开 2 cm 处,常规消毒皮肤。右手持注射器,必要时以消毒的左手拇、食指扶持长针头头端 1～2 cm 处,用力将针垂直刺入皮肤并不断深入,注意边进针边试抽回血,达一定深度(成人 4～5 cm,小儿不超过 3 cm),可见大量回血,然后迅速注药。如进针较深仍无回血,可将针缓慢后退,同时持续抽吸回血,若仍无回血,可改变方向重行穿刺。②剑突下注射法:于剑突与左肋弓连接处下 1 cm 处常规消毒皮肤,将穿刺针刺入皮下,使针头与腹壁呈 15°～30°角,向心底部直接刺入,边进针边回抽,抽得大量回血后注药。③直接心内注射法:对于开胸者,则在无菌条件下,用 7 号注射针头避开冠状血管直接向左或右心室穿刺、注药。

由于心内注射有一定的危险性,因此在操作时要注意以下几点:①在胸外行心内注射时,必须选择合适的心内注射针头,否则针头长度达不到心室腔可导致穿刺失败。②穿刺最好选择右心室,该处心室壁较薄,血管较少,穿刺时不易损伤血管。③注射部位要准确。操作时应停做人工呼吸,以防刺破肺组织形成气胸。④进针后必须抽得大量回血后,方可将药液注入。切忌把药液注入心肌内,以免引起心肌坏死或心律失常。⑤操作要迅速,尽量缩短心脏按压中断时间。

2. 选用药物

(1) 肾上腺素:其 β 肾上腺素能受体激动作用在心肺复苏中占有重要位置。兴奋 β 受体可激发强的正性心力、心率作用,使心率增快、心肌收缩力加强、心输出量增加,而且通过对心肌收缩和代谢的影响而调节冠状血流。近年来证明,为提高复苏成功率及缩短复苏时间,应强调保持主动脉舒张压不低于 40 mmHg,以利冠脉灌注;在长时间心肺复苏和有冠状动脉硬化时,主动脉舒张压还应进一步提高。一般主张首次剂量为 1 mg,若无效,每隔 3～5 分钟可重复给 1～3 mg。

(2) 血管升压素:又称垂体后叶素,直接作用于血管平滑肌使其收缩,从而提高冠状动脉和脑动脉的灌注压,它可在应用肾上腺素无效时使用,心脏骤停时间较长、心脏停搏或心电—机械分离者可首选此药。2005 年国际心肺复苏与心血管急症科学治疗国际推荐会议认为血管升压素是与肾上腺素一样有效的复苏一线药物,而且用于难治性室颤比肾上腺素效果好,与肾上腺素联合使用可能对患者更加有益。此药半衰期为 10～20 分钟,成人首次静脉注射

40U,然后持续静脉滴注。

（3）利多卡因：可抑制心脏自律性，降低心肌应激性，提高心室致颤阈，而且治疗剂量对传导影响甚微，是目前治疗各种严重心律失常的首选药。用法是在心电监护下，先每次 1～2 mg/kg（成人 50～100 mg/次）于 30～60 秒内静脉注射完毕，15～30 秒后起效，如无效，可用相同剂量再次注射，但重复注射不宜超过 3 次。

（4）阿托品：阿托品为 M 胆碱能受体阻滞剂，是心肺复苏的常用药物之一。对迷走神经反射刺激和阿斯综合征所致的心脏骤停为绝对适应证。此时应立即静脉注射阿托品 0.5～1 mg,亦可气管内给药，必要时也可重复使用数次，每 10～15 分钟 1 次；心搏恢复后也可用1～2 mg 加入液体中静滴，以维持心率。

（5）碳酸氢钠：心脏骤停后由于呼吸循环停止而引起缺氧和二氧化碳潴留，其结果是必然导致代谢性酸中毒和呼吸性酸中毒。对抗酸中毒最常用的药物是碳酸氢钠，其使用指征是电除颤和气管插管后酸中毒持续存在。在用药同时应测定动脉血 pH 和 $PaCO_2$,以指导用药。但是大量临床病例证实大剂量应用碳酸氢钠后有以下缺点：加重组织缺氧、降低心肌收缩力、抑制大脑功能，因此，对心肺脑复苏患者使用碳酸氢钠等碱性药物必须慎重，目前主张"宁少勿多、合理使用、不宜过碱、宁稍偏酸"为原则。维持动脉血 pH7.25 以上即可，这样不会影响血管活性药物的疗效，同时也有利于组织供氧，还能维持血钾于正常水平。

3. 用药监护 在整个复苏的过程中，要密切观察药物疗效和不良反应。肾上腺素常有心悸、头痛等副作用，复苏成功后应立即控制使用，用量过大可引起血压突然上升甚至脑出血。利多卡因用量过大可引起房室传导阻滞、心肌抑制、心律失常加重及中枢神经系统反应。一旦发生中毒症状，应立即停用并输液。阿托品可引起心动过速、口干及中枢兴奋症状，严重者可致昏迷、呼吸麻痹等。使用碳酸氢钠要注意避免碱中毒并诱发低钾血症。在用药之前，就应做好抢救的准备，一旦出现症状，即应做相应处理。

三、延续生命支持

延续生命支持的重点是脑保护、脑复苏和复苏后疾病的防治。即除了积极进行脑复苏治疗外，应严密监测心、肺、肝、肾、凝血及消化器官的功能，一旦发现异常，立即采取有针对性的治疗。

（一）缺血缺氧性脑损害的病理生理基础

心搏停止后 2～3 分钟脑血管内红细胞沉积，5～10 分钟形成血栓，10～15 分钟血浆析出毛细血管，脑血流停止 15 分钟以上，即使脑循环恢复，95%脑组织可出现"无血流"现象。脑组织在人体器官中最容易受缺血损伤，这是由于脑组织的高代谢率、高氧耗和对高血流量的需求。整个脑组织重量只占体重的 2%,但静息时，它需要的氧供却占人体总摄取量的 20%,血流量占心排出量的 15%。正常脑血流（CBF）为每 100g 脑组织 45～60 ml/min,低于20 ml/min 即有脑功能损害，低于 8 ml/min 即可导致不可逆损害，前者称为神经功能临界值，后者为脑衰竭临界值。

脑内的能量储备很少，所储备的 ATP 和糖原，在心搏停止后 10 分钟内即完全耗竭，故脑血流中断 5～10 秒就发生晕厥，继而抽搐，如超过 4～5 分钟就有生命危险。近年来研究认为，心搏停止后的能量代谢障碍易于纠正，而重建循环后发生或发展的病理生理变化，即上述所谓"无血流"现象给脑组织以第二次打击，可能是脑细胞死亡的主要原因。心搏停止和重建循环后低血压的时间越长，无血流显象越明显。此外，脑生化方面出现紊乱，在缺血期间活性自由基[超氧化物自由基(CO)]等的形成,可损伤细胞膜,甚至导致细胞死亡,因而有主张用自由基清除剂。缺氧后导致组织损害的另一重要激活因素是细胞内钙离子增加,认为细胞质中钙离子浓度增加是引起缺血、缺氧后脑细胞死亡的因素之一,因此有建议用钙通道阻滞剂,但临床试用结果并不令人鼓舞。

由于缺血、缺氧,脑组织内的毛细血管因超氧化物自由基蓄积和局部酸中毒的作用而通透性增加,加之静水压升高,血管内液体与蛋白质进入细胞外间隙而形成脑水肿。脑水肿的防治与提高脑复苏成功率有很大关系。低温、脱水疗法的疗效已被公认,有条件者应争取在复苏早期进行高压氧治疗。巴比妥疗法在降低脑代谢、控制抽搐方面有好处,但对脑并无直接保护作用。

(二)脑复苏

根据完全性脑缺氧性损害发生与发展的规律,为了打断其所产生的恶性循环,脑复苏疗法主要针对四个方面:降低脑细胞代谢率,加强氧和能量供给,促进脑循环再流通及纠正可能引起继发性脑损害的全身和颅内病理因素。

1. 治疗措施

(1)维持血压:循环停止后,脑血流的自主调节功能丧失,而依赖于脑灌注压,故应维持血压于正常或稍高于正常水平,以恢复脑循环和改善周身组织灌注,同时应防止血压过高而加重脑水肿,防止血压过低而加重脑及其他脏器组织缺血、缺氧。

(2)控制呼吸:缺氧是导致脑水肿的重要原因,又是阻碍呼吸恢复的重要因素。因此,在复苏初期应及早应用机械通气,并保持中等过度通气。以纠正低氧血症,降低 $PaCO_2$,使脑小动脉收缩,有利于降低颅内压。低氧血症的纠正和过度通气对脑组织的缺氧性损伤的恢复是非常重要的。

(3)降温疗法:循环停止后,中枢神经细胞功能的恢复尽管受许多因素的影响,但是最重要的两个因素是脑循环状态和脑温。防治脑水肿、降低颅内压,是脑复苏的重要措施之一。

1)降温开始时间:产生脑细胞损害和脑水肿的关键性时刻,是循环停止后的最初10分钟。因此降温时间越早越好,1小时内降温效果最好,2小时后效果较差,心脏按压的同时即可在头部用冰帽降温。

2)降温深度:低温能减少脑组织耗氧量。一般从为,32～35 ℃低温对脑复苏有较大的作用;降至28 ℃以下,脑电活动明显呈保护性抑制状态。但体温降至28 ℃易诱发室颤等严重心律失常,故宜采用头部重点降温法。

3)降温持续时间:持续时间可根据病情决定,一般需2～3天,严重者可能要1周以上。为了防止复温后脑水肿反复和脑耗氧量增加而加重脑损害,故降温持续至中枢神经系统皮质功能开始恢复,即以听觉恢复为指标,然后逐步停止降温,让体温自动缓慢上升,不能复温过快。

(4)脑复苏药物的应用:

1)冬眠药物:主要目的在于消除低温引起的寒战,解除低温时的血管痉挛,改善循环血流灌注和辅助物理降温。可选用冬眠Ⅰ号(哌替啶 100 mg、异丙嗪 50 mg、氯丙嗪 50 mg)或Ⅳ号(哌替啶 100 mg、异丙嗪 50 mg、乙酰普马嗪 20 mg)分次肌注或静滴。

2)脱水疗法:在降温和维持血压平稳的基础上,宜及早应用脱水剂。通常选用呋塞米或20％甘露醇静脉注射或快速滴入。

3)激素的应用:肾上腺皮质激素除能保持毛细血管和血脑屏障的完整性,减轻脑水肿和降低颅内压外,还有改善循环功能,稳定溶酶体膜,防止细胞自溶和死亡的作用。最好选用作用强而潴钠潴水作用较小的皮质激素制剂,地塞米松常为首选药物。

4) 促进脑细胞代谢药物的应用:ATP 可供应脑细胞能量,恢复钠泵功能,有利于减轻脑水肿。葡萄糖为脑获得能量的主要来源。此外辅酶 A、细胞色素 C、多种维生素等与脑代谢有关的药物均可应用。

5) 巴比妥酸盐的应用:巴比妥是镇静、安眠、止痉的药物,对不全性脑缺血、缺氧的脑组织具有良好的保护作用。

(5) 高压氧的应用:高压氧一方面提高了血液和组织的氧张力,增加了脑组织中氧的弥散距离,对脑水肿时脑细胞的供氧十分有利;另一方面,由于高浓度氧对血管的直接刺激,引起血管收缩,血流量减少,从而使颅内压降低,改善脑循环,对受损脑组织的局部供血有利。

2. 转归　脑缺血后的恢复进程,基本按照解剖水平自下而上恢复,首先复苏的是延髓,恢复自主呼吸,自主呼吸恢复所需的时间可反映出脑缺血、缺氧的严重程度。自主呼吸多在心搏恢复后 1 小时内出现,继之瞳孔对光反射恢复,提示中脑开始有功能;接着是咳嗽、吞咽、角膜和痛觉反射的恢复,随之出现四肢屈伸活动和听觉,听觉的出现是脑皮质功能恢复的信号,呼唤反应的出现意味着患者即将清醒;最后是共济功能和视觉恢复。

不同程度的脑缺血、缺氧,经复苏处理后可能有四种转归:①完全恢复。②恢复意识,遗有智力减退、精神异常或肢体功能障碍等。③去大脑皮质综合征,即患者无意识活动,但保留着呼吸和脑干功能。眼睑开闭自由,眼球无目的地转动或转向一侧,有吞咽、咳嗽、角膜和瞳孔对光反射,时有咀嚼、吮吸动作,肢体对疼痛能回避。肌张力增高,饮食靠鼻饲,大小便失禁。多数患者将停留在"植物性状态"。④脑死亡,包括脑干在内的全部脑组织的不可逆损害。

对脑死亡的诊断涉及体征、脑电图、脑循环和脑代谢等方面,主要包括:①持续深昏迷,对外部刺激全无反应;②无自主呼吸;③无自主运动,肌肉无张力;④脑干功能和脑干反射大部或全部丧失,体温调节紊乱;⑤脑电图呈等电位;⑥排除抑制脑功能的可能因素,如低温、严重代谢和内分泌紊乱、肌松药和其他药物的作用等。一般需观察 24～48 小时方能作出结论。

(三) 维持循环功能

心搏恢复后,往往伴有血压不稳定或低血压状态,为判定有无低血容量及掌握好输液量和速度,宜作中心静脉压(CVP)监测,可将 CVP、动脉压和尿量三者结合起来分析以指导输液治疗,动脉压低、CVP 高、尿少,示心肌收缩乏力,应以增加心肌收缩力为主。如心率慢(<60 次/分),可滴注异丙肾上腺或肾上腺素(1～2 mg 溶于 500 ml 液体内);如心率快(>120 次/分)可静注毛花苷 C0.1～0.4 mg。通常以多巴胺最为常用,将 20～40 mg 溶于5％葡萄糖溶液 200 ml 中滴注。如体内液体相对过多,在给予强心药的同时,可适当给予呋塞米20～40 mg 静注,以促进液体排出,减轻心脏负荷。

(四) 维持呼吸功能

心搏恢复后,自主呼吸未必恢复,或即使恢复但不正常,故仍需加强呼吸管理,继续进行有效的人工通气,及时行血气监测,促进自主呼吸尽快恢复正常。自主呼吸出现的早晚,提示脑功能的损害程度,若长时间不恢复,应设法查出危及生命的潜在因素,给予相应的治疗,如解除脑水肿、改善脑缺氧等。

注意防治肺部并发症,如肺炎、肺水肿导致的急性呼吸衰竭。除了加强抗感染治疗外,使用机械通气,对通气参数和通气模式要选择合适,在氧合良好的前提下,使平均气道压尽可能低,以免阻碍静脉回流,加重肺水肿或因胸内压增高而导致的心排血量减少等不良影响。

(五)纠正酸中毒

循环、呼吸停止后,由于缺氧,组织细胞转入无氧代谢,三羧酸循环不能进行,大量乳酸、丙酮酸形成,无机磷蓄积、钾离子外移,钠离子和氢离子向细胞内弥散,形成细胞内代谢性酸中毒。同时因呼吸停止,体内二氧化碳不能经呼吸排出,导致高碳酸血症,$PaCO_2$ 升高,形成呼吸性酸中毒。此时 pH 下降,既有代谢性酸中毒,亦有呼吸性酸中毒。心搏停止时间越长,混合性酸中毒越严重。酸中毒破坏血脑屏障,加重脑循环障碍,诱发和加重脑水肿。因此,酸中毒常是心、肺复苏后循环、呼吸功能不稳定,发生心律失常和低血压的重要因素,也是脑复苏失败的重要因素,必须迅速纠正,纠正的方法如下:

1. **呼吸性酸中毒**　主要通过呼吸支持,建立有效的人工呼吸来纠正。特别是在气管内插管人工呼吸时,可加强通气、造成过度换气,既保证供氧,又使二氧化碳迅速排出,$PaCO_2$ 即降低、呼吸性酸中毒即可纠正。

2. **代谢性酸中毒**　纠正方法包括呼吸支持和碱性药物的应用。迅速建立和健全通气和换气功能,使二氧化碳加速排出,并用中等度换气法使 $PaCO_2$ 降至 $25\sim35$ mmHg,形成呼吸性碱中毒,以代偿部分代谢性酸中毒。此外,可静滴碳酸氢钠,以纠正脑、心、肺等重要脏器的酸中毒。并要适当应用利尿剂和补充血容量,保护肾脏排酸保碱的功能,充分发挥肾脏代偿功能。

(六)防治肾衰竭

每一复苏患者应留置导尿管,监测每小时尿量,定时检查血、尿尿素氮和肌酐浓度,血、尿电解质浓度,鉴别尿少系因肾前性、肾后性或肾性肾衰竭所致,并依此给予相应的治疗。更重要的是心搏恢复后,必须及时稳定循环、呼吸功能,纠正缺氧和酸中毒,从而预防肾衰竭的发生。

四、复苏后监测与护理

患者复苏成功后病情尚未稳定,需继续严密监测处理和护理,如稍有疏忽或处理不当,就有心搏、呼吸再度停止而死亡的危险。

(一)纠正酸中毒

心搏停止时间长的患者,在复苏后随着微循环的改善,组织内堆积的酸性代谢产物可能不断被带入血液,造成所谓"洗出性酸中毒",或由于较长时间的低血压和缺氧,代谢性酸中毒仍继续发展。

护理中应密切观察体征,如有无呼吸急促、烦躁不安、皮肤潮红、多汗和二氧化碳潴留而致酸中毒的症状,并及时采取防治措施。

(二)维持有效循环的监护

1. **心电监护**　复苏后的心律是不稳定的,应予心电监护,密切观察心电变化,如出现室性早搏、室性心动过速等心律失常时,给予相应的处理。

2. **脉搏、心率和动脉压的监测**　每 15 分钟测量脉搏、心率和血压一次直至平稳。血压一般维持在 $(90\sim100)/(60\sim70)$ mmHg。脉压差小于 20 mmHg 时,可用血管活性药物。药物的浓度可根据血压回升情况及心率变化而适当调节。使用血管扩张药物时,不可突然坐起或变换体位,以防体位性低血压。测量脉搏和心率时,要注意其频率、节律和强弱变化。

3. 中心静脉压的测定 中心静脉压的测定对于了解低血压的原因、决定输液量和指导用药有一定的意义。

4. 末梢循环的观察 末梢循环可通过皮肤、口唇颜色、四肢温度、湿度、指甲的颜色及静脉的充盈情况来观察。如肢体湿冷,指(趾)甲苍白、发绀,末梢血管充盈不佳,即使血压仍正常,也应认为有循环血量不足;如肢体温暖、指(趾)甲色泽红润、肢体静脉充盈良好,则提示循环功能良好。

(三)呼吸系统的监护

1. 保持呼吸道通畅 加强呼吸道管理,经常注意呼吸道湿化和清除呼吸道分泌物。

2. 应用人工呼吸机的注意事项

(1)根据病情变化,调整好潮气量、吸气与呼气之比及呼吸的频率。

(2)必须注意吸入气的湿化。

(3)气管切开的护理要求:注意更换局部敷料,预防感染。观察有无导管阻塞、衔接松脱、气管黏膜溃疡、皮下气肿、通气过度或通气不足等现象。

(4)控制吸氧浓度及流量。

(四)脑缺氧监护

脑缺氧是心搏、呼吸停止后主要致死原因之一,可造成不可恢复的脑损害。复苏后,应观察患者的神志、瞳孔的变化及肢体活动等情况。

1. 应及早应用低温疗法及脱水剂。降温时,以头部为主,不宜低于 30 ℃。体温保持在适当水平,避免体温过高过低,否则有导致室颤等并发症的可能。

2. 严密监测血容量及电解质的变化。

(五)肾功能监护

尿的改变可反映心排血量及肾脏本身的功能状况。

1. 使用血管收缩药物时应 1 小时测尿量一次,每 8 小时结算出入量一次,每 24 小时总计。

2. 观察尿的颜色及比重。如血尿和少尿同时存在,且尿比重大于 1.010,或尿素氮和肌酐水平升高,应警惕肾衰竭。

(六)密切观察患者的症状和体征

1. 出现呼吸困难、鼻翼扇动、呼吸频率明显增快或呼吸形式明显不正常时,应注意防止呼吸衰竭。

2. 出汗或大汗淋漓、烦躁不安、四肢厥冷是休克症状,应采取相应措施。

3. 观察患者意识,发现定向障碍、表情淡漠、嗜睡、发绀(其范围从手指、足趾向手和足扩展),说明脑缺血、缺氧,应采取紧急措施,防止脑功能损伤。

4. 如瞳孔缩小,对光反射恢复,角膜、吞咽、咳嗽等反射也逐渐恢复,说明复苏好转。

(七)防止继发感染

心脏骤停的患者由于昏迷及体内环境失调,营养供应困难,机体防御能力降低,加之抢救时一些无菌操作不够严格及应用肾上腺皮质激素等,易于并发感染,应及时防治。

1. 保持室内空气新鲜,注意患者及室内清洁卫生。

2. 应注意无菌操作,器械物品必须经过严格消毒灭菌。

3. 如病情许可,应勤翻身拍背,防止压疮及继发感染的发生。但患者如处于低心输出量状态时,则不宜翻身,防止引起心脏骤停的再次发生。

4. 注意口腔及五官护理,眼睛可滴入抗生素或用凡士林纱布覆盖,防止角膜干燥或溃疡及角膜炎的发生。

5. 气管切开吸痰及更换内套管时,注意无菌操作。吸引气管内分泌物时,负压不宜过大,防止鼻咽黏膜破损。

小 结

心脏骤停是临床常见急症,其抢救成功率与心肺复苏开始的时间密切相关。《2010 美国心脏病协会心肺复苏及心血管急救指南》将基础生命支持的流程由原来的 ABC 改为 CAB,使操作更容易掌握。不仅医务人员能熟练掌握,普通民众亦能掌握,这就为心脏骤停患者赢得了抢救的最佳时机,提高了抢救的成功率。因此,不仅医务人员要熟练掌握心肺复苏技术,同时要普及公民的急救知识,让每一个人都学习自救、互救知识,学习心肺复苏术。

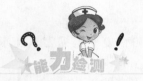

1. 如何判断心脏骤停?
2. 根据心脏活动情况和心电图表现,心脏骤停可分为哪几种类型?
3. 完整的心肺复苏包括哪几个部分?
4. 胸外心脏按压时应注意什么问题?

(张 孟)

第六章　休克患者的护理

第一节　休克的病因及分类

休克（shock）是由各种原因引起组织有效循环血量减少，导致机体组织血流灌注不足、组织缺氧、细胞代谢紊乱和功能受损的临床综合征，是临床常见的急危重症。休克的本质是组织细胞氧供给不足和需求量增加，其特征是产生炎性介质。不同病因的休克各有其特点，但具有共同的病理生理变化，即微循环障碍、代谢改变和器官继发性损害。休克的基础损害是有效循环血量减少，组织灌注不足。现代观点认为休克是一个序贯性事件，是从亚临床阶段的组织灌注不足发展为多器官功能障碍（MODS）或衰竭（MOF）的连续过程。因此，临床上根据休克不同阶段的病理生理特点采取相应的护理防治措施。

知　识　链　接

有效循环血量是指单位时间内运行于心血管系统的血液量（不包括贮存于肝、脾的淋巴血窦中或停留于毛细血管中的血量）。占全身总血容量的$80\%\sim90\%$，有效循环血量受血容量、心搏出量和周围血管张力三个因素的影响。当其中任何一因素的改变，超出了人体的代偿限度时，即可导致有效循环血量的急剧下降，造成全身组织、器官氧合血液灌流不足和细胞缺氧而发生休克。在休克的发生和发展中，上述三个因素常都累及，且相互影响。

一、病因

引起休克原因很多,能导致有效循环血量减少及微循环障碍等因素均可以导致休克的发生,临床常见病因有:

1. 血容量不足　大量失血(内外出血)、失水(严重腹泻、呕吐、排汗、排尿等)、失血浆(大面积烧伤、炎症、创伤等)等原因,均可以使血容量急剧减少。

2. 严重感染　可由细菌、病毒、真菌、衣原体、支原体、立克次氏体、原虫等病原微生物引起机体感染,内外毒素可以直接损伤线粒体,使细胞不能摄取或利用氧,导致器官功能损害。产生炎性介质,引起微循环障碍。

3. 过敏　具有过敏体质的机体对某些药物(抗生素、局麻药等)和异种蛋白(牛奶、海产品、胰岛素、蛋白酶、抗血清等)发生Ⅰ型变态反应,血管活性物质释放,导致血管扩张,血管通透性增加,导致循环血量减少微循环障碍。

4. 心源性因素　急性大面积心肌梗死、严重心律失常、心肌炎等心脏疾患,使心输出量减少,有效循环血量减少和组织灌注不足。

5. 神经源性因素　剧烈疼痛、麻醉意外、脑和脊髓损伤等,由于剧烈的神经刺激使血管活性物质释放,交感神经的缩血管功能降低,外周血管扩张,有效循环血量相对不足。

6. 其他　可见内分泌障碍(如嗜铬细胞瘤、肾上腺皮质功能不全)和血流阻塞(如肺梗死)等。

二、休克的分类

休克的分类方法很多,目前尚未统一,随着临床检测技术的提高,对休克的认识逐渐深入,主要见以下三种分类:

1. 按病因分类　临床采用较多的分类法。将休克分为低血容量休克、感染性休克、心源性休克、神经源性休克和过敏性休克五类。外科常把严重创伤(如骨折、挤压伤、大手术等)所形成的创伤性休克划分到低血容量性休克中,这种按原因的分类,有利于及时消除原因,进行诊断和治疗。

2. 按病理生理学分类　目前国内外趋于将休克按发生原因的病理生理改变分类,将休克分为低血容量性休克、心源性休克、阻塞性休克和分布性休克。Weil根据每种休克类型的病理生理有关特征作了分类(表6-1)。

表6-1　病理生理学分类

特　征	类　型
1. 低血容量性休克	大量出血引起的全血丢失,大面积烧伤、炎症
①外源性因素	引起的血浆丢失,腹泻、脱水引起的水电解质
②内源性因素	创伤、炎症、过敏、毒素等引起的血浆外渗
2. 心源性休克	心力衰竭、心肌梗死、心律失常、急性二尖瓣关闭不全和室间隔缺损等
3. 阻塞性休克(按解剖部位分)	
①腔静脉	压迫
②心包	填塞
③心腔	环形瓣膜血栓形成、心房内黏液瘤
④肺循环	栓塞
⑤主动脉	夹层动脉瘤

续表 6-1

特　征	类　型
4. 血流分布性休克	
①阻力增高或正常（静脉容量增加，心排出量正常或降低）	杆菌性休克（如革兰阴性肠道杆菌）、颈脊髓横断、巴比妥类药物中毒、神经节阻滞（容量负荷后）
②低阻力（血管扩张、体循环动静脉短路伴正常或心输出量增高）	炎症（如革兰阳性菌肺炎）、腹膜炎、反应性出血

3. 按血流动力学特点分类

（1）高动力型休克：亦称为高排低阻型休克。多见于革兰阳性球菌感染性休克。其血流动力学特点为总外周血管阻力低，心脏排血量高。休克时皮肤血管扩张，血流量增多，皮肤温度升高，故又称为"暖休克"。

（2）低动力型休克：亦称为低排低阻型休克。此型休克临床上最常见，多见于低血容量性、心源性和创伤性休克。其血流动力学特点为总外周血管阻力高，心脏排血量低。休克时皮肤血管收缩，血流量减少，皮肤温度降低，故又称为"冷休克"。

4. 按始动环节分类

（1）低血容量性休克：其始动环节是休克发生是血容量急剧减少引起。

（2）心源性休克：其始动环节是休克发生是由于心排血量的急剧减少引起。

（3）血管源性减少：其始动环节是休克发生是外周血管（主要是微小血管）扩张所致的血管容量扩大，循环血容量相对不足。

第二节　休克的病理生理

休克的基本病理生理变化是微循环障碍、代谢改变和器官继发性损害。主要表现为心排血量减少和动脉血压降低。根据休克的病理和临床发展过程可将休克分为三期：休克早期（微循环缺血期或缺血缺氧期）、休克期（微循环淤血期或失代偿期）和休克晚期（微循环凝血期又称 DIC 期）。休克是一个连续性的病理生理变化过程，概括起来主要是微循环的变化、代谢改变、炎性介质释放和细胞损伤以及内脏器官的继发性损害四个方面。

一、休克的病程进展

（一）微循环变化

1. 微循环缺血期　休克早期，当循环血量锐减时，血管内压力下降，机体此时代偿调节，主动脉弓和颈动脉窦的压力感受器反射性使血管舒缩中枢和交感神经兴奋，作用于心脏、小血管和肾上腺等，反射性引起交感神经-肾上腺髓质系统兴奋，释放大量儿茶酚胺和肾素-血管紧张素，使心跳加快、心排出量增加；周围皮肤、骨骼肌和内脏（肝、脾、胃肠等）的小血管和微血管的平滑肌（包括毛细血管前括约肌）强烈收缩，动静脉短路和直接通道开放。周围血管的阻力增高，毛细血管网的血流减少，毛细血管内流体静压降低，静脉回心血量增加，动脉血压仍维持正常。脑和心的微血管 α 受体较少，故脑动脉和冠状动脉收缩不明显，循环血量的重新分布，保证了重要器官心、脑有效的血液灌流。此期为休克的代偿期。

2. 微循环淤血期　休克在微循环收缩期如未得到及时合理的治疗,休克将进一步发展,由于长时间的、广泛的微动脉收缩、动静脉短路及直接通道开放,使进入毛细血管的血量继续减少。进而组织灌流不足,组织细胞严重缺氧进行无氧代谢,使酸性代谢产物(如乳酸、丙酮酸等)增多,能量产生不足,舒血管介质(如组胺、缓激肽)释放,导致毛细血管前括约肌失去对儿茶酚胺的反应能力,微动脉及毛细血管前括约肌舒张。但毛细血管后小静脉对此类产物的敏感性较低,仍处于收缩状态,以致大量血液滞留于毛细管网内,循环血量进一步减少。毛细血管网内的静水压升高,水分和小分子血浆蛋白渗出血管外,血液浓缩、血液黏稠度增加。使回心血量进一步减少,心排出量继续降低,重要器官心、脑血液灌注不足,血压下降。此期进入休克抑制期。

3. 微循环衰竭期　休克若继续发展,滞留在微循环内的血液,由于血液黏稠度增加和酸性血液的高凝状态,使红细胞和血小板容易发生凝集,在毛细血管内形成微血栓,甚至引起弥散性血管内凝血(DIC),使组织细胞血液灌流停止,加重组织细胞缺氧和能量缺乏的状况,细胞内的溶酶体崩解,释放出多种酸性水解酶(如蛋白溶解酶)。蛋白溶解酶除直接消化组织蛋白外,还可以催化蛋白质形成各种激肽,造成细胞自溶和损伤其他细胞,引起组织器官的功能性和器质性损害。同时弥散性血管内凝血消耗了各种凝血因子,激活纤维蛋白溶解系统,继而发生严重出血倾向。休克发展到出现弥散性血管内凝血,表示进入了微循环衰竭期。

(二) 体液代谢改变

1. 儿茶酚胺释放　儿茶酚胺除对血管系统影响外,尚能促进胰高糖素生成,抑制胰岛素的产生及其作用,加速肌肉和肝内糖原分解,同时刺激垂体分泌促肾上腺皮质激素,血糖升高。此外,细胞因受血液灌流不良的影响,葡萄糖在细胞内进行无氧代谢,产生少量的三磷酸腺苷,丙酮酸和乳酸增多。肝脏在缺血缺氧情况下,乳酸不能正常地在肝内代谢,体内组织间乳酸聚积,引起酸中毒。由于蛋白质分解代谢增加,致使血中尿素、尿酸及肌酐增加。

2. 醛固酮分泌增加　因机体血容量和肾血流量的减少,致使肾上腺分泌醛固酮增加,机体排钠减少。又因动脉血压降低,血浆渗透压的改变及左心房压力降低,使脑垂体后叶增加抗利尿激素的分泌,以保留水分和增加血浆量。

3. 三磷酸腺苷减少　休克时无氧代谢使三磷酸腺苷生成减少,酸性代谢产物堆积,致使组织蛋白分解为具有生物活性的多肽类物质(如缓激肽、前列腺素等),这类物质具有强烈的扩张血管作用,加重微循环障碍。

(三) 炎症介质释放及细胞损伤

严重的创伤、休克、感染可刺激机体释放过量的炎性介质产生"瀑布效应"。休克时通过激活单核-巨噬细胞等炎症细胞,释放白介素、肿瘤坏死因子、干扰素和血管扩张剂一氧化氮等。由于细胞缺氧,代谢性酸中毒和能量不足,细胞膜的钠泵功能失常,使细胞内钾进入细胞外的量和细胞外钠进入细胞内的量增多,细胞外液体也随钠进入细胞内,使细胞内液体增多,导致细胞肿胀,甚至死亡。溶酶体膜破裂,释放出的酸性磷酸酶和脱氢酶进入细胞质,损伤细胞器,细胞自身被消化,产生自溶现象,造成组织坏死。线粒体膜的破裂,使依赖二磷酸腺苷的细胞呼吸被抑制,三磷酸腺苷酶活力降低和依赖能量的钙转运减少,导致细胞死亡。

知　识　链　接

　　氧自由基和脂质过氧化物损伤:休克时氧自由基生成增多。一为组织中大量 ATP 分解,血中次黄嘌呤增加,在黄嘌呤氧化酶作用下,它形成尿酸过程中产生多量超氧阴离子自由基 $O-2$。$O-2$ 通过连锁反应又可生成氢自由基 OH 等。自由基使细胞膜的不饱和脂肪酸发生脂质过氧化,引起细胞膜和细胞器损伤,线粒体和溶酶体受损。另外,休克时的缺氧引起血管内皮细胞损伤,血管通透性增高,血小板生成 TXA_2 增加等。以上变化过程有许多是在休克好转组织恢复供氧后引起的再灌注损伤,参与休克后 MODS 的发生和发展。

　　前列腺素和白三烯(LT):除了以往的前列腺素系(PGs)外,重要的有两个系统。一为花生四烯酸通过环氧酶生成 TXA_2 和 PGI_2。前者主要是在血小板聚集过程中合成,后者主要在血管内皮细胞合成。另一为花生四烯酸通过脂氧酶生成白三烯类 (LT)物质——包括 LTB_4、LTC_4、LTD_4,主要在多核白细胞和肺脏合成。TXA_2 是极为强烈的血管收缩物质,并引起血小板进一步聚集导致血栓形成。LTD_4 亦使血管收缩。PGI_2 作用与 TXA_2 正好相反,它引起血管扩张和抑制血小板聚集。TXA_2/PGI_2 比值的变化对休克缺血期发生血小板聚集、血栓形成以及参与 MODS 等有重要的作用。

二、休克时主要内脏器官继发性损害

　　在严重休克时,由于微循环功能障碍,代谢改变及细胞损伤,可出现多系统器官衰竭。其发生与引起休克的原因和持续的时间有密切关系,休克持续时间超过 10 小时,容易继发内脏器官继发性损害。低血容量性休克较少引起内脏器官功能衰竭现象。

　　1.肺　休克时微循环衰竭造成肺部微循环栓塞,缺氧使肺毛细血管内皮细胞和肺泡上细胞受损,肺泡表面活性物质减少,使肺泡内液-气界面的表面张力升高,促使肺泡塌陷,造成肺不张。肺血管壁通透性增加,血浆内高分子蛋白成分自血管内渗出,使肺泡和肺间质性水肿。肺不能进行有效的气体交换,而部分尚好的肺泡因血液灌流不足,致使通气灌流比例失调,死腔样通气、肺内分流和弥散功能障碍导致动脉血氧分压进行性下降,使低氧血症更为严重,临床上出现进行性呼吸困难的急性呼吸衰竭(又称急性呼吸窘迫综合征 ARDS)。ARDS 多发生在休克期内或休克经抢救循环稳定后的 48~72 小时内,高龄患者肺损害的危险性更大。

　　2.肾　休克早期由于有效循环血量不足血压下降,儿茶酚胺分泌增加使肾入球小动脉痉挛,肾滤过率下降出现肾前性少尿。如果休克这时得到及时纠正,肾功能可恢复正常。若休克持续时间长,肾内血流重新分布,导致肾小管急性坏死,严重时发生急性肾衰竭。休克并发的急性肾衰竭,除主要由于组织血液灌流不足外,与某些物质(如血红蛋白,肌红蛋白)沉积于肾小管形成的机械性堵塞以及毒性物质对肾小管上皮细胞的直接损害亦有关。

　　3.心　休克代偿期时,虽然体内有大量儿茶酚胺分泌,但冠状动脉的收缩却不明显,血

流的重新分布保证了心脏的血液供应。进入休克抑制期后,心排出量和主动脉压力明显降低,使冠状动脉灌流量减少,心肌缺氧受损;此外,低氧血症、代谢性酸中毒、高血钾和心肌抑制因子,也抑制了心脏的泵血功能;DIC 时心脏微循环内血栓形成,可引起心肌局灶性坏死和心内膜下出血,最终发展为心力衰竭。

4. 肝脏及胃肠 休克时,肝脏血流量减少,使肝脏缺血、缺氧、血液淤滞,肝脏代谢解毒及合成凝血因子功能受损,造成肝小叶中心坏死,甚至大块坏死,导致肝功能衰竭。胃肠道缺血、缺氧,引起黏膜上皮细胞坏死,糜烂出血,肠黏膜屏障功能丧失。

5. 脑 休克时,因动脉血压过低致使脑血流量严重不足,缺血、代谢性酸中毒使毛细血管周围胶质细胞肿胀,同时由于毛细血管通透性升高,血浆外渗至脑细胞间隙,导致脑水肿和颅内压增高。

上述内脏器官相继发生的损害中,心,肺,肾的功能衰竭是造成休克死亡的常见三大原因,救治中更应提高重视。

第三节 休克的病情评估

休克病情变化快而复杂,病因不同病情发展阶段的临床特点也不一样,护理的关键在于严密细致观察患者休克的早期表现,综合分析作出正确的诊断,及时了解患者病情变化和治疗反应,为调整治疗方案提供客观依据。

一、健康史

评估患者是否存在引起休克的病因,如有无大量失血、失水、感染、过敏等易患因素,休克发生的时间、严重程度以及病理发展的时期,治疗经过及反应,目前出现的伴随症状时间和程度。

二、临床表现

1. 休克早期 意识清楚,精神紧张或烦躁不安;面色苍白、皮肤湿冷、多汗,口唇或四肢皮肤轻度发绀;血压大多正常,也可轻度升高或骤然降低(大出血时),脉搏细速,脉压差缩小;尿量正常或减少;眼底动脉痉挛。

2. 休克期 表情淡漠甚至意识模糊,反应迟钝;全身皮肤黏膜由苍白转为发绀或出现花斑,四肢厥冷;血压下降(收缩压 60~80 mmHg),脉弱,脉压差更小;尿量进一步减少或无尿(低于 20 ml/h),出现代谢性酸中毒;眼底动脉扩张。

3. 休克晚期 意识不清或昏迷;全身皮肤黏膜发绀,四肢厥冷,体温不升;血压测不到或无血压,心音低弱,无脉;重度低氧血症,代谢性酸中毒,呼吸衰竭,全身出血倾向等,甚至继发多器官功能障碍综合征。

三、休克的检测

(一)一般检测

1. 精神状态 可以反映脑组织血液灌注和全身循环状况。如患者神志清楚,紧张或烦躁不安,但对外界的刺激能正常反应,说明此时能基本满足脑组织的血流灌注;如患者出现意识逐渐模糊,表情淡漠,反应迟钝,甚至昏睡、昏迷,则为脑组织血液严重灌注不足。

2. 皮肤温度和色泽　可以标志体表灌注情况。如患者四肢温暖,轻压皮肤、指甲或口唇时局部暂时苍白,松压后色泽随之转为正常,说明末梢循环已恢复;如患者肢端发凉,皮肤黏膜苍白、潮湿,甚至发绀,说明末梢循环充盈不良。

3. 血压　可以反应心输出压力和周围阻力,不能代表组织的灌流情况,也不是反应休克程度最敏感的指标,但对于维持稳定的组织器官的灌注压在休克治疗中有十分重要的作用。换言之,血压变化对诊断休克有重要的参考价值,但不能以血压下降作为诊断的唯一标准。在代偿早期,由于周围血管阻力增加,可能有短暂的血压升高,但舒张压升高更明显,因而脉压差减小,这是休克早期较为恒定的血压变化。只有失代偿期时,才出现血压下降。所以,观察血压应强调定时测量和比较,临床多认为收缩压低于 90 mmHg、脉压低于 20 mmHg 时休克存在;而收缩压回升、脉压增大,为休克好转的征象。

4. 脉率　当血容量不足时,回心血量下降,心脏收缩代偿性增快,以维持组织器官的血液灌注,此时血压无明显下降。抗休克治疗后,如果血压较低,但脉率和肢体温度已恢复,常表示抗休克治疗有效趋向好转。临床常用脉率/收缩压计算休克指数,用来判定休克的有无和轻重。指数小于 0.5 提示无休克;指数为 0.5～1.0 提示轻度休克;指数为 1.0～1.5 提示有中度休克;指数大于 1.5 为重度休克。

5. 呼吸　早期由于缺氧和肺血容量不足,出现呼吸加快的代偿表现;休克期肺淤血水肿,患者呼吸急促,进而出现呼吸衰竭;休克晚期 DIC 发生,呼吸中枢缺血缺氧,呼吸微弱甚至节律改变,可以出现呼吸衰竭、严重的低氧血症和酸中毒。

6. 尿量　通常是反映肾血液灌注的重要指标。休克早期由于血容量不足肾血液灌流减少以及休克复苏不完全,表现为尿量减少。如果尿量少于 25 ml/h 而尿比重增加,说明存在肾血管收缩和供血量不足;如果血压正常而尿量减少、尿比重又偏低者,提示有急性肾衰竭的可能。当尿量维持在 30 ml/h 以上,说明休克得以纠正。

（二）特殊检测

1. 中心静脉压(CVP)　用来反映右心房或胸腔段腔静脉内压力的改变,以及全身血容量和右心功能之间的关系。有助于休克病因的鉴别,低血容量性休克时中心静脉压降低,而心源性休克时,因静脉血管床过度收缩或肺阻力增高,中心静脉压通常是增高的。在纠正休克时,对于决定输液的质和量以及选用强心、利尿、血管活性药物有重要的指导意义。CVP 的正常值是 5～12 cmH$_2$O。

2. 肺毛细血管楔压(PCWP)　用来反映肺静脉、左心房和左心室的功能状态。有助于对左心室充盈压的了解,在心源性休克时,左心房压增高及急性肺水肿,此时肺毛细血管楔压常升高。临床上也可指导补液,如肺毛细血管楔压增高时,既是中心静脉压正常,也应限制输液量,以免发生或加重肺水肿。PCWP 的正常值是 6～12 mmHg,与左心房内压接近。

3. 心排出量(CO)和心脏指数(CI)　用来反映心脏泵功能的一项综合指标。心排出量使心率和每搏输出量的乘积。成人 CO 正常值是 5～6 L/min;心脏指数是单位体表面积上的心排出量,正常值是 2.5～3.5 L/(min·m^2)。

4. 动脉血气分析　休克时,由于肺血液灌注不足,通气血流比例失常,肺换气不足,体内二氧化碳聚集使 PaCO$_2$ 明显升高;反之,如患者原来无肺部疾病,可因过度换气使 PaCO$_2$ 较低。动脉氧分压(PaO$_2$)正常值是 80～100 mmHg;动脉二氧化碳分压(PaCO$_2$)正常值是 35～45 mmHg。

5. DIC 的检测　休克患者在微循环衰竭期可发生 DIC,结合临床休克症状及微血管栓塞和出血倾向的表现,在下列五项检查中有三项以上异常,即可诊断为 DIC。常测定血小板的数量和质量、凝血因子的消耗程度及纤溶酶活性等多项指标。包括有:①血小板计数少于 $80×10^9$/L;②血浆纤维蛋白原低于 1.5 g/L 或进行性降低;③凝血酶原时间比对照组延长超过 3 秒;④3 P(血浆鱼精蛋白副凝)试验阳性;⑤血涂片中破碎红细胞超过 2%等。

四、实验室检查

1. **常规检查** 红细胞计数、血红蛋白和红细胞压积,以了解休克过程中血液稀释或浓缩情况,并有助于失血性休克的诊断;白细胞计数和分类对感染性休克有重要诊断价值。血清电解质钾、钠、氯的测定,有助于了解体液代谢和酸碱平衡失调的变化情况。尿常规检查有助于了解休克对肾功能的影响及病因判断。

2. **其他检查** 如血乳酸、丙酮酸、血液 pH 值及二氧化碳结合力的测定,可以了解休克时酸中毒的程度;血尿素氮和肌酐的测定有助于了解休克发生时肾功能的情况;肝功能检查可以了解休克时对肝功能的影响;心肌坏死标志物的检测用来判断休克对心肌代谢的影响和心源性休克的诊断。

五、休克的诊断

休克的病理发展经历了微循环变化的不同阶段,是以低血压、交感神经代偿性亢进及微循环灌注不良的临床综合征。1982 年全国制定的休克标准包括:①具有发生休克的病因或诱因;②意识障碍;③脉搏细速,大于 100 次/分或不能触及;④四肢湿冷,胸骨部位皮肤指压征阳性(再充盈时间大于 2 秒);黏膜苍白或发绀,皮肤出现花斑;尿量小于 30 ml/h 或者无尿。⑤收缩压小于 80 mmHg;⑥脉压小于 20 mmHg;⑦原有高血压者收缩压较原来水平下降30%以上。凡符合以上前四项中的 2 项和后三项中的 1 项者,即可诊断为休克。

六、休克的病因诊断

详询病史,根据患者的临床表现、各项检查结果来判断患者的病因。如患者有出血、早期血压下降,应考虑失血性休克;有喉头水肿、呼吸困难、用药过敏史等,则考虑为过敏性休克;如有心音低钝、上下腔静脉回流受阻考虑为心源性休克。常见休克类型的鉴别见表6-2。

表 6 - 2　常见四种休克的鉴别

项　　目	低血容量性休克	感染性休克	心源性休克	神经源性休克
病因	外伤、失血、液	微生物感染灶	心功能障碍	神经损伤
皮肤色泽、温度	苍白、肢端发凉	红润、肢端温暖	苍白、肢端发凉	红润、肢端温暖
外周静脉充盈度	静脉充盈塌陷	充盈良好或塌陷	静脉充盈塌陷	充盈良好
脉率	增快	增快	增快或减慢	正常或减慢
尿量	减少	减少	减少	正常或减少
血压	降低	降低	降低	降低
中心静脉压	降低	降低或升高	升高	正常
PaO_2	早期升高,晚期下降	降低	降低	正常
$PaCO_2$	降低	升高或降低	早期降低	正常或降低
pH	降低	降低	降低	正常升高或降低
红细胞压积	升高或降低	正常	正常	正常

七、休克程度的判定

根据临床表现将休克分为轻、中、重三度,其临床表现见表 6-3。

表 6-3 休克临床分度

临床表现	轻度	中度	重度
意识	意识清楚,精神焦虑	意识清楚,表情淡漠	意识模糊,昏睡,昏迷
口渴	口渴	非常口渴	极度口渴可无主诉
皮肤色泽、温度	面色苍白,皮温正常或稍凉	面色苍白,肢端发绀,四肢发凉	皮肤发绀或花斑,四肢冰冷
血压	收缩压正常或稍高,脉压<30 mmHg	收缩压 60～80 mmHg,脉压<20 mmHg	收缩压 60 mmHg 以下或测不到血压
脉搏	有力,<100/min	脉细,100～200/min	脉搏细弱或触不到
尿量	正常或略减	减少<17 ml/h	明显减少或无尿
体表血管	正常	毛细血管充盈延迟	毛细血管充盈极度延迟
休克指数	0.5～1.0	1.0～1.5	>1.5
失血量估计	20%以下(<800 ml)	20%～40%(800～1 600 ml)	40%以上(>1 600 ml)

第四节 休克的救护措施

休克的治疗原则是迅速去除引起休克的原因,尽快恢复有效循环量,改善微循环障碍和组织缺氧,增进心脏功能和恢复人体正常代谢。抢救休克的过程中,应密切观察病情,及时发现患者病情变化和治疗反应,必要时进行手术治疗。

一、维持生命体征

1. 休克患者应安置在 ICU 监护救治,室内温度保持在 22～28 ℃,湿度在 70%左右。保持空气新鲜,通风良好。

2. 保持安静,防止兴奋烦躁的患者意外损伤;注意保暖,适当加盖衣被,对高热患者以物理降温为主。

3. 患者采用平卧位或中凹卧位,即抬高下肢 15°～20°、头和胸部抬高 20°～30°,增加回心血量。或穿抗休克裤(图 6-1),抗休克裤能通过挤压下肢肌肉,从而促进下肢血液回流到心脏,增加静脉回心血量。对伴有急性左心衰者取半坐卧位或端坐位。尽量减少搬动患者,以免加重休克。

4. 保持呼吸道通畅,应及时清除呼吸道分泌物,必要时行气管插管或气管切开。使用鼻导管或面罩持续给氧,增加动脉血氧含量,减轻组织器官缺氧状态。吸入氧浓度为 40%左右。

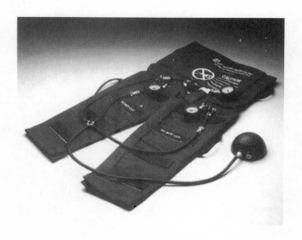

图 6-1　抗休克裤

二、密切监测病情

1. 观察生命体征、神志及尿量的动态变化　如患者烦躁、表情淡漠应取头低脚高位,增加脑供血量,改善脑缺氧;体温过低多见于创伤性休克;根据呼吸的频率、节律和幅度的改变调整给氧的浓度和速度。重度休克每15分钟记录一次,病情稳定后,每30分钟至1小时记录一次。检测血流动力学的变化,每4～6小时监测一次,及时了解心肺功能等各项变化。

2. 观察重要脏器的功能变化　快速补液时观察患者有无肺水肿和心力衰竭的表现,如咳嗽、咯粉红色泡沫样痰和呼吸困难等。观察有无出血倾向,皮肤黏膜有无出血点。血凝异常时,如血标本长时间不凝或静脉滴注过程中针头频繁堵塞,考虑发生 DIC 的可能。

3. 血流动力学监测　见第二节特殊监测。

三、补充血容量

1. 建立静脉通道　选择远离受伤部位的静脉血管,用口径较粗的静脉针头穿刺,迅速建立两条静脉通道,用来保证快速输液迅速扩容和各种需要的药物及时输入。必要时。可采用中心静脉置管,可以快速补充血容量。

2. 合理调整输液速度　抗休克治疗的根本措施是恢复有效循环血量,除心源性休克外,快速补液补充血容量可以达到纠正休克的效果。输注液体通常首先选用晶体液,然后再用胶体液,根据受伤情况和休克程度初步估计血容量丢失的量,必要时 10～30 分钟内输注 500～2 000 ml。如果患者红细胞压积在 30％以上,可继续输注平衡盐溶液(补充量可达估计失血量的 3 倍)。输入平衡盐溶液可以使血压回升和脉率减慢,但大量失血和组织灌流不足的患者,应配合输注胶体液,以改善贫血和组织缺氧,加速组织细胞的灌注。为防止快速输液引起肺水肿和急性心衰等,补液的量和速度根据动态监测的血压、脉搏、皮肤温度、尿量、中心静脉压和心功能等参考指标随时调整。

知 识 链 接

常用晶体液:碳酸氢钠、等渗氯化钠溶液
常用胶体液:全血、血浆、血浆蛋白及人工合成的血浆制品。

3. 补充容量的判断指标 临床上对容量是否补充合适可以根据以下指标判断:①颈静脉和四肢血管是否充盈;②肝脏是否肿大,有无压痛,肝颈静脉回流征阳性说明血容量已经补足;③让患者平卧将下肢抬高90°,血压上升表示血容量不足;④让患者半卧位或半坐位时,观察心率和血压有无明显改变,若有明显改变表示血容量不足;⑤收缩压与脉率的差值在10以下时,说明血容量不足。

四、积极配合病因治疗

抢救休克,治疗的关键是病因治疗,所以在尽快恢复有效循环血量时,应对导致休克的病因做针对性治疗。

1. 低血容量性休克 根据病情和出血部位采用不同方法止血。如肝、脾等内脏破裂出血,应在补充血容量的同时,迅速进行手术止血;上消化道出血、咯血先内科保守治疗无效再考虑手术治疗。及时采血、交叉配血,以便必要时输血。

2. 心源性休克 心源性休克的患者多伴有心力衰竭和肺水肿,应予患者半卧位,积极治疗原发病,吸氧,抗心律失常,增加冠状动脉再灌注,增加心肌收缩力和心肌保护药物。注意限制补液量,控制补液速度,观察患者的自觉症状和心率变化。

3. 感染性休克 感染性休克治疗最重要的措施是早期液体复苏。在补液的同时合理应用抗生素和处理原发病灶,尽早静脉给药,积极清除感染灶,消除感染源,如脓肿切开引流等措施。在治疗前留取血液或体液标本,以便做细菌培养和药敏试验,根据结果选择有针对性的强效抗生素。

4. 过敏性休克 发生过敏性休克的患者,应立即停止接触过敏原,肌内注射0.1%肾上腺素、异丙嗪、糖皮质激素或10%葡萄糖酸钙等。密切观察呼吸,保持呼吸道通畅,如发生喉头水肿、呼吸困难时应立即进行气管插管或气管切开。

5. 神经源性休克 根据不同病因及临床表现等各项指标作出相应处理措施。对创伤、剧疼的患者,主要措施是使用吗啡、盐酸哌替啶等止痛;而对临床主要表现是低血压和心动过缓的患者,液体疗法和升压药的应用则尤为必要。

五、休克的护理要点

1. 执行内科一般护理及原发病护理常规。

2. 有条件时安排患者于单人房间,保持环境安静,避免不必要的搬动。必要时派专人护理,并详细记录。

3. 患者取去枕平卧位,头偏向一侧或中凹卧位。

4. 吸氧 根据病情调节氧流量,一般4~6 L/min。呼吸衰竭时遵医嘱给呼吸兴奋剂。

5. 建立静脉通道　立即静脉穿刺输液,必要时进行深静脉置管术或静脉切开。

6. 保持呼吸道通畅　及时吸痰,必要时行气管切开。取掉义齿,以防误入气管。

7. 每 15～30 分钟测脉搏、呼吸、血压各 1 次,注意心率、心律变化,并记录。

8. 每 4 小时测 1 次体温,39 ℃以上给物理降温,但应避免体温骤降而加重休克。体温不升时给予保暖。

9. 准确执行医嘱,用升压药时,注意药物浓度和滴速,血压稳定后逐渐撤去升压药物。

10. 烦躁不安者,适当约束。注意观察病情变化,如有无意识障碍、面色苍白、口唇、甲床发绀,胸腹部出血点等。

11. 记录 24 小时液体出入量,观察尿量、颜色、尿比重。尿少者,可留置导尿管,观察记录每小时尿量。必要时测中心静脉压。

12. 加强口腔护理和皮肤护理。

13. 备齐抢救药品及器械。

六、应用血管活性药物的护理

在纠正休克的过程中,若经补充血容量后血压仍不稳定,微循环状态仍未见好转,或休克症状未见缓解,皮肤出现发绀、湿冷时,可选用血管活性药物。根据血流动力学指标,根据病情联合用药。用药时应注意:①根据患者血压调节药物的浓度和输入速度,开始用药时,血压常不稳定,应每 5～10 分钟测量一次血压,待血压稳定后,每 15～30 分钟测量一次血压。部分患者血压可由测不到而突然升高到 200 mmHg 以上,使患者感到头痛、头晕、烦躁不安等不适,此时应立即停药。②防治药物外渗于静脉外,以免引起局部组织坏死。③用药时应以小剂量、低浓度开始,待生命体征平稳、休克症状好转后,逐渐减量。

知 识 链 接

常用血管收缩药:去甲肾上腺素、多巴胺、间羟胺等。

常用血管扩张药:硝酸甘油、硝普钠、酚妥拉明等。

七、心理护理

休克患者由于病情危重,常表现恐惧、焦虑、烦躁、精神紧张甚至濒死感,使患者和家属心理压力大,而抢救工作紧张,使用仪器多,又加重了患者的心理负担,影响治疗和护理。因此护士在积极配合抢救过程中,应耐心解释有关病情变化,做好患者和家属的心理疏导工作,使其树立战胜疾病的信心。

八、健康指导

对容易造成休克的疾病,需加强护理,采取有效措施防止休克的发生。

1. 对创伤患者要尽快止痛、止血及固定骨折,搬运患者时要注意避免继续损伤。

2. 对急性失血、失液较多的患者,应争取尽快输液扩容,必要时应及时穿抗休克裤。

3. 使用青霉素、普鲁卡因、碘油造影剂及破伤风抗毒素等药物时,务必按常规预先做皮肤过敏试验,避免过敏性休克的发生。同时做好抢救准备,如果发生休克,及时抢救。

4. 严重感染时,应遵医嘱及时行细菌培养及药物敏感试验,有助于医生选取合适有效的抗生素,尽快控制感染,防止休克的发生。

小 结

休克是临床上常见的急危重症。失血失液、创伤、感染、心力衰竭、神经刺激等病因,都可以导致机体组织血流灌注不足、组织缺氧、细胞代谢紊乱和功能受损,从而引发休克。根据休克时微循环的变化,可将休克分为休克早期(微循环缺血期或缺血缺氧期)、休克期(微循环淤血期,或失代偿期)和休克晚期(微循环凝血期,又称 DIC 期)。急诊护士必须掌握休克的临床检测,熟悉休克各期的临床变化及各项指标,掌握休克的救护措施,迅速配合医师进行抗休克处理。

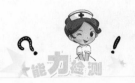

1. 什么是休克?

2. 如何估计休克的程度? 用哪些临床指标监测患者?

3. 补充血容量的原则是什么? 护理要点有哪些?

4. 休克的救护措施是什么?

(余江萍)

第七章　多器官功能障碍综合征

学 习 目 标

掌握：多器官功能障碍综合征患者的概念、救治与护理要点。
熟悉：多器官功能障碍综合征的诱发因素、发病机制和诊断。
了解：常见的器官功能障碍。

第一节　概　述

多器官功能障碍综合征（multiple organ dysfunction syndrome，MODS）是指在严重感染、创伤、休克或大手术等急性疾病过程中两个或两个以上的器官或系统同时或序贯发生急性功能障碍或衰竭的综合征。过去称为多器官衰竭（multiple organ failure，MOF）或多系统器官衰竭（multiple system organ failure，MSOF），MODS 的概念最早形成于 20 世纪 70 年代，1992 年美国胸科医师学会和危重病医学会（ACCP/SC cm）正式提出 MODS 的概念。强调该综合征发展的全过程，指出器官衰竭不是一个独立的事件，而是多种疾病导致机体内环境失衡，器官不能维持自身的正常功能而出现一系列病理生理改变和临床表现。MODS 的提出有助于早期识别、早期诊断及早期干预。

MODS 致器官功能衰竭的特点：①原发的致病因素是急性的，病情严重，发展迅速，一般抗感染、器官功能支持或对症治疗疗效差，死亡率高。②衰竭的器官往往不是原发致病因素直接损害的器官，而是远离原发损害的器官。③从原发损害到发生 MODS，往往有一间隔期，常超过数小时，多者数日。④器官功能障碍为多发的、进行性的，是一个动态的过程，呈序贯特点，发生率最高的是肺功能障碍，其次是胃肠及肾功能障碍。⑤发病前受损器官功能基本正常，器官功能障碍和病理损害都是可逆的，阻断发病机制，积极救治后器官功能可恢复到病前状态，不留并发症，不复发。⑥发生功能障碍的器官病理改变以细胞组织水肿、炎症细胞浸润、微血栓形成等常见，缺乏病理特异性，不同于慢性器官功能衰竭时组织坏死、增生、纤维化、器官萎缩等病理过程，在 MODS 死亡患者中 30% 以上尸检无病理变化。

一、常见病因和诱因

（一）病因

引起多器官功能障碍的病因很多，往往是综合性的，多因素的，一般可归纳为以下几类：

1. 严重创伤、烧伤和大手术后　MODS 最早发现于大手术后，严重创伤、挤压综合征、烧（烫、冻）伤及大手术后患者，在有无感染的情况下均可发生 MODS，常引起肺、心、肾、肝、消化道和造血系统等脏器功能的衰竭。

2. 休克　休克时各脏器常因血流不足而呈低灌流状态，组织缺血、缺氧，导致各器官功能损害，尤其是创伤大出血和严重感染引起的休克更易发生 MODS。

3. 严重感染和脓毒症　脓毒症时菌群紊乱、细菌移位及局部感染病灶是感染难以控制，是产生 MODS 的主要原因之一，临床上腹腔脓肿、急性坏死性胰腺炎、化脓性梗阻性胆管炎、绞窄性肠梗阻等更易导致脏器功能衰竭。老年人中肺部感染作为 MODS 的原发病因最多，青壮年患者中在腹腔脓肿或肺部侵袭性感染后 MODS 发生率高。但某些患者发生 MODS 后，却找不到感染病灶或血细菌培养阴性，有些 MODS 患者甚至出现在感染病原菌消灭后。

4. 急性药物或毒物中毒　急性化学性中毒通常通过呼吸道侵入人体内，急性期时可出现全身炎症反应综合征（SIRS）和急性呼吸窘迫综合征（ARDS），主要表现在肺衰竭，最终出现其他器官的损伤而导致 MODS。

5. 诊疗失误　高浓度吸氧使肺泡表面活性物质破坏、肺血管内皮细胞损伤；呼气末正压通气（PEEP）时呼吸机使用不当造成心肺功能障碍；血液透析和床旁超滤吸附中可造成不均衡综合征，引起血小板减少和出血；大量输液，容易引起急性左心功能衰竭、肺间质水肿；大量输血后微小凝集块可导致肺功能障碍，凝血因子的消耗造成出血倾向；去甲肾上腺素等药物的大剂量使用，造成组织灌注不足，微循环障碍；长期大量使用抗生素能引起肝、肾功能损害、菌群紊乱；大剂量激素的应用易造成免疫抑制、应激性溃疡出血、继发感染等。

（二）诱发因素

MODS 不仅与原发伤、原发病及手术等病因有关，而且还与年龄、营养等有关，有慢性阻塞性肺病（COPD）、糖尿病等慢性疾病基础的患者，遭受急性打击后更易发生 MODS。MODS 的常见诱因见表 7-1。

表 7-1　MODS 的常见诱因

诱因一	诱因二
复苏不充分或延迟复苏	营养不良
持续存在感染病灶	肠道缺血性损伤
持续存在炎症病灶	外科手术意外事故
基础脏器功能失常	糖尿病
年龄≥55 岁	应用糖皮质激素
嗜酒	恶性肿瘤
大量反复输血	使用抑制胃酸药物
创伤严重度评分（ISS）≥25	高乳酸血症

二、发病机制

MODS 的发病机制涉及神经、体液、内分泌、免疫、营养代谢等多个方面，迄今未完全阐明,既往的研究提出了多种学说。

(一)全身炎症反应失控

细菌和(或)毒素和组织损伤所诱导的全身性炎症反应是导致器官功能衰竭的根本原因。在正常状态下,机体的促炎反应和抗炎反应是保持平衡的,当促炎反应大于抗炎反应,表现为全身炎症反应综合征;反之,当抗炎反应大于促炎反应,则表现为代偿性抗炎反应综合征,这两种情况均是体内炎症反应失控的表现,也是引起 MODS 的发病基础。

1. 全身炎症反应综合征　全身炎症反应综合征(systemic inflammatory response syndrome,SIRS)是因感染或非感染病因作用于机体而致的一种全身性炎症反应临床综合征,其主要的病理生理变化是全身高代谢状态(即静息时全身耗氧量增多、伴心排血量增加等)和多种促炎介质(TNF-a、IL-1、IL-6、PAF 等)作用,炎症反应不断加重,最后对组织器官造成严重损伤。

SIRS 时,机体在有关病因作用下,单核-巨噬细胞系统被激活,释放促炎介质如 TNF-a、IL-1、IL-6、PAF 等进入血液循环,损伤血管内皮细胞,导致血管壁通透性增高、血栓形成和远隔器官的损伤。这些促炎介质又可促使内皮细胞和白细胞激活,产生 TNF-a、IL、PAF 等细胞因子,加重器官损伤。中性粒细胞激活后可黏附于血管壁,并释放氧自由基、溶酶体酶、血栓素和白三烯等血管活性物质,进一步损伤血管壁,形成恶性循环,导致炎症反应失控性放大,从而造成组织器官的严重损伤。

SIRS 的主要临床表现:①体温高于 38 ℃或低于 36 ℃;②心率大于 90 次/分;③呼吸大于 20 次/分或 $PaCO_2 < 4.3$ kPa(32 mmHg);④白细胞计数高于 $12 \times 10^9/L$ 或低于 $4 \times 10^9/L$,或幼稚粒细胞大于 10%。具有临床表现中两项或两项以上者,SIRS 即可成立。

2. 代偿性抗炎反应综合征　代偿性抗炎反应综合征(compensatory anti-inflammatory response syndrome,CARS)是指感染或创伤时,机体产生可引起免疫功能降低和对感染易感性增加的内源性抗炎反应,可在机体的促炎反应(SIRS)发展过程中,释放内源性抗炎介质。若适量,有助于控制炎症;若过量,可抑制免疫功能,产生对感染的易感性,成为在感染或创伤早期出现免疫功能损害的主要原因。

3. MODS 的发展过程可分为三个阶段:

(1)局限性炎症反应阶段:局部损伤或感染导致炎症介质在组织局部释放,诱导炎症细胞向局部聚集,促进病原微生物清除和组织修复,对机体发挥保护性作用。

(2)有限全身炎症反应阶段:少量炎症介质进入循环诱导 SIRS,同时由于内源性抗炎介质释放增加导致 CARS,使 SIRS 与 CARS 处于平衡状态,炎症反应仍属生理性,目的在于增强局部防御作用。

(3)SIRS 和 CARS 失衡阶段:表现为两个极端,一个大量炎症介质释放入循环,刺激炎症介质大量释放,形成"瀑布样反应"(或称"级联反应"),而内源性抗炎介质又不足以抵消其作用,导致 SIRS;另一个极端是内源性抗炎介质释放过多而导致 CARS。SIRS 和 CARS 失衡的后果是炎症反应失控,使其有保护性作用转变为自身破坏性作用,不但损伤局部组织,同时损伤远隔器官,导致 MODS。

(二)器官微循环障碍与缺血-再灌注损伤

严重创伤、休克或感染等因素可通过不同途径激活交感-肾上腺髓质系统、肾素-血管紧张素系统,使外周血管广泛收缩,导致重要器官微循环血流灌注减少,组织缺血缺氧,进而导致微血管壁损伤,通透性增高,大量组织间液聚集于组织间隙,增大了毛细血管到组织细胞的供氧距离,使氧弥散障碍,降低线粒体氧分压,损害线粒体氧化磷酸化功能,以致细胞功能障碍。此外,MODS 患者还可因器官微循环灌注障碍,造成细胞摄氧功能障碍,出现耗氧量增加,组织摄氧减少、血乳酸水平升高等缺氧表现,可进一步加重细胞损伤与代谢紊乱,促使 MODS 的发生。

MODS 也可发生在微循环灌流恢复之后,可能与缺血-再灌注损伤有关。如在严重感染、休克所致的 MODS 中,肠黏膜明显缺血、缺氧,其上皮细胞可生成大量黄嘌呤氧化酶,这种酶可在微循环灌注恢复时催化氧分子产生大量氧自由基,损伤细胞膜,导致器官功能损害。

(三)肠屏障功能损伤及肠细菌移位

正常情况下肠黏膜及淋巴组织起重要屏障作用,肠腔细菌及内毒素不能透过肠黏膜屏障进入血循环。在各种应激状态(如严重创伤、休克、感染等)下,胃肠黏膜供血不足,屏障功能受损,使大量细菌和内毒素吸收、迁移到血循环与淋巴系统,造成全身多器官功能损害。这种肠道细菌通过肠黏膜屏障入血,经血液循环抵达远隔器官的过程,称细菌移位。严重创伤、休克时,患者可因肠黏膜屏障损害、细菌移位引起脓毒症或内毒素血症,致 MODS 形成。

三、诊断

(一)临床分期

MODS 的临床表现复杂,由于受损器官的数目、种类在不同的患者不尽一致,个体差异大,且受原发疾病、功能障碍器官受累范围和程度,以及损伤是一次打击还是多次打击的影响,MODS 的临床表现缺乏特异性。其临床特征:①从原发损伤到发生器官功能障碍有一定的时间间隔;②功能障碍的器官多是受损器官的远隔器官;③循环系统处于高排低阻的高动力状态;④持续性高代谢状态和能源利用障碍;⑤氧利用障碍,使内脏器官缺血缺氧,氧供需矛盾突出。

MODS 的病程一般为 14～21 日,经历休克、复苏、高分解代谢状态和器官功能衰竭四个阶段,MODS 患者病情发展迅速,患者可死于 MODS 的任一阶段。MODS 各个阶段的临床分期表现见表 7-2。

表 7-2 MODS 的临床分期和临床表现

临床表现	1 期	2 期	3 期	4 期
一般情况	正常或轻度烦躁	急性病态,烦躁	一般情况差	濒死感
循环系统	需补充容量	容量依赖性高动力学	休克,CO 下降,水肿	依赖血管活性药物维持血压,水肿,SvO_2 升高
呼吸系统	轻度呼吸性碱中毒	呼吸急促,呼吸性碱中毒,低氧血症	ARDS,严重低氧血症	呼酸,气压伤,高碳酸血症
肾脏	少尿,利尿剂有效	肌酐清除率下降,轻度氮质血症	氮质血症,有血液透析指征	少尿,透析时循环不稳定
胃肠道	胃肠道胀气	不能耐受食物	应激性溃疡,肠梗阻	腹泻、缺血性肠炎
肝脏	正常或轻度胆汁淤积	高胆红素血症 PT 延长	临床黄疸	转氨酶升高,重度黄疸
代谢	高血糖,胰岛素需求升高	高分解代谢	代酸,血糖升高	骨骼肌萎缩,乳酸酸中毒
中枢神经系统	意识模糊	嗜睡	昏迷	昏迷
血液系统	正常或轻度异常	血小板计数下降,白细胞增多或减少	凝血功能异常	不能纠正的凝血功能障碍

（二）分类与分型

1. 原发性与继发性两类

（1）原发性 MODS：是指严重创伤、大量多次输血等明确的生理打击直接作用的结果，器官功能障碍由打击本身造成，损伤早期出现多个器官功能障碍，在原发性 MODS 发生病理过程中，SIRS 未起主导作用。

（2）继发性 MODS：并非损伤的直接后果，而是机体异常反应的结果，原发损伤引起 SIRS，而 SIRS 进一步导致自身破坏是器官功能损害的基础，造成远隔器官功能障碍。所以，继发性 MODS 与原发损伤之间有一定时间间隔，多并发脓毒症。

原发性 MODS 如能存活，则原发损伤和器官功能损害激发和导致 SIRS，加重原有受损器官或引起新的远隔器官功能障碍，使原发性 MODS 转变为继发性 MODS。

2. MODS 分型　根据临床特征可把 MODS 分为单相速发、双相迟发和反复型。

（1）单相速发型：是在感染或心、脑、肾等器官慢性疾病急性发作诱因下，先发生单一器官功能障碍，继之在短时间内序贯发生多个器官功能障碍。

（2）双相迟发型：是在单相速发型的基础上，经过一个短暂的病情恢复和相对稳定期，在短时间内再次序贯发生多个器官功能障碍。

（3）反复型是在双相迟发型的基础上，反复多次发生 MODS。

根据不同年龄的病理生理特点、发病诱因、临床特征、治疗重点不同和预后差别，还提出了老年 MODS 和儿童 MODS 的概念和临床类型。

（三）MODS 诊断标准

具有严重创伤、感染、休克等诱因；存在 SIRS 或脓毒症临床表现；发生 2 个或 2 个以上器官序贯功能障碍应考虑 MODS 的诊断。目前国内多采用参照 Fry 诊断标准的综合修订标准（表 7-3）。

表 7-3　MODS 的诊断标准

器官或系统	诊断标准
循环系统	收缩压低于 80 mmHg（10.7 kPa），持续 1 小时以上，或循环需要药物支持维持稳定
呼吸系统	急性起病；氧合指数（PaO_2/FiO_2）≤26.7 kPa（200 mmHg）；胸片显示肺泡浸润实变；肺毛细血管契压肺毛细血管契压（PCWP）≤18 mmHg，或无左房压升高的证据
肾脏	血 Cr 浓度＞177 $\mu mol/L$，伴有少尿或多尿，或需要血液透析
肝脏	总胆红素＞34 $\mu mol/L$，血清转氨酶在正常值上限 2 倍以上，有或无肝性脑病
胃肠道	上消化道出血，24 小时出血量＞400 ml，或不能耐受食物，或消化道坏死或穿孔
血液系统	血小板计数＜50×10^9/L，或减少 25%，或出现 DIC
代谢	不能为机体提供所需能量，糖耐量降低，需用胰岛素，或出现骨骼肌萎缩、无力
中枢神经系统	GSW＜7 分

一些病因学上互不关联的疾病，同时发生脏器功能衰竭，虽也涉及多个脏器，但不属于 MODS 的范畴。如老年多发慢性疾病晚期多个器官功能障碍、恶性肿瘤及系统性红斑狼疮等全身性疾病终末期多器官功能受累，出现肝肾综合征、心源性肺水肿、肝性脑病、肺性脑病等。

四、预后

MODS 病情危重,可发展为不可逆的 MOF,尚无有效特异的治疗方法,预后差。其中,以肾功能障碍的死亡率最高,其余依次为肺功能障碍、胃肠功能障碍、肝功能障碍、凝血功能障碍,若伴有严重感染,则死亡率明显增加。

此外,病死率随着功能衰竭器官数量的增加而上升,总病死率约 40%;2 个器官功能衰竭,病死率为 52%~65%,3 个或 3 个以上器官功能衰竭,病死率达 84%;4 个及 4 个以上器官功能衰竭者,病死率几乎为 100%。

第二节　多器官功能障碍综合征的救治与护理

一、MODS 的防治原则

MODS 发病急、病程进展快、濒死率高,迄今为止对 MODS 尚无特异性治疗手段,早期干预,采取有效措施去除病因,控制感染,防治休克及缺血—再灌注损伤,给予器官功能支持,则可减缓或阻断病程的发展,提高抢救成功率。

(一)去除病因,控制感染

1. 控制原发病　是 MODS 治疗的关键。及时有效地处理原发病,可减少炎症介质及毒素的释放,防治休克和缺血再灌注损伤。如彻底清创,清除感染灶、及时扩创引流脓液;彻底清除脓肿与坏死组织、烧伤结痂,及时胃肠减压和恢复胃肠功能等。

2. 合理应用抗菌药物　是防治感染的重要手段。

(1)采用降阶梯治疗方案:由于危重患者大多感染严重,病原菌耐药性强,因此开始要选用广谱、强效抗菌药物,尽快明确病原菌,细菌培养及药敏试验结果回报后改用敏感的窄谱抗菌药物。

(2)危重患者出现发热、白细胞计数升高等可疑感染的症状,应立即使用抗生素因危重患者多数存在不同程度的免疫力低下,感染的诊断一时难以确定,若不及时使用抗生素,则感染发展快,死亡率高。

(3)于 72 小时后判断药物疗效,一般不宜频繁更换抗生素,以免造成混乱。

(4)对严重感染经积极抗生素治疗未能取得预期效果且疑有真菌感染者,应及时合理选用抗真菌药物。此时,原有的抗生素不宜立即全部撤除。

3. 减少侵入性诊疗操作　各种有创诊疗操作均增加了危重患者的感染机会,如开放式留置尿管、外周静脉留置针、机械通气等。

(二)保护易受损器官

1. 预防治疗内脏缺血缺氧　严重创伤、烧伤、失血性休克、脓毒症都可造成循环血量绝对或相对不足,胃肠道和肾脏处于缺血状态,持续的缺血缺氧导致急性肾衰竭和肠道功能衰竭,加重 MODS。

补充血容量是最基本的措施,补液的种类应根据丢失体液的类型而定,通常原则是:先补充晶体液,后补充胶体液;速度先快,后慢,严重失血时还要补充全血,使血细胞压积不低于 30%。补液量应适当控制,防止肺水肿出现。在补足血容量后可应用襻利尿剂,若 6 小时候仍无尿,停止利尿剂。避免使用缩血管药物,以保证肾脏的血流灌注。

2. 预防应激性溃疡　在 MODS 监护的重症患者中,既往无胃病史而突发呕血或便血,或在胃肠减压管中出现血性或咖啡样胃液时应首先怀疑应激性溃疡。

应早期给予 H_2 受体阻断剂或质子泵抑制剂,保护胃黏膜、抑制胃酸;尽可能早期恢复胃肠内营养,促进胃肠功能恢复;应用给氧自由基清除剂维生素 C、维生素 E 等减轻胃肠道缺血—再灌注损伤;予以微生态制剂恢复肠道微生态平衡;治疗胃肠道出血。

(三) 呼吸、循环功能支持

氧代谢障碍是 MODS 的重要特征之一,MODS 患者常常因为肺表面活性物质遭受破坏,导致动脉血氧分压下降,治疗重点是提高氧供、降低氧耗,维持 $SaO_2 > 90\%$。

1. 保持气道通畅　推荐超声波雾化吸入法和在雾化剂中加解痉药,上述措施无效时,则需建立人工气道如气管插管、气管造口术。

2. 氧气治疗　氧气治疗可分高流量和低流量两种形式。氧气治疗的目的在于提高血氧分压、血氧饱和度和血氧含量,但较长期间吸纯氧可引起吸收性肺不张,其机制为肺泡内氮气被氧气所取代,氧又很容易被血液吸收,致使肺泡萎陷。

3. 机械通气　尽早使用机械通气,呼吸末正压通气(PEEP)是较理想的方法。

4. 适当补充循环血量,必要时应用正性肌力药物。

(四) 营养和代谢支持

MODS 患者常出现全身炎症反应、机体处于高代谢状态,加之升血糖激素分泌亢进、肝功能受损,出现负氮平衡。治疗中加强营养更显重要。目前所普遍使用的主要是"代谢支持",其原则和方法如下:

1. 增加能量总供给　通常需要达到普通患者的 1.5 倍左右,提高氮与非氮能量的摄入比,提高支链氨基酸的比例,使用长链脂肪酸以提高脂肪的利用,蛋白:脂肪:糖的比例一般达到 3:4:3,并尽可能地通过胃肠道摄入营养。既要考虑器官代谢的需要,又要避免因供给过多加重器官负担。

2. 应用药物干预代谢,降低代谢率,促进蛋白质合成　如吲哚美辛抑制前列腺素合成,降低蛋白分解;生长因子促进蛋白合成,改善负氮平衡。

(五) 连续性肾脏替代治疗

连续性肾脏替代治疗能精确调控液体平衡,保持血流动力学稳定,对心血管功能影响小,机体内环境稳定,便于积极地营养和支持治疗,直接清除炎性介质及肺间质水肿,有利于同期功能的改善和肺部感染的控制,改善微循环和细胞摄氧能力,提高组织氧的利用。方法有连续动-静脉血液滤过和连续静脉-静脉血液滤过。

(六) 免疫调理治疗

免疫调理的目的是恢复 SIRS/CARS 的平衡,近年来应用各种各类抗毒素、TNF-α 抗体等对抗介质的治疗,但均未取得满意效果。

(七) 中医药支持

中医运用"活血化瘀"、"清热解毒"、"扶正养阴"等方法,采用以当归、黄芪、大黄等为主的中药治疗取得了良好的临床效果。

二、护理要点

(一) 了解 MODS 的病因

了解创伤、休克、感染等常见致病因素,掌握病程发展的规律并有预见性地护理。对创伤患者注意保持呼吸道通畅,控制活动性出血和抗休克;对休克患者应迅速接触休克因素,尽快恢复有效循环血量,纠正微循环障碍,改善心功能、恢复正常代谢,根据病情相应处理;对严重感染患者,使用敏感抗菌药物。

(二) 各系统器官功能监测

1. 呼吸功能监测　观察呼吸的频率、节律和幅度;呼吸机械力学监测,包括潮气量(VA)、每分通气量(VE)、肺泡通气量、气道压力、肺顺应性、呼吸功、肺泡通气血流之比(VA/Q)等;血气分析,包括动脉血氧分压(PaO_2)、动脉二氧化碳分压($PaCO_2$)、HCO_3^-、pH、BE 等;氧耗量(VO_2)、氧输送量(DO2);呼吸末正压通气(PEEP)时监测肺毛细血管嵌压(PCWP)。

2. 循环功能监测　心肌供血:心电监护、监测血氧饱和度(SaO_2)、定时行 12 导联心电图检查;前负荷:中心静脉压(CVP)、肺毛细血管嵌压(PCWP);后负荷:肺循环的总阻力指数(PVRI)、体循环的总阻力指数(TPRI);心肌收缩力:心排血指数(CI)、左心室每搏功能指数(LVSWI)等。

3. 肾功能监测　尿液监测:包括尿量、尿比重、尿钠、尿渗透压、尿蛋白等;生化检查:尿素氮、肌酐、渗透清除量、自由水清除率等。

4. 内环境监测　酸碱度:包括 pH、血 HCO_3^-、BE 等;电解质:包括钾、钠、钙、镁、磷等;血浆晶体渗透压、血浆胶体渗透压、血糖、血红蛋白、血细胞比容等;胃黏膜 pH:胃黏膜 pH 是预测死亡的最敏感单一指标,监测胃黏膜 pH 可以指导脱机,可以早期预防应激性溃疡。

5. 肝功能监测　测定血清胆红素、丙氨酸氨基转移酶、门冬酸氨基转移酶等。

6. 凝血功能监测　血小板计数、凝血时间、纤维蛋白原 VII、凝血因子 V、凝血酶原等,有利于早期发现和处理 DIC。

(三) 病情观察

1. 体温　MODS 多伴各种感染,体温常常升高,当严重感染时,体温可高达 40 ℃以上,而当体温低于 35 ℃以下,提示病情十分严重,常是危急或临终表现。

2. 脉搏　观察脉搏快慢、强弱、规则情况,注意有无交替脉、短绌脉、奇脉等表现,尤其要重视细速和缓慢脉搏现象。

3. 呼吸　注意观察呼吸的快慢、深浅、规则等,观察有无深大呼吸、深浅快慢变化的呼吸、周期性呼吸暂停、胸或腹壁出现矛盾活动的反常呼吸以及点头呼吸等,这些常是危急或临终的呼吸表现。

4. 血压　血压能反应器官的灌注情况,尤其血压低时要注意重要器官的保护。

5. 心电监测　能很好地观察心率、心律和心电图变化并及时处理,尤其是心律失常的心电图表现。

6. 意识　注意观察意识状况及昏迷程度,昏迷患者每班给予格拉斯哥评分。

（四）用药护理

洋地黄类药物易导致中毒，表现为恶心呕吐等胃肠道反应及心电图改变；利尿剂可导致电解质紊乱，尤其低钾血症；应用血管扩张剂时根据血压调节滴速，防止直立性低血压。

（五）保证营养和热量的摄入

MODS患者处于高代谢状态，能量消耗大，免疫功能低下，代谢障碍，因此保证营养的供给对于改善病情至关重要，临床上常通过静脉营养和鼻饲供给。

（六）预防感染

MODS时机体免疫功能低下，抵抗力差，易发生感染，尤其是肺部感染及压疮。要严格无菌操作，防止交叉感染。注意呼吸道护理，保持呼吸道通畅，及时吸取气道分泌物，掌握吸痰时机和技巧，注意呼吸道湿化，机械通气时注意血气分析结果给以调整呼吸机参数，长期使用时，每周更换两次管道并消毒。定时翻身，有利于呼吸道分泌物咳出和ARDS的治疗，空气要经常流通，定时消毒。

MODS患者常需安置多种管道，如鼻胃管、尿管和引流观等，护士要注意保持引流管的通畅，同时注意导管护理，严格无菌操作，防止导管相关感染。

（七）心理护理

心理护理强调多与患者交流，了解其心理状况和需求后给予相应的护理要点，建立良好的护患关系；护士要具备过硬的业务技术水平和高度的责任心，能获得患者的信任，使患者树立战胜疾病的信心，积极配合治疗和护理。

第三节　常见的器官功能障碍

一、急性呼吸窘迫综合征

急性呼吸窘迫综合征（acute respiratory distress syndrome，ARDS）是指在严重感染、休克、创伤及烧伤等非心源性疾病过程中，肺毛细血管内皮细胞和肺泡上皮细胞损伤造成弥漫性肺间质及肺泡水肿，导致的畸形、低氧性呼吸功能不全或衰竭。该病起病急骤，发展迅猛，预后极差，死亡率高达50%以上。急性肺损伤（acute lung injury，ALI）作为ARDS早期阶段，临床及病理改变与ARDS是程度上的区别。

（一）常见病因

引起ARDS的原因或高危因素很多，可以分为肺内因素和肺外因素。①肺内因素：严重呼吸道感染、急性呼吸道阻塞性疾病、溺水、误吸胃内容物、吸入有毒气体或烟雾、氧中毒、肺脂肪栓塞、肺挫伤、高原性肺水肿、放射性肺损伤等，导致直接肺损伤。②肺外因素：各种肺外严重感染、颅脑疾病、严重休克、烧伤、严重非胸部创伤、大量输血、DIC、急性胰腺炎、药物中毒、妊娠高血压综合征等，引起间接肺损伤。

在导致直接肺损伤的原因中，国外报道以胃内容物吸入占首位，而国内以重症肺炎最常见。若同时存在一种以上的危险因素，则具有叠加作用。

（二）发病机理

目前人们已经逐渐认识到ARDS是MODS发生时最早或最常出现的器官表现，发病机理错综复杂，尚未完全阐明。除有些致病因素对肺泡膜的直接损伤外，更重要的是多种炎症细胞(巨噬细胞、中性粒细胞、血小板等)及其释放的炎性介质(肿瘤坏死因子等)和细胞因子间接介导的肺炎症反应,引起肺泡膜损伤、肺毛细血管通透性增加和微血栓形成,造成肺泡上皮细胞损伤、肺泡表面活性物质减少或消失,导致小气道陷闭或肺泡萎陷不张,加重肺水肿和肺不张。

ARDS 的基本生理病理改变是肺泡上皮和非毛细血管内皮通透性增加所致的肺广泛性充血水肿和肺泡内透明膜形成。病理生理特征是肺容积减少,肺顺应性降低,从而引起严重通气/血流比例失调、肺内分流和弥散障碍,肺的氧合功能障碍,造成顽固性低氧血症和呼吸窘迫。呼吸窘迫的发生机制主要有:①低氧血症刺激颈动脉体和主动脉体化学感受器,反射性刺激呼吸中枢,产生过度通气;②肺充血、水肿刺激肺毛细血管旁感受器(J-感受器),反射性使呼吸加深、加快,导致呼吸窘迫。

(三)病理改变

各种病因所致的 ARDS 病理变化基本相同,分三个阶段:渗出期、增生期和纤维化期,常重叠存在。

1. 渗出期 见于发病后第 1 周。肺呈暗红或暗紫的肝样变,可见水肿、出血,重量明显增加。24 小时内镜检见肺微血管充血、出血、微血栓,肺间质和肺泡内有蛋白质水肿液及炎症细胞浸润。72 小时后由血浆蛋白凝结、细胞碎化、纤维素形成透明膜,灶性或大片肺不张。

2. 增生期 损伤后 1～3 周,肺 II 型上皮细胞增生覆盖剥落的基底膜,肺泡囊和肺泡管可见纤维化,肌性小动脉出现纤维细胞性内膜增生,导致血管腔横截面积减少。

3. 纤维化期 生存超过 3～4 周的 ARDS 患者肺泡隔和气腔壁广泛增厚,散在分隔的胶原结缔组织增生致弥漫性不规则纤维化。肺血管床发生广泛管壁纤维增厚,动脉变形扭曲,肺血管扩张。即使非感染性病因引起的 ARDS,在后期亦不可避免地合并肺部感染,常见有组织坏死和微小脓肿。

(四)临床表现

除与有关相应的发病征象外,当肺刚受损的数小时内,患者可无呼吸系统症状。随后呼吸频率加快,气促逐渐加重,肺部体征无异常发现,或可听到吸气时细小湿啰音。X 线胸片显示清晰肺野,或仅有肺纹理增多模糊,提示血管周围液体聚集。动脉血气分析示 PaO_2 和 $PaCO_2$ 偏低。随着病情进展,患者呼吸窘迫,感胸部紧束,吸气费力、发绀,常伴有烦躁、焦虑不安,两肺广泛间质浸润,可伴奇静脉扩张,胸膜反应或有少量积液。由于明显低氧血症引起过度通气,$PaCO_2$ 降低,出现呼吸性碱中毒。呼吸窘迫不能用通常的氧疗使之改善。如上述病情继续恶化,呼吸窘迫和发绀继续加重,胸片示肺部浸润阴影大片融合,乃至发展成“白肺”。呼吸肌疲劳导致通气不足,二氧化碳潴留,产生混合性酸中毒,心脏停搏。部分患者出现多器官衰竭。

起病多急骤,典型临床经过可分为四期:

1. 损伤期 在损伤后 4～6 小时以原发病表现为主,呼吸可增快,但无典型呼吸窘迫。X 线胸片无阳性发现。

2. 相对稳定期 在损伤后 6～48 小时,经积极救治,循环稳定。而逐渐出现呼吸困难、频率加快、低氧血症、过度通气、$PaCO_2$ 降低,肺体征不明显、X 线胸片可见肺纹理增多、模糊和网状浸润影,提示肺血管周围液体积聚增多和间质性水肿。

3. 呼吸衰竭期 在损伤后 24～48 小时呼吸困难、窘迫和出现发绀,常规氧疗无效,也不能用其他原发心肺疾病来解释。呼吸频率加快可达 35～50 次/分,胸部听诊可闻及湿啰音。

X线胸片两肺有散在斑片状阴影或呈毛玻璃样改变,可见支气管充气征。血气分析 $PaCO_2$ 和 $PaCO_2$ 均降低,常呈代酸呼碱。

4. 终末期 极度呼吸困难和严重发绀,出现神经精神症状如嗜睡、谵妄、昏迷等。X线胸片示融合成大片状浸润阴影,支气管充气征明显。血气分析示严重低氧血症、CO_2 潴留,常有混合性酸碱失衡,最终可发生循环功能衰竭。

（五）辅助检查

1. 动脉血气分析 是 ARDS 诊断和监测的常用指标,典型改变为低氧血症,$PaO_2 <$ 60 mmHg;氧合指数 PaO_2/FiO_2(吸入氧的分数值)≤ 200 是诊断 ARDS 的必要条件(正常值为 $400\sim500$)。

2. X线表现 早期无阳性体征或仅表现为边缘模糊的肺纹理增多,继而出现斑片状阴影并逐渐融合成大片状浸润阴影,大片阴影中可见支气管充气征,后期可出现肺间质纤维化改变。

3. 呼吸功能测定 动态测定肺功能,显示肺顺应性降低,无效腔通气量比例增加。

4. 血流动力学测定 肺动脉压增高、肺动脉楔嵌压(PAWP)增加。若 $PAWP > 18$ mmHg,提示左心衰竭。

（六）诊断与鉴别诊断

1. 诊断 中华医学会呼吸病学分会 1999 年制定的诊断标准如下:

(1) 有 ALI/ARDS 的高危因素。

(2) 急性起病、呼吸频数和(或)呼吸窘迫。

(3) 低氧血症:ALI 时动脉血氧分压(PaO_2)/吸入氧分数值(FiO_2)≤ 300;ARDS 时 $PaO_2/FiO_2 \leq 200$。

(4) 胸部 X 线检查显示两肺浸润阴影。

(5) 肺动脉楔压(PAWP)≤ 18 mmHg 或临床上能除外心源性肺水肿。

同时符合以上 5 项条件者,可以诊断 ALI 或 ARDS。

2. 鉴别诊断 上述 ARDS 的诊断标准并非特异性的,建立诊断时必须排除大片肺不张、自发性气胸、上气道阻塞、急性肺栓塞和心源性肺水肿等。通常能通过详细询问病史、体检和 X 线胸片等作出鉴别。心源性肺水肿患者卧位时呼吸困难加重,咳粉红色泡沫样痰,肺湿啰音多在肺底部,给予强心、利尿等治疗效果较好;鉴别困难时,可通过测定 PAWP、超声心动图检测心室功能等作出判断并指导此后的治疗。

（七）救治措施

原则:积极治疗原发病,氧疗,机械通气,调节体液平衡,保护器官功能,防治并发症。

1. 积极治疗原发病是 ARDS 治疗的首要原则和基础,感染是 ARDS 的常见原因,治疗上宜选择广谱抗生素。

2. 迅速纠正低氧血症、尽快提高 PaO_2 是抢救 ARDS 最重要的措施。一般需高浓度给氧,尽快使 $PaO_2 \geq 60$ mmHg 或 $SaO_2 \geq 90\%$,轻症可面罩给氧。

3. ARDS 宜尽早使用机械通气辅助呼吸。早期轻症患者可试用无创正压通气,无效或病情加重时尽快行气管插管或气管切开,行有创机械通气。ARDS 机械通气宜采用合适水平的呼气末正压通气(PEEP),以利于减轻肺损伤和肺泡水肿、改善氧合功能和肺顺应性,一般 PEEP 水平为 $8\sim18$ cmH_2O;同时给予小潮气量,一般为 $6\sim8$ ml/kg,防止肺过度扩张。

4. 为了消除肺水肿,需合理限制液体摄入量。保证组织器官灌注和血压稳定的前提下,液体出入量宜处于轻度负平衡(−500 ml 左右)状态,液体入量一般不超过 1.5~2 L/d。可使用利尿剂促进水肿消退,ARDS 的早期除非有低蛋白血症,否则不宜输注胶体液。

5. ARDS 时机体处于高代谢状态,应补充足够的营养。因静脉营养可引起感染和血栓形成等并发症,故提倡全胃肠营养。

6. 可酌情使用糖皮质激素、表面活性物质和一氧化氮等,疗效尚不确定。

（八）主要护理诊断及合作性问题

1. 低效性呼吸形态　与肺毛细血管炎症性损伤、通透性增加,肺广泛性充血水肿、肺泡内透明膜形成、肺顺应性降低有关。

2. 气体交换受损　与呼吸面积减少、肺顺应性降低有关。

3. 潜在并发症　多脏器功能衰竭等。

（九）护理要点

1. 一般护理

(1) 休息与活动:①安置患者于呼吸监护病室,定时进行通风换气和空气、地面消毒,保持病室空气清新,通风换气时做好患者的保暖工作,防止受凉,给患者提供有利于呼吸的体位,如端坐位或高枕卧位。②对神志清醒使用机械通气的患者,通过语言或非语言的方式与其加强沟通,给予心理支持。③通过鼻饲或静脉高营养及时补充热量和高蛋白、高脂肪饮食。④遵医嘱输液,维持适当的体液平衡,严格控制输液速度,防止因输液不当诱发或加重肺水肿。⑤加强皮肤和口腔护理,防止继发感染。

(2) 给氧:遵医嘱给予高浓度(>50%)、高流量(4~6 L/min)氧以提高氧分压,在给氧过程中氧气应充分湿化,经常察看鼻腔导管有无堵塞或脱出,每 8~12 小时更换导管 1 次,每次更换应改插另一鼻孔以减轻对鼻腔黏膜的刺激,防止气道黏膜干裂受损。给氧时,记录吸氧方式、吸氧浓度和时间,并观察氧疗效果和副反应。

2. 加强人工气道和机械通气护理　预测患者是否需要气管插管或用呼吸机辅助呼吸并做好抢救准备,遵医嘱使用呼气末正压通气,并根据动脉血气分析值变化调节氧浓度。

3. 严密监测患者生命体征　尤其是呼吸的频率、节律、深度和发绀的病情变化;注意每小时尿量变化,准确记录 24 小时出入液量。遵医嘱及时送检血气分析和生化检测标本。

（十）健康教育

1. 指导患者加强营养,合理膳食,注意休息,适当锻炼,以改善体质提高身体抗病能力。

2. 教会患者一些自我保健和自我护理的知识和能力。

3. 对高危的患者应严密观察,加强监护,一旦发现呼吸频速,PaO_2 降低等肺损伤表现,早期给予呼吸支持和其他有效的预防及干预措施,防止 ARDS 进一步发展和重要脏器损伤.

二、急性肾衰竭

急性肾衰竭(acute renal failure,ARF)是由各种原因引起的肾功能在短时间内(数小时至数周)突然急剧下降而出现的氮质废物潴留和尿量减少综合征。主要表现为血肌酐、尿素氮升高与水、电解质和酸碱平衡失调,及全身各系统并发症,常伴有少尿或无尿。

（一）病因和分类

ARF 分为肾前性、肾性和肾后性三类。肾前性的常见病因包括血容量减少、有效动脉血容量减少和肾内血流动力学改变,如心力衰竭、心律失常、大出血、烧伤、呕吐、腹泻、大量出汗、大量使用利尿剂或血管扩张剂等；肾后性肾衰竭的特征是急性尿路梗阻，梗阻可发生在尿路从肾盂到尿道的任一水平，如膀胱及双侧输尿管梗阻、结石、肿瘤等；肾性肾衰竭是指肾实质损伤引起的，是最常见的 ARF，也是狭义的 ARF，即急性肾小管坏死（acute tubular necrosis，ATN），常见于肾缺血或肾毒性物质损伤肾小管上皮细胞所致，如生物毒素、化学毒素、抗菌药物、造影剂及内源性毒素（如血红蛋白、肌红蛋白）等损伤肾小管上皮细胞。

（二）发病机制

发病机制与不同的病因和病理损害有关，仍未完全阐明，主要有肾血流动力学异常（肾血浆流量下降、肾皮质血流量减少、肾髓质充血）、肾小管上皮细胞代谢障碍（缺血、缺氧导致肾小管上皮细胞酸中毒、凋亡或坏死）、肾小球滤过率下降（肾小球滤过液反漏导致肾间质水肿和肾实质损伤、肾小管管型形成导致肾小管梗阻使肾小球滤过率下降）。

（三）临床表现

急性肾衰竭常出现在脓毒血症、严重创伤、误输血、中毒等情况后迅速发生少尿或无尿，病情进展迅速。根据病程分为三期：

1. 起始期　临床表现以原发病为主，有肾前性氮质血症，但未发生明显肾实质损伤，此阶段去除病因可预防 ARF 的发生。

2. 维持期　又称少尿期。一般为 7～14 天，短者 2～3 天，长者可达 30 天。患者可出现少尿（每天少于 400 ml）或无尿，也有些患者每天尿量在 400 ml 以上，称为非少尿型 ARF，其病情大多较轻，预后较好。不论尿量是否减少，随着肾功能减退，均可出现尿毒症表现。

（1）全身表现：食欲减退、恶心、呕吐、腹胀、腹泻等，严重者可发生消化道出血；呼吸困难、咳嗽、憋气、胸痛等；高血压、心力衰竭、肺水肿、心律失常及心肌病变；意识障碍、躁动、谵妄、抽搐、昏迷等尿毒症脑病症状；可有出血倾向及轻度贫血；合并感染。

（2）水、电解质和酸碱平衡紊乱：代谢性酸中毒（酸性代谢产物增多，而肾排酸能力降低）和高钾血症（酸中毒、组织分解过快钾增多，而肾排钾减少）是最主要的表现，高血钾诱发的严重心律失常是少尿期首位的死亡原因；水过多和低钠血症（水潴留引起稀释性低钠）；以及低钙血症、高磷血症等。

3. 恢复期　即多尿期。尿量增加，每天达 400～500 ml 即可认为是多尿期的开始，在不使用利尿剂的情况下，每天尿量可达 3 000～5 000 ml 或更多。通常持续 1～3 周后逐渐恢复。开始尿量增多时，主要与肾小管重吸收和浓缩功能未恢复有关，血肌酐、尿素氮仍可上升，仍有高钾血症和易发生感染、心血管并发症、上消化道出血等。当肾小球滤过率明显增加时，血肌酐、尿素氮等随尿量增多而逐渐下降，尿毒症症状也随之好转。肾小管功能的恢复比肾小球滤过率的恢复要明显延迟，常需历时数月，甚至最终可遗留不同程度的结构和功能缺陷。

（四）辅助检查

1. 血液检查　①血常规：轻、中度贫血。②肾功能：血肌酐、尿素氮进行性上升，血肌酐每日平均增加≥44.2 μmol/L。③电解质：血钾升高，常高于 5.5 mmol/L；血清钠正常或偏低，血钙降低，血磷升高。④血 pH 常低于 7.35；碳酸氢根离子浓度常低于 20 mmol/L。

2. 尿液检查　①尿常规：尿液外观多混浊，尿蛋白（±～＋），尿沉渣可见肾小管上皮细胞和上皮细胞管型、颗粒管型，少许红细胞、白细胞等；尿比重低而固定，多在 1.015 以下。②尿渗透浓度低于 350 mmol/L，尿钠含量增高，多在 20～60 mmol/L。应注意尿液指标检查需在输液、使用利尿药、高渗药物前进行，否则会影响结果。

3. 影像学检查　尿路超声检查、CT、肾盂造影，有助于诊断或排除尿路梗阻，MRI 和放射性核素检查有助于诊断血管有无阻塞，但要明确诊断仍需行肾血管造影。

4. 肾活组织检查　是重要的诊断手段，活检结果可确定有无急性肾小球肾炎、系统性血管炎、急进性肾炎、急进性过敏性间质性肾炎等肾脏疾病。

（五）诊断与鉴别诊断

1. 诊断　急性肾衰竭一般是基于血肌酐的绝对或相对值的变化诊断，如血肌酐绝对值每日平均增加 44.2μmol/L 或 88.4μmol/L；或在 24～72 小时内血肌酐值相对增加 25%～100%。根据原发病因，肾功能急速进行性减退，结合相应临床表现和实验室检查，对 ATN 一般不难作出诊断。

2. 鉴别诊断

（1）与肾前性少尿鉴别：发病前有容量不足、体液丢失等病史，体检发现皮肤和黏膜干燥、低血压、颈静脉充盈不明显者，应首先考虑肾前性少尿。

（2）与肾后性尿路梗阻鉴别：有结石、肿瘤或前列腺肥大病史患者，突发完全无尿或间歇性无尿；肾绞痛或下腹部疼痛；肾区叩击痛阳性；如膀胱出口处梗阻，则膀胱区因积尿而膨胀，叩诊呈浊音均提示存在尿路梗阻的可能。超声显像和 X 线检查等可帮助确诊。

（3）与其他肾性 ARF 鉴别：肾性 ARF 可见于急进性肾小球肾炎、急性间质性肾炎等以及全身性疾病的肾损害如狼疮肾炎、过敏性紫癜性肾炎等。肾活检常可帮助鉴别。

（六）救治措施

治疗原则是包括保持体液平衡、纠正电解质紊乱、纠正代谢性酸中毒、防治感染、高营养治疗、透析疗法等。

1. 早期干预治疗 ARF　首先要纠正可逆的病因。对于各种严重外伤、心力衰竭、急性失血等都应进行相关治疗，包括输血、等渗盐水扩容、处理血容量不足、休克和感染，避免使用影响肾灌注或肾毒性的药物。

2. 维持期的治疗　此期威胁生命的主要因素是高钾血症、体液过多、继发感染及氮质血症。

（1）饮食和营养：保证热量供给，ARF 患者每日所需能量应为每公斤体重 147 kJ（35 kcal），主要由糖类和脂肪供应，蛋白质的摄入量应限制为 0.8 g/(kg·d)，以高生物效价的优质蛋白为主，尽可能地减少钾、钠、氯的摄入量。不能口服者，应静脉补充必需氨基酸及葡萄糖。

（2）维持体液平衡：限制水分摄入，每日补液量应为显性失液量加上非显性失液量减去内生水量，可按前一天尿量加 500 ml（相当于每日非显性失液量减去内生水量）计算，发热患者只要体重不增加可增加进液量。

（3）防治高钾血症：高钾血症是急性肾衰竭常见的死亡原因，血钾超过 6.5 mmol/L，心电图表现为 QRS 波增宽等明显的变化时，应予以紧急处理。首先应减少钾的摄入量，尽量避免食入含钾多的食物和含钾或保钾药物，如钾盐、大剂量青霉素钾盐、保钾利尿剂等。禁用库存血。药物治疗包括：①钙剂（10% 葡萄糖酸钙 10～20 ml）稀释后静脉缓慢（5 分钟）注射；②11.2% 乳酸钠或 5% 碳酸氢钠 100～200 ml 静滴，以纠正酸中毒并同时促进钾离子向细胞内流动；③50% 葡萄糖溶液 50～100 ml 加胰岛素 6～12 U 缓慢地静脉注射，可促进糖原合成，使钾离子向细胞内移动；④口服离子交换（降钾）树脂（15～30g，每日 3 次）。以上措施若无效或为高分解代谢型 ATN 的高钾血症患者，则透析是最有效的治疗。

(4) 纠正代谢性酸中毒：代谢性酸中毒应及时治疗，如 $[HCO_3^-]<15$ mmol/L，可给予5％碳酸氢钠 100～250 ml 静脉滴注；对严重酸中毒，应立即进行血液透析。

(5) 控制感染：感染是急性肾衰竭常见的并发症和主要的死亡原因。应尽早根据细菌培养和药物敏感试验结果，选用对肾无毒性或毒性低的抗菌药物，并按肌酐清除率调整用药剂量。

(6) 透析疗法：透析疗法是治疗急性肾衰竭的重要措施，可选择腹膜透析(PD)、间歇性血液透析(IHD)或连续性肾脏替代治疗(CRRT)。其优点是：①对容量负荷过重者可清除体内过多的水分；②清除尿毒症毒素；③纠正高钾血症和代谢性酸中毒以稳定机体的内环境；④有助于液体、热量、蛋白质及其他营养物质的摄入；⑤有利于肾损伤细胞的修复和再生。

凡有明显的尿毒症表现，如严重高钾血症、严重代谢性酸中毒、严重氮质血症、心包炎、严重脑病、急性左心衰竭、肺水肿、容量负荷过重而利尿剂治疗无效者，都是透析的指征。

3. 恢复期的治疗

(1) 多尿开始时，重点是维持水、电解质和酸碱平衡，控制氮质血症和防治各种并发症。如已进行透析治疗，应继续透析；当血肌酐和血尿素氮逐渐恢复正常后，逐渐减少透析的频率直至停止透析，当血浆肌酐接近正常水平时，应增加饮食中蛋白质摄入量；对多尿持续时间较长的患者，补液量应逐渐减少，逐渐经由胃肠道补充，以缩短多尿期；长期卧床者，注意防止呼吸道和泌尿道感染。

(2) 完全恢复正常后，无需特殊处理，定期检查肾功能，避免使用对肾有损害的药物。

4. 其他治疗　伴有高血压者予降压，伴有心力衰竭者给予毛花苷 C 0.2～0.4 mg 静脉注射，贫血严重者(HB<60g/L)，予红细胞或新鲜血。

（七）主要护理诊断及合作性问题

1. 体液过多　与急性肾衰竭肾小球滤过功能受损、水分控制不当等有关。

2. 营养失调　低于机体需要量　与食欲低下、限制饮食中的蛋白质、透析等因素有关。

3. 有感染的危险　与限制蛋白质饮食、透析、机体抵抗力降低有关。

4. 潜在并发症　高钾血症、代谢性酸中毒、感染、急性左心衰竭、脑病等。

（八）护理要点

1. 一般护理

(1) 活动与休息：安置患者于监护病房，一般少尿期、多尿期均应卧床休息，恢复期逐渐增加适当活动，保证患者舒适和安全。

(2) 心理护理：急性肾衰竭患者往往病情危重，治疗费用高，患者及家属对透析疗法存在恐惧感和绝望，应多与患者及家属沟通，讲解疾病的有关知识，使其正确对待疾病，树立信心，配合治疗。

(3) 饮食：少尿期应限制水、盐、钾、磷和蛋白质入量，供给足够的热量，供给量为 147 kJ (35kcal)/(kg·d)，其中 30％～40％的热量由脂肪供给，其余由碳水化合物供给。限制蛋白质摄入：选用优质高生物效价的动物蛋白质为主，如鲜奶、蛋、鱼、瘦肉等，以补充各种必需氨基酸，摄入量限制在 0.5 g/(kg·d)，血液透析患者可增加至 1.0～1.2 g/(kg·d)，腹膜透析患者可增加至 1.2～1.3 g/(kg·d)。限制钾的摄入：尽量少摄入含钾高的食物，如白菜、萝卜、榨菜、蘑菇、马铃薯和橘子、香蕉、梨、桃、葡萄、西瓜等。摄入钠量限制在 1～2 g/d 以内，防止血压升高及心力衰竭。严格控制液体摄入量，补液量不超过前一天尿量加 500 ml。

2. 防治感染

(1) 尽量安置患者在单人房间，坚持病室清洁和定期消毒，减少探视。

（2）透析、导尿、置管等都要注意无菌操作。

（3）卧床患者定期翻身，做好皮肤、口腔和泌尿道等部位的护理，防止压疮和皮肤、呼吸道、泌尿道感染。

（4）如已发生感染，应尽快完成细菌培养的标本采集，按医嘱合理使用高效而无肾毒性的抗生素。

3. 用药护理

（1）静脉输注必需氨基酸时，要注意输液速度，若出现恶心、呕吐可给予止吐剂，并减慢输液速度。不要在氨基酸内加入其他药物，防止引起不良反应。

（2）使用碳酸氢钠时，静脉给药速度不宜太快，注意有无低钙抽搐和低钾血症。

4. 透析护理保持动静脉连接管道的通畅，避免发生扭曲与阻塞；注意观察透析液的色泽变化，发现异常及时报告医生处理。

5. 病情观察

（1）密切观察病情变化，定时测量、记录生命体征及意识，准确测量和记录 24 小时出入液量。急性肾衰竭常以心力衰竭、心律失常、感染、惊厥为主要死亡原因，应及时发现其早期表现，并随时与医生联系。

（2）注意尿常规、肾功能、电解质变化。

（3）观察有无消化道出血及皮肤、口腔、呼吸道、泌尿系感染表现。

（九）健康指导

教育患者积极治疗原发病，及时发现导致急性肾小管坏死的危险因素并加以去除，增加抵抗力，减少感染的发生，是防止发生 ARF 的关键。在老年人、糖尿病及危重病患者，尤应注意避免肾毒性药物、造影剂、肾血管收缩药物的应用及避免肾缺血和血容量缺失，有出血及脱水（如腹泻、呕吐等）应及时就诊。

小　结

随着医学进步及其他危重病患者治愈率的提高，MODS 的威胁也日渐突出，已成为 ICU 内导致患者死亡最主要的原因之一，是创伤及感染后最严重的并发症，直接影响着严重创伤伤员的预后。其病因复杂、防治困难、死亡率极高。MODS 的救治十分困难，重在预防，即积极防治原发病，还应根据其病理生理变化，采用对症治疗和器官支持疗法等综合措施。

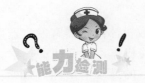

1. 什么是 MODS?

2. 简述引起 MODS 的原因。

3. MODS 患者的护理要点是什么？

4. 对 MODS 患者应该加强哪些方面的病情观察？

（施其龙）

第八章 理化因素所致急症的救护

在人类的工作或社会生活环境中，经常存在一些对人体健康有危害的因素，其中包括物理性、化学性、生物性、心理性等因素。本章节主要阐述物理性和化学因素对人体危害的护理，包括急性中毒患者的护理，以及中暑、冻僵、电击伤、淹溺、高原病患者的护理。

第一节 急性中毒总论

有毒化学物质进入人体，到达效应部位积累到一定量，导致机体组织器官发生器质损害或功能障碍的全身性疾病叫做中毒。能与生物体相互作用，使机体产生病变的化学物质称为毒物。毒物引起中毒的最小剂量称为中毒量，引起中毒死亡的最小剂量称为致死量。毒物根据来源和用途分为：①工业性毒物；②药物；③农药；④有毒动植物。中毒可分为急性和慢性两大类，主要由接触毒物的毒性、剂量、浓度、侵入途径和时间决定，短时间内吸收超限量毒物可引起急性中毒，发病急骤，症状严重，变化迅速，如不积极治疗可出现发绀、呼吸困难、休克、昏迷等症状，甚至引起死亡。长时间吸收小量毒物可引起慢性中毒，起病缓慢，病程较长，因缺乏中毒的特异性诊断指标，容易误诊或漏诊。

学习中毒性疾病患者的护理应了解毒物如何进入人体，以及进入人体后产生危害的规律,可以指导预防、早期诊断、治疗和护理,以减少并发症,降低死亡率。

一、中毒原因

1. 职业性中毒　在生产过程中,有些原料、中间产物和成品是有毒的,如果不注意劳动保护,与毒物密切接触,可发生中毒。化学物质的生产、保管、运输及使用过程中,如不遵守安全防护制度,也可能发生中毒。

2. 生活性中毒　在误食、意外接触有毒物质,用药过量,自杀或谋害等情况下,过量毒物进入人体,都可引起中毒。

二、毒物对人体的作用

(一)毒物的吸收、代谢和排出

毒物主要通过呼吸道、消化道、皮肤和黏膜等途径侵入人体。在工农业生产中,毒物主要以烟、粉尘、雾、蒸汽、气体的形态由呼吸道吸入,肺泡的吸收能力很强,仅次于静脉注射的吸收速度。生活性中毒,毒物大多数是经口食入,由胃肠道吸收,也可经口咽黏膜吸收。生活性中毒由呼吸道进入的毒物很少,主要是一氧化碳,少数脂溶性毒物,如苯胺、四乙铅、有机磷农药等可通过完整的皮肤、黏膜侵入,脂溶性越大越容易穿透皮肤。毒蛇咬伤时,毒液可经伤口进入体内。

毒物被吸收后进入血液,分布于患者全身。肝、肾对毒物具有很大的亲和力,积聚的毒物也最多。肝脏也是毒物在体内代谢转化的主要场所,毒物在肝脏内通过氧化、还原、水解、结合等反应进行代谢。大多数毒物经代谢后毒性降低,这是解毒过程;但也有少数毒物经代谢后毒性反而增加,如对硫磷(1605)氧化成对氧磷,其毒性比原毒物毒性大数倍。

气体和易挥发的毒物吸收后,一部分以原形经呼吸道排出,大多数经肾脏从尿中排出;很多重金属如铅、汞、锰以及生物碱,由消化道排出;少数毒物可经皮肤排出,有时可引起皮炎;此外,有些毒物可随唾液、乳汁排出;有些毒物排出缓慢,蓄积在体内某些器官和组织内,当再次释放入血时可产生再次中毒。

(二)影响毒物的作用的因素

1. 毒物的理化性质和量　毒物的量越大,作用越快;空气中毒物的颗粒愈小,挥发性愈强、溶解度愈大,则吸入肺内量愈多,毒性也愈大。一般来说,气态毒物作用最快,液态毒物次之,固态毒物再次之。

2. 个体的易感性　个体对毒物的敏感性不同,这与性别、年龄、营养、健康状况、特异性、过敏体质、生活习惯等因素有关。

3. 毒物进入机体的途径　一般毒性作用速度的顺序为:心、血管内注射、呼吸道吸入、腹腔注射、肌内注射、皮下注射、口服及直肠灌注。

三、中毒机制

有毒物质的种类繁多,其作用不一,可概括为局部作用和全身作用。

1. 局部刺激、腐蚀作用　强酸、强碱可吸收组织中的水分,并与蛋白质或脂肪结合,使组织细胞变性、坏死。

2. 缺氧　一氧化碳、硫化氢、氰化物等窒息性毒物通过不同的途径阻碍氧的吸收、转运或利用。脑和心肌对缺氧敏感,易发生损害。

3. 麻醉作用 有机溶剂和吸入性麻醉药有强亲脂性,容易通过血脑屏障,进入脑内而抑制脑功能。

4. 抑制酶的活力 酶是生命过程赖以进行的主要物质,毒物可通过竞争性抑制或非竞争性抑制使酶失活,如有机磷杀虫药抑制胆碱酯酶,氰化物抑制细胞色素氧化酶,重金属抑制含巯基的酶等。

5. 干扰细胞和(或)细胞器的生理功能 如四氯化碳在体内经酶催化而形成自由基,作用于肝细胞膜中不饱和脂肪酸,产生脂质过氧化,使线粒体、内质网变性,肝细胞坏死。

6. 受体的竞争 如阿托品阻断毒蕈碱受体。

四、临床表现

各种中毒症状和体征取决于各种毒物的毒理作用和机体的反应性,不同的化学物质的急性中毒可产生不同的表现。

1. 皮肤黏膜表现

(1)皮肤及口腔黏膜灼伤:见于强酸、强碱、煤酚皂溶液等腐蚀性毒物灼伤。硫酸痂皮呈黑色,盐酸痂皮呈棕褐色,硝酸痂皮呈黄色,煤酚皂溶液呈白色。

(2)发绀:引起氧合血红蛋白不足的毒物可产生发绀。麻醉药、有机溶剂抑制呼吸中枢,刺激性气体引起肺水肿等都可产生发绀。亚硝酸盐和苯胺、硝基苯等中毒能产生高铁血红蛋白症而出现发绀。

(3)黄疸:四氯化碳、毒蕈、鱼胆中毒损害肝可致黄疸。

(4)颜面潮红:见于阿托品、乙醇、苯丙胺等中毒。

(5)樱桃红色:是一氧化碳中毒特征性表现。

2. 眼部表现

(1)瞳孔扩大:见于抗胆碱能药物如阿托品、莨菪碱类中毒;肾上腺素能药物如苯丙胺、麻黄碱中毒;胰岛素、乌头、蛇毒等中毒。

(2)瞳孔缩小:见于有机磷类杀虫药、氨基甲酸酯类杀虫药中毒,吗啡、海洛因、麻醉剂、安眠药、毒蕈等中毒。

(3)视神经炎:甲醇中毒。

3. 神经系统表现

(1)昏迷:见于麻醉药、催眠药等中毒;一氧化碳、硫化氢、氰化物等中毒;高铁血红蛋白生成性毒物中毒;各种农药中毒等。

(2)谵妄、精神失常:见于阿托品、乙醇、抗组胺药中毒,戒断综合征等。

(3)惊厥:见于剧毒灭鼠药中毒,有机氯杀虫药、异烟肼中毒等。

(4)瘫痪:见于三氧化二砷、可溶性钡盐、河豚、蛇毒中毒等。

(5)肌纤维颤动:见于有机磷杀虫药、氨基甲酸酯杀虫药中毒。

4. 呼吸系统表现

(1)呼吸气味:有机磷杀虫药有蒜臭味;煤酚皂溶液有苯酚味;硫化氢有蛋臭味;氰化物有苦杏仁味;硝基苯有鞋油味。

(2)呼吸加快:如水杨酸类、甲醇等中毒致呼吸中枢兴奋。

(3)呼吸浅慢、麻痹:麻醉药、阿片类毒物、催眠药致呼吸中枢过度抑制。

(4)肺水肿:如刺激性气体、有机磷杀虫药、磷化锌、百草枯等中毒。

5. 循环系统表现

（1）心律失常：洋地黄、夹竹桃、乌头、蟾蜍等兴奋迷走神经，拟肾上腺素药、三环类抗抑郁药等兴奋交感神经，以及氨茶碱等中毒可引起心律失常。

（2）休克：原因有：①剧烈的吐泻导致血容量减少，见于三氧化二砷中毒；②严重的化学灼伤，由于血浆渗出导致血容量减少，见于强酸、强碱等中毒；③毒物抑制血管舒缩中枢，引起周围血管扩张，有效血容量不足，见于三氧化二砷、巴比妥类等中毒；④心肌损害，见于吐根碱、锑、砷等中毒。

（3）心脏骤停：原因有：①毒物直接作用于心肌，见于洋地黄、奎尼丁、氨茶碱、锑剂、吐根碱等中毒；②缺氧：见于窒息性毒物中毒；③低钾血症，见于可溶性钡盐、棉酚、排钾性利尿药等中毒。

6. 消化系统表现

（1）呕吐：见于有机磷、毒蕈、毒扁豆、洋地黄、重金属盐中毒。

（2）腹泻：见于毒蕈、巴豆、有机磷、蓖麻子、秋水仙碱、磷、砷、汞化合物中毒。

（3）腹绞痛：见于铅、有机磷、毒蕈、乌头碱、砷、汞、磷化合物中毒。

（4）急性上消化道出血：见于强酸、强碱、激素、吲哚美辛、非那西丁、四环素、对乙酰氨基酚、秋水仙碱、水杨酸、百草枯（农药）中毒。

（5）肝脏损害：见于毒蕈、四氯化碳、磷、对乙酰氨基酚、某些抗癌药、抗生素中毒。

7. 泌尿系统表现

（1）肾小管坏死：见于升汞、四氯化碳、头孢菌素类、氨基糖苷类抗生素、毒蕈、蛇毒、生鱼胆等中毒。

（2）肾缺血：导致休克的毒物可引起肾缺血。

（3）肾小管堵塞：氰化物中毒可引起血管内溶血；游离血红蛋白由尿排出时可堵塞肾小管；磺胺结晶也可堵塞肾小管。

8. 血液系统表现

（1）溶血性贫血：见于砷化氢、苯胺、硝基苯等中毒，严重者可发生血红蛋白尿和急性肾衰竭。

（2）白细胞减少和再生障碍性贫血：见于氯霉素、抗癌药、苯等中毒以及放射病。

（3）出血：见于阿司匹林、氯霉素、抗癌药等引起血小板量或质的异常；由肝素、双香豆素、水杨酸类、敌鼠强、蛇毒等引起的凝血功能障碍。

9. 代谢性紊乱

（1）代谢性酸中毒：见于水杨酸、乙二醇、双缩脲、甲醇中毒。

（2）低血糖：见于乙醇、毒蕈、秋水仙碱、磺胺类中毒。

（3）高温：见于乙酰水杨酸、砷、钴、氯化铜、铅、锌等中毒。

（4）低钾血症：见于利尿剂、毒蕈、秋水仙碱、三氯乙烯、洋地黄、抗生素（呕吐、腹泻丢失）中毒。

五、辅助检查

1. 毒物检测　毒物分析是唯一客观的最后确定急性中毒诊断的方法。急性中毒时，应从剩余毒物、可疑食物、水和染毒的空气、中毒者的呕吐物、胃内容物、第一次洗胃液、血、尿、大便中检测毒物或其代谢分解产物。毒物检测不但可以确定诊断，还可评估病情严重程度和预后,并指导中毒的治疗。但切记不能等检查结果报告后才开始治疗。

2. 其他辅助检查　血清胆碱酯酶(CHE)测定、血液生化、血气分析、肝、肾功能、脑脊液、X线、心电图、脑电图等检查。

六、救护措施

(一)急救措施

1. 治疗原则　①立即终止接触毒物;②清除体内尚未吸收或已被吸收的毒物;③如有可能,使用特效解毒药;④对症治疗。

2. 治疗措施　急性中毒的治疗过程中,情况危重时,首先应维持有效的呼吸、循环功能和生命体征的稳定。

(1)立即终止接触毒物

1)吸入性中毒:应立即将患者撤离中毒现场,转移到空气新鲜的地方,注意保暖,松解衣领,保持呼吸道通畅.

2)接触性中毒:立即脱去污染的衣服,用清水冲洗接触部位的皮肤,特别注意毛发、指甲缝及皮肤皱褶处的清洗。溅入眼内的毒物,立即用大量清水彻底冲洗。一直清洗到接触部位皮肤无毒物味,且冲洗后清水无颜色和气味改变为止,一般至少冲洗30分钟。避免使用热水冲洗。

3)口服中毒:应立即终止服用。

(2)清除体内尚未吸收的毒物:早期清除经口进入胃肠道尚未吸收的毒物,对改善病情最重要,愈早、愈彻底,预后愈好,常用催吐、洗胃、导泻、灌肠法。

1)催吐:患者神志清楚且能合作时用催吐法。让患者饮温水300~500 ml,然后用手指或压舌板,筷子刺激咽后壁或舌根诱发呕吐,如此反复进行,直到胃内容物完全呕出为止。也可以用药物如吐根糖浆催吐,尽可能使胃内容物排空。有下列疾患的不宜催吐:①昏迷、惊厥状态;②吞服石油蒸馏物、腐蚀剂不应催吐,否则可引起胃出血或食管、胃穿孔可能;③重度食管胃底静脉曲张者;④年老体弱、妊娠晚期、休克者。

2)洗胃:一般在毒物摄入后6小时内洗胃效果较好,饱腹、中毒量大、毒物颗粒小或减慢胃排空的毒物,中毒超过6小时,仍有洗胃的必要。但下列患者禁忌洗胃:吞服强腐蚀性毒物的患者,插胃管有可能引起穿孔;昏迷患者插胃管易导致吸入性肺炎;惊厥患者插管时,可能诱发惊厥;食管胃底静脉曲张者也不适宜洗胃。

3)洗胃方法:①插胃管时应避免误入气管,故胃管选用粗大、带有侧孔者,胃管头部涂石蜡油润滑,由口腔向下插进50 cm左右。若能吸出100~200 ml胃液,则证明胃管确定在胃内,并可留胃液做毒物分析。若不能确定胃管在胃内,可向胃管内注入适量空气,同时用听诊器在胃区听到"咕噜"声,则证明胃管确实在胃内。②洗胃时,应先吸出全部胃内容物,然后让患者取左侧卧位,头低位(脚部高5~20 cm),并转向一侧,以免洗胃液误入气管内。洗胃液一般可用微温清水或生理盐水,如已知毒物的种类,也可选用适当的洗胃液,每次注入200~250 ml,不宜过多,以免毒物进入肠内。洗胃的原则为快进快出,先出后入,出入量基本相等。每次灌液后应改变患者体位,有利于胃黏膜皱襞处毒物与洗胃液充分混合后,尽量排出。如此反复,直至回收液澄清,无毒物气味为止。总量至少2~5 L,甚至可用到6~8 L,必要时间隙多次洗胃。洗胃过程中要注意生命体征的变化,注意洗出液的颜色、气味,如出现血性洗出液,应立即停止洗胃,并给予胃黏膜保护剂。拔管时,应先将胃管前部夹住,以免在拔管过程中管内液体反流进入气管内,导致吸入性肺炎,甚至窒息。

4) 洗胃液的选择:可根据毒物的种类不同,选用适当的解毒物质,如①保护剂:吞服腐蚀性毒物后,可用牛奶、蛋清、米汤、植物油等保护胃肠黏膜。②吸附剂:活性炭是强有力的吸附剂,可吸附很多种毒物,一般用20～30 g加水200 ml,由胃管注入。③溶剂:饮入脂溶性毒物如汽油、煤油等,先用液状石蜡150～200 ml,使其溶解而不被吸收,然后进行洗胃。④解毒剂:解毒剂可通过与体内存留的毒物起中和、氧化、沉淀等化学作用,改变毒物的理化性质,使其失去毒性。根据毒物种类的不同,可选用1∶5 000高锰酸钾液,可使生物碱、蕈类氧化解毒。⑤中和剂:吞服强酸时可采用弱碱如镁乳、氢氧化铝凝胶等中和,不要用碳酸氢钠,因其遇酸后可生成二氧化碳,使胃肠充气,有造成穿孔的危险。强碱可用弱酸类物质(如食醋、果汁等)中和。⑥沉淀剂:乳酸钙或葡萄糖酸钙与氟化物或草酸盐作用,生成氟化钙或草酸钙沉淀;硫酸钠(2%～5%)与可溶性钡盐作用,生成不溶性硫酸钡;生理盐水与硝酸银作用生成氯化银。

5) 洗胃的常见并发症:吸入性肺炎、胃穿孔、食管破裂、水电解质紊乱等。

(3) 导泻:洗胃后口服或胃管内灌入泻药,以清除进入肠道内的毒物。常用盐类泻药,如硫酸钠或硫酸镁15 g溶于水内灌入。但镁离子对中枢神经系统有抑制作用,肾功能不全、呼吸抑制者、昏迷患者以及磷化锌和有机磷中毒晚期者都不宜使用。

(4) 灌肠:除腐蚀性毒物中毒外,适用于口服中毒超过6小时以上,导泻无效者,及抑制肠蠕动的毒物,如巴比妥类、颠茄类、阿片类等。灌肠方法:1%温肥皂水5 000 ml,连续多次灌肠。

3. 促进已吸收毒物的排出

(1) 利尿:大多数毒物可由肾脏排出,静脉输液可增加尿量而促进毒物的排出。有少数毒物如苯巴比妥、水杨酸类、苯丙胺等中毒,可选用作用较强的利尿剂如呋塞米增加尿量,促进毒物的排出。同时可改变尿pH,如碱化尿液有利于弱酸性化合物如苯巴比妥、水杨酸类毒物由尿排出;可选用碳酸氢钠静滴或口服,酸化尿液,有利于碱性药物如苯丙胺、奎宁、安非他命等排出;用维生素C酸化,甘露醇利尿,可以产生足够的酸性尿。如有急性肾衰竭,不宜采用利尿方法。

(2) 吸氧:一氧化碳中毒时,吸氧可促使碳氧血红蛋白解离,加速一氧化碳排出。高压氧是治疗一氧化碳中毒的特效疗法。

(3) 血液净化

1) 血液透析:可用于清除血液中分子量较小、非脂溶性的毒物,如苯巴比妥、水杨酸类、茶碱、甲醛、甲醇、乙醇、异烟肼、磺胺类药、地高辛以及鱼胆、蛇毒、铅、锂等中毒,一般在中毒12小时内进行血液透析效果好,但对一些进入人体后无可逆作用的药物,如氰化物、胆碱酯酶抑制剂等,基本上无效。有机磷杀虫药、短效巴比妥类、导眠能因具有脂溶性,透析效果也不好。

2) 血液灌流:血液流过装有活性炭或树脂吸附材料的灌流柱,毒物被吸附后,血液再回输患者体内。此法能吸附脂溶性或与蛋白质结合的化学物,有效清除血液中巴比妥类、茶碱类、洋地黄及百草枯等。对地西泮、氯丙嗪、奋乃静、阿米替林、部分有机磷、毒鼠强也有一定的清除作用。因活性炭具有吸附能力一般为2小时左右,故血液灌注的时间不宜超过2～3小时。应注意,在血液灌流中血液的正常成分如白细胞、血小板、凝血因子、葡萄糖、二价阳离子以及治疗药物等也可能被吸附排出,因此需要认真监测和补充。

3）血浆置换：适用于游离或与蛋白结合的毒物，特别是生物毒如蛇毒、蕈中毒及砷化氢等溶血毒物中毒，此法效果更好，一般于数小时置换 3～5 L 血浆，但费用较高。

血液净化不是急性中毒的治疗常规，一般用于中毒严重、血液中毒物浓度明显增高、昏迷时间长，有并发症、经积极支持疗法而情况日趋恶化者，并发急性肾衰竭是血液净化的绝对指征。

4. 特殊解毒药物的应用

（1）金属中毒解毒药：常用的有氨羧螯合剂和巯基螯合剂。

1）氨羧螯合剂：依地酸二钠钙是最常用的氨羧螯合剂，可与多种金属形成稳定而可溶的金属螯合物排出体外。治疗铅中毒的用法：每日 1.0 g，加于 5％葡萄糖液 250 ml 稀释后静脉滴注。用药 3 天，休息 3～4 天后可重复用药。

2）巯基螯合剂：①二巯基丙醇：含有活性巯基，巯基解毒药进入人体内可与某些金属形成无毒的难解离但可溶的螯合物由尿中排出；还能恢复巯基酶的活力，从而达到解毒的目的。用于治疗砷、汞中毒。治疗急性砷中毒的用法：第 1～2 天，2～3 mg/kg，每 4～6 小时 1 次，肌内注射；第 3～10 天，每日 2 次。不良反应较多，包括恶心、呕吐、腹痛、头痛、心悸等。汞中毒也可用青霉胺治疗。②二巯基丙磺酸钠：作用与二巯基丙醇相似，但疗效较高，不良反应较少。用于治疗汞、砷、铜、锑、铅等中毒，也可用于杀虫单、杀虫双中毒及杀虫脒中毒的解毒治疗。汞中毒时，用二巯基丙磺酸钠 5 ml 每日 1 次，肌内注射，用药 3 天为一疗程，休息 4 天后可再用药。③二巯基丁二酸：用于治疗锑、铅、汞、砷、铜等中毒，用法：每日 1.5 g，分 3 次服用，连服 3 天停药 4 天为一疗程。急性锑中毒出现心律失常时，每小时静脉注射二巯基丁二酸 1.0 g，可连用 4～5 次。

（2）高铁血红蛋白血症解毒药：高铁血红蛋白血症解毒药常用药品为亚甲蓝（美蓝）。小剂量亚甲蓝可使高铁血红蛋白还原为正常血红蛋白，用于治疗亚硝酸盐、苯胺、硝基苯等中毒引起的高铁血红蛋白症。剂量：1％亚甲蓝 1～2 mg/kg 稀释后静脉注射，如有必要，可重复应用，注意药液注射外渗时易引起组织坏死。大剂量（10 mg/kg）反可产生高铁血红蛋白血症，适用于氰化物中毒治疗。

（3）氰化物中毒解毒药：氰化物中毒可采用亚硝酸盐-硫代硫酸钠疗法。适量的亚硝酸盐促使血红蛋白氧化，产生一定量的高铁血红蛋白，再与血液中氰化物形成氰化高铁血红蛋白，高铁血蛋白还能夺取已与氧化型细胞色素氧化酶结合的氰离子，硫代硫酸钠再与氰离子作用，转变为毒性低的硫氰酸盐排出体外。用法：立即亚硝酸异戊酯吸入，或 3％亚硝酸钠溶液 10 ml 缓慢静脉注射，随即用 25％硫代硫酸钠 50 ml 缓慢静脉注射。

（4）有机磷农药中毒解毒药：阿托品、氯解磷定等，详见本章第二节。

（5）中枢神经抑制剂解毒药：①纳洛酮：阿片类麻醉药的解毒药，对麻醉镇痛药引起的呼吸抑制有特异的拮抗作用，对急性乙醇中毒有催醒作用。剂量：0.4～0.8 mg 静脉注射，重症患者必要时可 1 小时后重复一次。②氟马西尼：本药是苯二氮䓬类中毒的拮抗药。

（6）其他：抗胆碱能药物如阿托品中毒可用扁豆碱救治；钙通道阻滞剂中毒，用钙剂救治；β 受体阻滞剂中毒，用高血糖素救治；异烟肼中毒，用维生素 B_6 救治；三环类抗抑郁药中毒可用碳酸氢钠促进代谢与排泄。

5. 对症治疗　对尚无特殊解毒药的毒物中毒，对症治疗很重要，应把保护生命脏器、维持机体各系统功能放在首位。严重中毒者应卧床休息，注意保暖；加强生命体征的监护，出现脑水肿者，用脱水剂如 20％甘露醇或地塞米松等；惊厥者应保护患者避免受伤，选用速效巴比妥类,地西泮等;昏迷者,应保持呼吸道通畅,给予吸氧,维持呼吸功能;输液或鼻饲营养支持;定时翻身以免发生坠积性肺炎和压疮等并发症。酌情应用保护心、脑、肝、肾等脏器的药物。纠正水、电解质及酸碱平衡紊乱。应加以警惕并及时处理急性中毒诱发的并发症,如肺水肿、呼吸衰竭、休克、心律失常、心脏骤停、急性心肌梗死、急性肾衰竭和急性脑血管意外等。

(二)护理措施

1. 急救护理

(1)立即终止并清除毒物

急性中毒病情演变迅速,应迅速进行抢救,与医生合作做好清除毒物工作。

1)呼吸道吸入有毒气体或蒸汽,要立即将患者转移到空气新鲜的地方。必要时予以吸氧。

2)皮肤侵入的毒物,撤离中毒现场,并立即脱去污染的衣服,清洗接触部位的皮肤,毒物溅入眼内应立即用清水反复多次冲洗。

3)口服毒物要停止服用,并给予催吐、洗胃、导泻和灌肠。早期彻底清除毒物可使病情明显改善。

4)按医嘱留取呕吐物、胃内容物及血、尿、便标本送检。

(2)加强病情监护

1)对中毒患者应密切观察生命体征,意识状态、呼吸、脉率、血压、瞳孔、呼吸气味等。

2)对昏迷患者,应保持呼吸道通畅,做好皮肤护理,防止压疮形成。

3)做好心脏监护,以防止心律失常,心脏骤停。

4)记录 24 小时出入量,维持水、电解质平衡,避免水、电解质、酸碱平衡失调的发生。

2. 一般护理

(1)饮食护理:呼吸道吸入或皮肤侵入中毒者,病情允许时,尽量鼓励患者多食高蛋白、高碳水化合物、高维生素的无渣饮食。口服中毒者,不宜过早进食,待病情稳定后可以试用低脂、流质或半流质饮食,以防止胆道系统收缩,毒物再次进入胃内被吸收,导致症状加剧。腐蚀性毒物中毒者,应早期给予乳类等流质饮食。

(2)对症护理:吞服腐蚀性毒物者应特别注意口腔护理,高热者可采用物理降温;尿潴留者予以导尿;惊厥者控制抽搐,防止外伤等。

(3)心理护理:对自杀患者抢救清醒后,应了解自杀的原因,社会文化背景、家庭和社会关系,家庭经济状况及心理需求,认真做好心理护理,帮助患者解决心理症结,给予心理上的安慰,疏导、耐心细致照顾体贴患者,了解他们内心痛苦,提供情感上的支持,同时做好家庭及亲属朋友同事的工作,以消除患者的后顾之忧。还应给予安全防范措施,清醒服毒者不可独居一室,患者伸手可及的锐利器械和毒物均需严格保管,以防再次自杀。

3. 健康教育

(1)普及防毒知识:在厂矿、农村、城市居民中结合实际情况,向群众介绍有关中毒的预防和急救知识,可同时因地制宜进行防毒的健康教育,如我国北方初冬向居民宣传预防煤气中毒;农村使用农药季节宣传预防农药中毒。

(2)不吃有毒或变质的食品:新鲜腌制咸菜或变质韭菜、菠菜等含较多硝酸盐,进入肠道被细菌还原为亚硝酸盐,吸收后使血红蛋白氧化为高铁血红蛋白,导致机体缺氧,故新近腌制咸菜、变质韭菜、菠菜、萝卜等蔬菜不可食用。苦井水含较多硝酸盐和亚硝酸盐,应禁食。

另不要用镀锌器皿存放食品。棉籽油含有棉酚,为工业用油不可食用。大量食用未长熟(青紫皮马铃薯)或发芽马铃薯可引起急性中毒,少许发芽马铃薯应深挖其发芽部分,并浸泡半小时以上,才可煮炒食用。有些植物如蕈类如果不易辨认有无毒性,不可进食;有些动植物如河豚、木薯、附子等经过适当处理后,可消除毒性。

(3)加强毒物管理和个人防护:严格遵守毒物的防护和管理制度,加强毒物的保管。在化学物质的生产过程中,应采用机械化、自动化、管道化、密闭化的设备,防止毒物"跑、冒、滴、漏"。厂矿中有毒物的车间和岗位加强局部通风和全面通风,以排出毒物。遵守车间空气中毒物最高允许浓度的规定,注意废气、废水、废渣的治理。喷洒农药、灭鼠药、抢救意外事故,或进入空气中含有高浓度毒物的场所,要加强个人防护,穿防护衣服,戴防毒面具。农药中杀虫剂和杀鼠剂毒性很大,要加强保管,装杀虫剂容器要加标记,投放鼠药也应有标记,以免误食。

第二节　常见急性中毒患者的护理

在工农业生产和日常生活中,急性中毒已成为威胁人类健康的主要原因之一,其发病急骤,病情变化迅速,若不积极治疗,可危及生命。目前常见的有有机磷杀虫药中毒、急性一氧化碳中毒、镇静催眠药中毒等。

一、有机磷杀虫药中毒

有机磷杀虫药是我国目前最为普遍使用的农业杀虫药,对人畜均有毒性,多呈油状或结晶状,色泽淡黄至棕色,稍有挥发性,且有大蒜臭味。一般难溶于水,在碱性或高温条件下易分解失效(敌百虫除外)。在生产、包装、运输、销售、尤其在使用和生活中易致急性有机磷杀虫药中毒。

(一)病因和发病机理

1. 毒物分类　国内生产的有机磷杀虫剂的毒性按大鼠急性经口进入体内的半数致死量(LD_{50})分为4类,对有效抢救有机磷中毒具有重要参考价值。

(1)剧毒类:$LD_{50}<10$ mg/kg,如甲拌磷(3911)、内吸磷(1059)、对硫磷(1605)、八甲磷等。

(2)高毒类:LD_{50}为$10\sim100$ mg/kg,如甲基对硫磷、甲胺磷、氧化乐果、敌敌畏。

(3)中毒类:LD_{50}为$100\sim1\,000$ mg/kg,如敌百虫、乐果、乙硫磷、倍硫磷、二嗪农(地亚农)。

(4)低毒类:LD_{50}为$1\,000\sim5\,000$ mg/kg,如马拉硫磷等。

2. 中毒原因

(1)生产性中毒:在生产过程中,有机磷杀虫剂在精制、出料、包装等生产过程中,由于设备密闭不严,化学物"跑、冒、滴、漏",或在事故抢修过程中,毒物污染衣服、口罩,或手套破损,污染皮肤,或吸入呼吸道所致。

(2)使用性中毒:有机磷杀虫剂在运输、保管和使用过程中,不注意个人防护,违反操作规程,有机磷杀虫剂经呼吸道、皮肤、黏膜吸收而中毒。有机磷杀虫剂具有高度脂溶性,易侵入皮肤,对皮肤无刺激,不易被察觉,中毒的危险性较大。

(3)生活性中毒:在生活环境中,由于误服被有机磷杀虫剂污染的水源、蔬菜和食物;误服或自服杀虫药,经消化吸收而中毒。

3. **毒物的吸收和代谢** 有机磷杀虫剂主要经过胃肠道、呼吸道、皮肤和黏膜吸收。吸收后迅速分布全身各脏器,其中以肝内浓度最高,其次为肾、肺、脾等,肌肉和脑最少。有机磷杀虫剂主要在肝内代谢进行生物转化。一般氧化后毒性反而增强,然后经水解后降低毒性。如对硫磷氧化形成对氧磷,对胆碱酯酶的抑制作用要比前者强 300 倍,内吸磷氧化后形成亚枫,其抑制胆碱酯酶的能力增加 5 倍。有机磷杀虫药最终大部分由肾脏、小部分由粪便排出,排出较快,吸收后6~12小时血中浓度达高峰,48 小时后排出体外。

4. **中毒机制** 有机磷杀虫剂的毒性作用是与乙酰胆碱酯酶的酯解部位结合成磷酰化胆碱酯酶,后者比较稳定,且无分解乙酰胆碱能力。乙酰胆碱为胆碱能神经末梢的化学传导介质。胆碱能神经包括副交感神经节前和节后纤维,交感神经前纤维和部分节后纤维(支配汗腺分泌及血管收缩),横纹肌的运动神经肌肉接头,以及中枢神经系统细胞的突触。乙酰胆碱大量积聚导致胆碱能神经先兴奋后抑制,出现一系列毒蕈碱样、烟碱样和中枢神经系统症状,严重者可昏迷以至呼吸衰竭而死亡。

(二)护理评估

1. **病史** 应详细询问毒物侵入时间、途径、剂量。生产性及使用性中毒,应有明确的接触史;生活性中毒,多为误服或自服,有时为间接接触或摄入,均应详细询问患者或陪同人员;患者近来生活和工作情况、精神状态、情绪变化、现场有无药瓶或其他可疑物品、同餐者有无类似症状,同时还应注意患者呕吐物、呼出气味有无刺激性大蒜味等。

2. **临床表现** 急性中毒发病时间与毒物种类、剂量和侵入途径密切相关。经皮肤吸收中毒,一般在接触2~6小时后发病,口服中毒在 10 分钟至 2 小时内出现症状。

(1)毒蕈碱样症状:主要是副交感神经末梢兴奋所致,类似毒蕈碱作用,表现为平滑肌痉挛和腺体分泌增加,出现恶心、呕吐、腹痛、多汗、流泪、流涕、流涎、腹泻、尿频、大小便失禁、心跳减慢和瞳孔缩小。支气管痉挛和分泌物增加、咳嗽、气促,严重患者出现肺水肿。

(2)烟碱样症状:乙酰胆碱在横纹肌神经肌肉接头处过多蓄积和刺激,使面、眼睑、舌、四肢和全身横纹肌发生肌纤维颤动,甚至全身肌肉强直性痉挛,表现为全身紧缩和压迫感。而后发生肌力减退和瘫痪,呼吸肌麻痹引起周围性呼吸衰竭。交感神经节受乙酰胆碱刺激,其节后交感神经纤维末梢释放儿茶酚胺使血管收缩,引起血压增高、心跳加快和心律失常。

(3)中枢神经系统症状:主要表现头晕、头痛、疲乏、共济失调、烦躁不安、谵妄、抽搐、昏迷等。

(4)其他表现

1)症状复发:中、低毒类有机磷杀虫剂如乐果、马拉硫磷口服中毒,经急救后临床症状好转,可在数日至一周后突然急剧恶化,重新出现有机磷急性中毒的症状,甚至发生肺水肿或突然死亡。临床上称为中毒后"反跳"现象,这可能与残存在胃肠道、皮肤、毛发、指甲的有机磷杀虫剂重新吸收,或阿托品等解毒药停用过早或减量过快,或中毒性心肌炎引起严重心律失常等原因有关。

2)迟发性多发性神经病:个别重度中毒者,在急性中毒症状消失后 2~3 周可发生迟发性神经损害,出现感觉、运动型多发性神经病变表现,主要累及肢体末端,两侧对称,下肢较重,可向上发展。表现为肢端麻木、疼痛、腿软、无力、甚至下肢瘫痪,四肢肌肉萎缩等。目前认为这种病变可能是有机磷杀虫剂抑制神经靶酯酶并使其老化所致。

3)中间型综合征:少数病例在急性中毒症状缓解后和迟发性神经病变发生前,一般在急性中毒后 24～96 小时突然发生肢体近端肌肉、颅神经支配的肌肉以及呼吸肌麻痹而死亡,称"中间性综合征",其发病机制与胆碱酯酶长期受抑制,导致突触后神经-肌肉接头处功能障碍有关。病死前先有颈、上肢和呼吸肌麻痹。累及颅神经者,出现眼睑下垂、眼外展障碍和面瘫。

　　4)局部损害:有机磷杀虫剂污染眼部,引起结膜充血,瞳孔缩小。敌敌畏、敌百虫、对硫磷、内吸磷污染皮肤,可引起过敏性皮炎、水泡和脱皮。

　　(5)中毒程度:按病情可分为三级:①轻度中毒:表现为头晕、头痛、流涎、恶心、呕吐、腹痛、多汗、视力模糊、瞳孔轻度缩小;②中度中毒:除轻度中毒症状外,尚有肌束颤动、大汗淋漓、瞳孔明显缩小、呼吸困难、精神恍惚、步态蹒跚;③重度中毒:除上述外,瞳孔极度缩小、呼吸极端困难、发绀、昏迷、惊厥。

　　3. 心理社会状况　误服误用者因突然发病而导致精神紧张、恐惧感或愤怒怨恨的心理,并为是否留有后遗症而担忧。蓄意服毒患者往往心理素质脆弱、缺乏自我调节能力,易出现激动、愤怒或抑郁的情绪反应;苏醒后,易产生矛盾心理,既想解脱身心痛苦,又交织着悔恨、羞耻等复杂心理,产生自卑、抑郁,不愿亲友同事探访。个别患者消极情绪严重,有再次自杀的念头。

　　4. 实验室检查　血液中胆碱酯酶活力测定是诊断急性有机磷杀虫剂中毒的特异性指标,是判断中毒程度、评估疗效及预后的重要依据。血液中胆碱酯酶活力与病情轻重相平行,如以正常人血液胆碱酯酶活力值定为 100%,轻度中毒者血液胆碱酯酶活力为 70%～50%;中度中毒者血液胆碱酯酶活力为 50%～30%;重度中毒者血液胆碱酯酶活力为 30%以下。对患者胃内容物或呼吸道分泌物做有机磷化合物鉴定,或尿中有机磷分解产物测定,有助于诊断。

　　(三)急救原则
　　急性有机磷杀虫剂中毒往往发病急,病情变化快,在抢救过程中应严密观察,根据病情及时采取抢救措施。

　　1. 迅速清除毒物　经呼吸道吸入中毒者,立即脱离现场,转移至空气新鲜地方;皮肤染毒者脱去污染的衣服,用肥皂水或清水彻底清洗污染皮肤、毛发和指甲;眼部污染者可用 2%硫酸氢钠溶液或生理盐水冲洗。口服中毒者用清水、生理盐水、2%硫酸氢钠溶液(敌百虫忌用)或 1∶5 000 高锰酸钾溶液(对硫磷、乐果忌用)反复洗胃,直至洗清无异味为止。重度中毒者,常需反复洗胃,洗胃后硫酸钠导泻。

　　2. 特效解毒药应用
　　(1)胆碱酯酶复能剂:常用药物为解磷定、氯磷定、双复磷、双解磷,其作用为肟类化合物通过竞争作用,夺取磷酰化胆碱酯酶中的磷酰基,使其与胆碱酯酶的酯解部位分离,从而使被抑制的胆碱酯酶恢复活力,消除烟碱样症状,但对毒蕈碱样症状作用较差。解磷定和氯磷定对内吸磷、对硫磷、甲胺磷、甲拌磷等中毒的疗效好,对敌百虫、敌敌畏等中毒疗效差,对乐果和马拉硫磷中毒疗效可疑。双复磷对敌敌畏及敌百虫中毒效果较解磷定为好。胆碱酯酶在 72 小时已老化,肟类化合物对老化的胆碱酯酶没有复能作用,对急性中毒迁延过久或慢性中毒无效。应用原则早期、适量、联合、反复、短程(持续时间不超过 72 小时)。

　　(2)抗胆碱药:常用制剂为阿托品,其作用能拮抗乙酰胆碱对副交感神经和中枢神经系统的作用,解除平滑肌痉挛,抑制腺体分泌,防止肺水肿,消除毒蕈碱样症状,兴奋呼吸中枢,消除或减轻中枢神经系统症状。对烟碱样症状无效,也不能恢复胆碱酯酶活力。应用原则是早期、足量、联合、反复、全程。

阿托品使用剂量可以根据病情而定,每 10～30 分钟或 1～2 小时给药一次,直到症状明显好转或患者出现"阿托品化"表现为止。阿托品化的指标为:瞳孔较前扩大、口干、皮肤干燥、颜面潮红、心率增快、肺部湿啰音基本消失、意识障碍减轻以至苏醒,此时应减少阿托品剂量或停药。用药过程中应密切观察阿托品化指标,并随时调整剂量,防止阿托品中毒。如出现瞳孔扩大、神志模糊、烦躁不安、抽搐、昏迷和尿潴留等,提示阿托品中毒,应立即停用。

胆碱酯酶复能剂与阿托品两药合用,是治疗有机磷杀虫剂中毒最理想的方法。轻度中毒可单独应用胆碱酯酶复能剂。两种药物联合应用时,阿托品的剂量应减少,以避免发生阿托品中毒。

(3)复方制剂:是将生理性拮抗剂与中毒酶重活化剂组成复方制剂。它既能对毒蕈碱样、烟碱样和中枢神经系统症状有较好的对抗作用,又能对被抑制的胆碱酯酶恢复活性。常用解磷注射液(每支含阿托品 3 mg,苯那辛 3 mg,氯磷定 400 mg),首次剂量:轻度中毒用 1～2 ml,中度中毒用 2～4 ml,重度中毒用 4～6 ml。必要时可重复应用,但需另加解磷定,轻度中毒用 0.5 g 以内,中度中毒用 0.5～1.0 g,重度中毒用 1.0～1.5 g,常规采用肌内注射,必要时可静脉注射。该制剂起效快,作用时间持久,目前临床上已广泛使用。

3. 对症治疗 有机磷杀虫剂中毒主要的死亡原因是呼吸衰竭,其次为休克,心肌损害和心搏骤停。呼吸衰竭的原因有肺水肿、呼吸肌麻痹及脑水肿。因此,对症治疗的重点就是维持正常呼吸和循环功能,保持呼吸道通畅,合理用氧,应用机械通气;防止脑水肿、肺水肿、心律失常、休克、急性肾衰竭;纠正水、电解质紊乱,维持酸碱平衡。脑水肿者应用脱水剂,肺水肿者应用阿托品,心律失常者应用抗心律失常药,持续发生惊厥者可用地西泮控制抽搐,休克者应用抗休克药,有感染者应用抗生素。

(四)护理措施

1. 急救护理

(1)迅速清除毒物

1)呼吸道吸入性毒物:迅速将患者撤离中毒环境,转移到空气新鲜地方,松开上衣领口和裤带,必要时吸氧。

2)皮肤黏膜侵入性毒物:脱去污染衣服,用清水冲洗皮肤、指甲、毛发。若溅入眼内,应立即清水反复冲洗,忌用热水及乙醇擦洗。

3)口服中毒:即刻予以催吐、洗胃、导泻和灌肠,早期反复洗胃,可彻底清除胃内毒物,改善病情,洗胃过程中应密切观察呼吸、心率、节律、神志等变化,一旦有呼吸、心搏骤停,应立即停止洗胃,迅速抢救。待病情平稳后再继续洗胃,直至洗出液澄清、无有机磷杀虫药味为止,但仍应保留胃管 24 小时以上,以防止症状反复,再次洗胃。洗胃时动作应轻柔,插胃管时必须保证胃管确在胃内,才能注入洗胃液。每次注入量不超过 300 ml,且每次灌液后尽量排尽,拔管前先将胃管前部夹闭再拔管,避免吸入性肺炎、食管破裂、胃穿孔等并发症发生。

(2)加强病情监护:有机磷杀虫剂中毒发病急骤,症状严重,病情变化迅速,故应加强生命体征监测,密切观察病情变化,注意体温、脉搏、呼吸、血压、瞳孔、尿量、神志的改变。

(3)阿托品的应用与护理:有机磷杀虫剂中毒后,体内有大量乙酰胆碱积聚,对阿托品耐受力明显增加,用量远远超过常规剂量,特别是重度中毒,所需总量更大。故临床实践中应严密观察毒蕈碱中毒症状程度,以此来决定阿托品的用药剂量,不可按固定医嘱用药,应按照在观察中应用,在应用中观察的用药原则,仔细观察病情,将阿托品用至肺部湿啰音明显减少,即达到阿托品化为度。阿托品化后减量或延长给药间隔时间。在用药过程中密切阿托品化指标,并随时调整剂量,防止阿托品中毒,由于阿托品化与阿托品中毒剂量很接近,既要积极足量使用,又要谨慎细致观察,一旦出现阿托品中毒表现,应及时停用阿托品,进行观察。必要时大量补液,或用毛果芸香碱进行拮抗。治疗中,应注意观察体温、心率、瞳孔大小、皮肤黏膜颜色、神经系统表现,以及有无尿潴留等,有助于阿托品化与阿托品中毒的鉴别(见表 8 - 1)。

表 8 - 1　阿托品化与阿托品中毒的主要区别

阿托品化		阿托品中毒
体温	正常或轻度升高,<39 ℃	高热,>39 ℃
心率	增快,≤120 次/分,脉搏快而有力	心动过速甚至有室颤发生,>120 次/分
皮肤	颜面潮红、干燥	紫红、干燥、绯红
瞳孔	由小扩大后不再缩小,<4.5 mm	极度扩大,>4.5 mm
神经系统	意识清楚或模糊	谵妄、幻觉、双手抓空、昏迷
尿潴留	无尿潴留	有尿潴留

(4)胆碱酯酶复能剂的应用与护理:胆碱酯酶复能剂能使被抑制的胆碱酯酶恢复活力,消除烟碱样症状,因此在应用过程中,应严格掌握复能剂应用原则、药理作用、给药方法、足量和停药指标以及使用注意事项。密切观察有无毒副作用的发生,以防止过量中毒。

1)应用原则:早期、适量、反复、联合、短程。一旦确诊为有机磷杀虫药中毒,即刻使用,一般认为中毒 30 分钟内使用效果最好,首次需冲击剂量(负荷量),如解磷定 10～30 mg/kg,达到有效血浓度后,再以适量静滴。胆碱酯酶在 72 小时已老化,而复能剂很难使已老化的胆碱酯酶复活,且此类复能剂在体内排泄快,作用仅能维持 1.5～2 小时。故使用此类药物必须短程、反复给药。

2)常用的胆碱酯酶复能剂种类较多,常用的有:①氯磷定:含肟量高,重活化作用较强,水溶性好,既能静脉注射,又能肌内注射,1～5 分钟起效,半衰期为 1～1.5 小时,毒副作用较小。WHO 已将氯磷定推荐为救治急性有机磷杀虫剂中毒的首选肟类复活药。根据中毒程度给药,达到有效血浓度后,根据病情每 1～4 小时给药 1 次,每天不超过 10 g。②碘解磷定:按 1.53 g 等于氯解磷定 1 g 换算,缓慢静注,由于其水溶性差,副作用大,已逐渐被氯磷定代替。

3)足量和停药指标:用药后烟碱样症状消失,血胆碱酯酶活力恢复至正常 40%～60%,则说明胆碱酯酶剂量过大,应停药。停药期间应密切观察病情变化,及时复查血胆碱酯酶活力,必要时继续用药,但应防止中毒,若在用药过程中每天剂量超过 10 g,烟碱样症状无改善,反而加剧,且出现口苦、恶心、血压升高、呼吸减慢,则应立即停药,遵医嘱给予快速补液,大剂量注射维生素 C,以促进排泄和解毒功效,并同时观察生命体征变化。

4)毒副作用:①氯磷定副作用较小,用后有短暂的眩晕、视物模糊、血压升高、心律失常等,用量过大可引起癫痫样发作;②解磷定剂量较大时,尚有口苦、咽痛、恶心、血压升高等,注射过快可引起短暂性呼吸抑制,甚至反抑制胆碱酯酶活性;③双复磷可透过血脑屏障,迅速控制中枢神经系统症状,兼有阿托品样作用,故副作用较明显,可有头部发胀、口周麻木、颜面潮红、全身灼热感及恶心、呕吐,剂量过大,还可引起室性早搏、传导阻滞,甚至发生中毒性肝炎。

5）用药注意事项：①解磷定见光易变质，水溶性不稳定，因含碘刺激性大，不宜肌内注射，静脉注射时应避免药液外渗，引起剧烈疼痛和麻木感。因此，静注时必须保证针头在血管内才可注射药物，但碘过敏者禁用。②复能剂在碱性环境中极不稳定，易水解生成剧毒的氰化物，而使毒性加剧，故禁与碱性药物合并使用，若需用必须间隔给药。③轻度中毒可单独使用胆碱酯酶复能剂，复能剂与阿托品合用时，阿托品剂量应减少，以免发生阿托品中毒。

（5）复方制剂的应用与护理：常用有解磷注射液，根据中毒程度调整剂量，首次用药 1～2 小时后，若中毒症状基本消失，全血胆碱酯酶活力恢复至正常值的 50％ 甚至 60％ 以上时，可考虑停药观察；若中毒症状未完全消失或血胆碱酯酶活力低于 50％ 以下时，遵医嘱给予首次用药的半量，并密切观察病情变化，注意有无新症状出现或原有症状加剧。停药后无明显中毒症状和胆碱酯酶活力仍可保持在正常值的 60％ 以上时，即可出院。

解磷注射液虽为抢救重度有机磷杀虫剂中毒的首选用药，但在应用过程中仍应注意观察不良反应的发生，如瞳孔散大、口干、皮肤干燥、颜面潮红、心率加快等，用药过量可出现头痛、神志模糊、烦躁不安、抽搐、昏迷和尿潴留等，无需特殊处理，停药后即可恢复。

（6）密切观察有无"反跳"与猝死的发生："反跳"和猝死是有机磷杀虫剂中毒死亡的第二个高峰（第一个死亡高峰是中毒后 24 小时内，为胆碱能危象）。一般发生在中毒后 2～7 天，其死亡率占急性中毒的 7％～8％。为了避免或减少"反跳"的发生，首先应尽可能清除残存在胃肠道、皮肤、毛发、指甲处的有机磷杀虫剂，以防止重新被吸收入血；其次，严格遵循阿托品使用原则、停药或减量的指征，切不可过早停药或过快减量；再次，在用药过程中，密切观察有无并发症发生，一旦有并发症出现，立即予以相应处理。一旦发生"反跳"或"反跳"的先兆症状，如胸闷、流涎、出汗、言语不清、吞咽困难、神志模糊等，应争分夺秒地抢救患者，迅速建立静脉通路，彻底清除残存在体内或体表的毒物，尽早应用特效解毒剂，并密切观察药物的反应，减量或停药的指征，做好病情记录及 24 小时出入量记录，监测心、肝、肾等重要脏器功能，严密观察病情变化，防止脏器衰竭。

2. 一般护理

（1）饮食护理：吸入性或皮肤黏膜侵入性中毒，应鼓励患者早期进食，宜选择清淡、少渣的流质或半流质，逐渐恢复普食；口服中毒者，不宜过早进食，待病情稳定，神志清醒后可试验性饮食，予以米糊、米汤、面糊、藕粉、蛋清等温流质为主，禁食刺激性、高脂食物，以免引起胆道系统和胃黏膜皱襞毒物再次进入血液；昏迷者应鼻饲单糖或双糖类食物，禁用牛奶及高糖类食物。饮食中应注意营养素、水、电解质、维生素的补充。

（2）对症护理：高热者采用物理降温；尿潴留者予以导尿；惊厥者控制抽搐防止外伤；有感染迹象的予以抗生素治疗；呼吸困难者应注意保持呼吸道通畅，持续吸氧。

（3）口腔护理：口服中毒者因有机磷杀虫剂对口腔黏膜的刺激性，造成黏膜损害，插胃管或气管插管时对口腔或咽喉部黏膜的损害，再应用阿托品治疗，患者唾腺分泌减少，口腔自净能力减退，故容易导致口腔感染，因此，做好口腔护理是非常必要的。昏迷患者每天做 1～2 次口腔护理，以达到清洁口腔、消除口腔异味、预防感染的目的；神志清醒患者给予盐水或清水漱口。

（4）心理护理：对自杀患者应详细了解其心理社会状况，自杀患者清醒后都不愿讲出自杀的原因，但其内心矛盾复杂，十分痛苦，可能还有再次自杀的念头。因此，护理人员应以诚恳的态度与患者多交流，向患者解释自杀的危害性，开导患者叙述心理问题，建立良好的护患关系,增加患者的信任感和安全感,给予说服、安慰、体贴、疏导,消除思想顾虑,打消自杀念头,同时应与患者家属、亲戚及同事沟通,做好他们的思想工作,争取社会各方面的同情和理解,帮助患者正确地对待人生,提高心理应激能力,以便出院后能尽快适应环境,投入社会。

3. 健康教育

(1)普及预防有机磷农药中毒的相关知识:向农药生产者、使用者特别是农民广泛宣传,使其意识到各类有机磷农药都可通过皮肤、黏膜、呼吸道、胃肠道吸收进入体内而致中毒,因此在喷洒农药时应遵守操作规程,加强个人防护,穿长袖衣裤及鞋袜,戴口罩、帽子及手套,下工后用碱水或肥皂洗净手和脸,方能进食、抽烟。污染衣物及时洗净,农药盛具要专用或用完后销毁,严禁装食品、牲口饲料等。生产和加工有机磷化合物的工厂,生产设备应密闭化,并经常进行检修,防止有机磷化合物外溢。工人应定期体检,测定全血胆碱酯酶活力,若全血胆碱酯酶活力在60%以下,应尽早治疗,不宜工作。

(2)出院时应向家属交代,患者需要在家休息2~3周,按时服药,不可单独外出,以防发生迟发性神经症状。急性中毒除个别出现迟发性神经症状外,一般无后遗症。

(3)因自杀中毒者出院时,应教导患者学会如何应对应激原的方法,更重要的是要争取家庭和社会的大力支持。

二、急性一氧化碳中毒

在生产和生活环境中,一氧化碳(CO)是由含碳物质燃烧不完全产生的无色、无臭、无刺激性、不溶于水的窒息性气体,若不注意煤气管道的密闭和环境的通风等预防措施,吸入过量的CO后可发生急性一氧化碳中毒。

(一)病因和发病机制

1. 中毒原因 CO分子量为28.01,比重为0.967 g/L。空气中的CO浓度达12.5%时,有爆炸的危险。人体吸入空气中CO含量超过0.01%时,就有急性中毒的危险。

(1)工业生产性中毒:高炉煤气、炼钢、炼铁、炼焦、烧窑、矿井、机动车尾气、煤气管道漏气、煤矿瓦斯爆炸等都可产生大量CO于环境中,若环境通风不良或防护不当,使空气中CO浓度超过允许范围,而吸入中毒。

(2)日常生活性中毒:家用煤炉、煤气、吸烟和被动吸烟,若室内门窗紧闭,火炉无烟囱,或烟囱堵塞、漏气、倒风以及在通风不良的浴室使用燃气热水器,密闭空调车内滞留时间过长,都可能发生CO中毒。失火现场也可发生中毒,利用煤气自杀或他杀也是常见的原因。

2. 中毒机制

(1)CO经呼吸道吸入,迅速弥散入肺泡壁毛细血管内,进入血液循环,约85%立即与血液中红细胞的血红蛋白(Hb)紧密结合,形成稳定的碳氧血红蛋白(COHb)。CO与Hb的亲和力比O_2与Hb大240倍,而其解离速度比氧合血红蛋白慢3 600倍,COHb无携带氧的功能,并使血红蛋白氧解离曲线左移,血氧不易释放给组织,造成细胞缺氧。此外,高浓度的CO还可与肌蛋白结合,损害线粒体功能;CO与细胞色素氧化酶结合,抑制细胞色素氧化酶的活性,阻碍细胞对氧的利用。CO可透过胎盘屏障对胎儿产生毒害作用。

(2)CO中毒时,大脑和心脏最易遭受损害,表现为:脑血管麻痹脑内微循环障碍,三磷腺苷耗尽,钠泵运转障碍,而致脑水肿;缺氧产生大量氧自由基等,损伤脑组织及血脑屏障,因此,重症者可发生脑疝,危及生命。

（二）护理评估

1. 病史　应询问发病现场情况，如煤炉烟囱有无堵塞、外漏，室内通风如何，患者停留时间，以及同室他人有无同样症状等。

2. 急性中毒表现

（1）按中毒程度可分为轻度、中度、重度三级。

1）轻度中毒：患者有头痛、头晕、恶心、呕吐、心悸、四肢无力、视物不清、感觉迟钝、嗜睡等，原有冠心病的患者可出现心绞痛。血液 COHb 浓度在 10%～30% 之间，患者神志清楚，脱离中毒环境、及时吸入新鲜空气或氧疗后症状很快消失。

2）中度中毒：患者处于浅昏迷或中度昏迷状态，皮肤、黏膜发绀或呈樱桃红色。血液碳氧血红蛋白浓度在 30%～50% 之间。经积极治疗，数小时后可清醒，无明显并发症和后遗症。

3）重度中毒：患者深昏迷，初期四肢肌张力增强，以后各种反射减弱、消失。常有惊厥、瞳孔散大、呼吸不规则或呼吸抑制，大小便失禁，可有血压下降、心律失常、酸中毒。血液碳氧血红蛋白浓度高于 50%。多数患者经积极治疗，可逐渐痊愈。少数患者可并发吸入性肺炎、肺水肿、心肌损害、心脏传导阻滞、上消化道出血、脑局灶性损害等。

（2）急性 CO 中毒迟发脑病（神经精神后发症状）：部分重度急性 CO 中毒患者抢救苏醒后，经过 2～21 天的"假愈期"，可出现下列临床表现：①精神意识障碍，呈现遗忘症、痴呆、谵妄状态或去大脑皮层状态；②锥体外系神经障碍，出现震颤麻痹综合征（表情淡漠、四肢肌张力增强、静止性震颤、前冲步态）；③锥体外系神经损害，如偏瘫、病理反射阳性或大小便失禁等；④大脑皮质局灶性功能障碍，如失语、失明、不能站立及继发性癫痫；⑤周围神经炎及球后视神经炎、颅神经麻痹。

3. 心理社会状况　一氧化碳中毒常为意外发生，短期内病情严重，患者及家属毫无思想准备，无应对能力而表现为慌乱、措手不及，责备自己缺乏安全措施，感到懊悔，对病情的变化表现出焦虑不安，希望医护人员全力抢救，重度中毒者常因并发症迟发性脑病而出现悲观失望、自卑厌世的心理。对蓄意中毒者，产生矛盾心理，表现出自卑、抑郁、甚至再自杀的念头。

4. 实验室检查

（1）血液碳氧合血红蛋白（COHb）测定：血 COHb 测定是诊断 CO 中毒的特异性指标，明确诊断且有助于分型和估计预后。但需在脱离现场 8 小时内采取血标本诊断价值较大，因为脱离现场 8 小时后 COHb 即逐渐消失，采用加减法和分光镜检查法可有阳性反应。

（2）脑电图检查：可见弥漫性低波幅慢波与缺氧性脑病进展相平行。

（3）头颅 CT 检查：脑水肿时可见脑部有病理性密度减低区。苍白球常见软化、坏死，两侧常对称，大脑深部白质坏死、髓鞘脱失改变。

（三）急救原则

1. 立即脱离中毒环境　迅速将患者转移到空气新鲜的地方，松开衣领和裤带，注意保暖，有条件给予吸氧。呼吸心搏骤停者，立即行心肺脑复苏。

2. 积极纠正缺氧　吸入氧气能加速碳氧血红蛋白离解，促使 CO 排出。吸入含 5%～7% 二氧化碳的氧气比纯氧更能有效地刺激呼吸，加速 CO 排出。吸入新鲜空气时，CO 由 COHb 释放出半量约需 4 小时，24 小时可全部排出，吸入纯氧时可缩短至 30～40 分钟，吸入 3 个大气压的纯氧可缩短至 20～30 分钟。对昏迷、有癫痫样发作、血液 CO 浓度高于 25%

者,应给予高压氧疗法。在 3 个大气压下吸入纯氧,能提高肺泡氧分压,促使毛细血管中的氧向细胞内弥散、可在半个小时内使绝大部分 CO 排出,迅速纠正组织缺氧,降低病死率,减少并发症。早期治疗有效率达 95%,若中毒超过 36 小时,则收效甚微。

3. 防治脑水肿　重度中毒 24～48 小时,脑水肿发展到高峰,常用脱水剂为 20% 甘露醇 125～250 ml 静脉快速滴注,根据病情每日 2～4 次,待 2～3 天后,颅内压增高现象好转可减量、停药。

4. 促进脑细胞代谢　常用药物有细胞色素 C、大剂量维生素 B、维生素 C、CoA、ATP、胞二磷胆碱等。

5. 对症治疗　脑性高热或昏迷时间超过 10 小时者,可用物理降温方法如冰帽或实施人工冬眠疗法,使体温保持在 32 ℃左右;抽搐者选用地西泮,10～20 mg 静脉注射;呼吸衰竭者应保持呼吸道通畅,及时实施气管插管或气管切开,或辅助机械通气;有感染迹象者,应用抗生素防治感染;注意加强营养,纠正酸中毒,维持水、电解质平衡。

6. 防治并发症和后遗症　昏迷患者定时翻身,适当选用抗生素,防止发生压疮和肺炎;重度中毒者经抢救苏醒后,应绝对卧床休息,密切观察 2 周,防止神经系统和心脏并发症的发生。

(四)护理措施

1. 急救护理

(1)吸氧:使患者尽快脱离中毒现场,保持呼吸道通畅,清除呼吸道分泌物,必要时行气管插管或气管切开,给予纯氧或含 5%～7% 二氧化碳的混合氧吸入,有利于 CO 排出,有条件时应积极采用高压氧舱治疗。COHb 的半衰期约为 4 小时,故用高压氧治疗宜早期,最好在中毒后 4 小时内进行。高压氧下动脉血溶解氧即可满足组织细胞的氧供,而不需要 Hb 携氧;并使毛细血管内的氧向周围细胞弥散,迅速纠正组织缺氧;并加速 COHb 的离解,恢复 Hb 的正常功能;同时可使颅内血管收缩而降低颅内压,改善有氧代谢有利于纠正酸中毒。一般高压氧舱治疗压力为 0.2～0.3 MPa,每次 1 小时,每天 1 次,重度中毒者,每天 2 次,7～10 次为一疗程。高压氧治疗的副作用最多见为中耳气压伤,可用 10% 麻黄素(或 1% 呋嘛滴鼻剂)治疗。

(2)加强病情监护

1)严密观察病情变化,对重度中毒患者注意呼吸、血压、脉搏、心率和瞳孔的变化,一旦病情恶化,应及时通知医生予以相应处理。

2)对昏迷患者应保持呼吸道通畅,定时翻身以防止压疮和肺炎发生;注意营养,必要时鼻饲;高热抽搐者能影响脑功能,可采用物理降温法,如头部用冰帽、体表用冰袋,使体温保持在 32 ℃左右,如降温过程中出现寒战或体温下降困难时,可配合使用冬眠药物。

3)对昏迷苏醒的患者,应做咽拭子、血、尿培养;如有并发症,给予相应处理。为有效控制肺部感染,应选择广谱抗生素。此外对苏醒患者,应密切观察神经系统和心脏并发症的发生,尽可能临床观察 2 周,准确记录 24 小时出入量,注意补液种类、补液量、速度,以防脑水肿、肺水肿以及水、电解质失调等。

4)一旦有急性 CO 中毒迟发性脑病发生,应及时予以高浓度吸氧,有条件高压氧舱治疗;保持呼吸道通畅,呼吸停止者应做人工呼吸,必要时做气管切开,备好呼吸机;有效控制脑水肿、肺水肿和心肌损害,纠正水、电解质、酸碱平衡;高热者予以头部物理降温为主的冬眠疗法;抽搐者予以地西泮 10 mg 静注,同时加强护理,再予以促进脑细胞代谢药物,可给予纳洛酮 0.4～0.8 mg 静脉注射,促进清醒,必要时可重复用药,以缩短昏迷时间。

2. 一般护理

(1) 饮食护理:轻、中度 CO 中毒后,神志清可给予清淡、易消化流质或半流质饮食,宜选用高热量、高蛋白、高维生素、少刺激、少油腻的食物。重度 CO 中毒者,神志不清,可予以鼻饲营养,应进高热量,高维生素饮食,呕吐者应加强口腔护理,头偏向一侧,防止呼吸道阻塞。

(2) 对症护理:高热者采取物理降温,降温同时应注意保暖,行人工冬眠患者应注意观察体温、脉搏、血压等基础生命指标,肛温保持在 32 ℃为宜。惊厥者控制抽搐,做好安全防护,防止自伤或坠伤,尿潴留者予以导尿,勤翻身,多按摩,以防压疮形成和呼吸道、泌尿系感染发生。

(3) 心理护理:轻、中度 CO 中毒者,可不留后遗症,但患者有心理紧张、焦虑、恐惧、担心有后遗症发生,因此,护理人员应有高度的同情心和责任心,关心、疏导、解释,消除患者思想顾虑。对重度 CO 患者可留有严重的神经系统后遗症,神志清醒后,常产生紧张、恐惧、焦虑等不良心理反应,护理人员应多守候在病室,与患者交谈,建立良好的护患关系,增加患者的信任和安全感,给予解释、关心、体贴、同情、疏导,消除不良的心理情绪,增强康复信心,以便更好地配合护理和功能锻炼。

3. 健康教育

(1) 加强预防 CO 中毒的宣传,家庭用火炉要安装烟囱,使烟囱严密不可漏气,保持室内通风。

(2) 厂矿要认真执行安全操作规程。煤气发生炉和管道要经常维修以防漏气。应设置专人负责矿井下空气中 CO 浓度的监测和报警。进入高浓度 CO 的环境内执行紧急任务时,要戴好特制的 CO 防毒面具,系好安全带,两人同时工作,以便彼此监护和互救。要定期测定存在 CO 的车间及实验室空气中 CO 浓度(我国规定车间空气中 CO 最高容许浓度为 30 mg/m³)。

(3) 轻度中毒可完全恢复,重症昏迷时间长者,常预后较差,合并迟发性脑病者恢复较慢,多呈持久性症状。

(4) 出院时留有后遗症者,应鼓励继续治疗的信心,如有智力丧失或低能者应嘱其家属细心照料,并教会家属对患者进行语言或肢体功能训练的方法。

三、镇静安眠药中毒

镇静催眠药物中毒系一次性或短时间内服用大剂量具有镇静、催眠作用的药物引起的以中枢神经系统抑制为主要症状的急性疾病,严重者可导致死亡。长期滥用催眠药物可引起耐药性和依赖性而导致慢性中毒。突然停药或减量可引起戒断综合征。

(一) 病因和发病机制

1. 中毒原因　镇静催眠药物最常见的为苯巴比妥类和苯二氮䓬类,中毒原因常为药物的滥用、误服和自杀自服,中毒途径绝大多数是口服,少数为静脉或肌肉途径。镇静催眠类药物作用时间及常用药物见表 8-2。

表 8 - 2　镇静催眠类型药物作用时间及常用药物

	巴比妥类		苯二氮䓬类	
	半衰期(h)	药物	半衰期(h)	药物
长效类	24～96	巴比妥类和苯巴比妥	>30	氯氮草、地西泮、氟西泮
中效类	18～48	异戊巴比妥	6～30	硝基西泮、奥沙西泮
短效类	18～36	司可巴比妥	<5	阿普唑仑
超短效类	3～6	硫喷妥钠		

2. 中毒机制

(1) 苯二氮䓬类:为弱安定剂,主要起镇静、抗焦虑、抗惊厥及中枢性肌肉松弛作用,催眠作用较弱。苯二氮䓬类与苯二氮䓬类受体结合后可加强 γ-氨基丁酸(GABA)与受体结合的亲和力,使与 GABA 受体偶联的氯离子通道开放而增强 GABA 对突触后的抑制功能,中毒可使中枢神经系统及心血管系统受到抑制。致死量地西泮为 100～500 mg,最小致死血浓度为 2 mg/dl。

(2) 巴比妥类:对 GABA 能神经有与苯二氮䓬类相似的作用,但也有所不同。巴比妥类能增加膜的稳定性,抑制神经元的去极化,从而抑制网状上行激活系统,抑制大脑皮质功能而引起意识障碍。其抑制作用随着剂量的增加,由镇静、催眠到麻醉,大剂量使用可导致延髓呼吸中枢和血管运动中枢麻痹。一般致死量为其治疗量的 10 倍,但受个体健康状况及耐受性的影响。乙醇能促进巴比妥类吸收,并阻碍其在肝脏的代谢,故可加重中毒致死。

(二) 护理评估

1. 健康史　询问有无服用大量镇静催眠药史,有无长期滥用催眠药史,了解用药种类、剂量及服药时间,既往是否常服该药物;服药前或服药后是否同时服用其他食物和药物,如农药、乙醇等;有无与家人或其他人争吵、生气等情绪变化。

2. 临床表现　根据中毒程度分轻度、中度和重度中毒,重度中毒主要表现为呼吸、心血管和神经系统抑制的症状和体征。

(1) 轻度中毒:主要症状是嗜睡、头晕、疲乏无力、注意力不集中、记忆力减退、神志恍惚、反应迟钝、言语不清、步态不稳、眼球震颤、判断和定向障碍等。

(2) 中度中毒:可出现沉睡,强刺激虽能唤醒,但不能答问,随后进入昏睡状态。呼吸略变浅慢,唇、手指、眼球可有震颤,血压低、体温不升等。

(3) 重度中毒

1) 中枢神经系统抑制:由嗜睡到深昏迷,意识障碍可持续一周左右,体温低,常在 34～35 ℃之间,早期可有四肢强直,腱反射亢进,肌张力增高、踝阵挛阳性、瞳孔由小变大、震颤等,后期则各种反射消失。

2) 呼吸系统抑制:本类药物中毒均有不同程度呼吸抑制,开始表现为呼吸浅而慢,逐渐出现呼吸困难和呼吸性酸中毒,严重时可致呼吸停止。

3) 心血管系统抑制:本类药物能引起容量血管扩张,心输出量减少,导致有效循环血容量减少,出现血压下降,脉搏增快及尿量减少等,重者出现休克、尿闭、氮质血症、心搏骤停和肾衰竭。

3. 心理社会状况　对不同原因引起的镇静催眠药中毒的患者其心理状况是不一致的,

因此在评估时应具体分析。对误服者突然造成中毒,而产生恐惧,担心会有危险而导致死亡,并抱怨自己,责备自己不该服用某食物或药物;对蓄意服毒者,常产生矛盾心理,既想解脱身心痛苦,又交织悔恨、羞耻感等复杂情绪,并不愿亲友同事探访;对因失眠而长期服药导致过量者;常产生紧张、焦虑、恐惧心理。

4. 实验室检查 对诊断不明确的,可取患者呕吐物、血、尿样进行药物定性或定量检测。

(三)急救原则

1. 迅速清除毒物

(1)口服中毒:神志清醒者,可首先使用催吐法清除毒物,昏迷者宜插管洗胃,洗胃液宜选用温清水,服药时间超过 4~6 小时者,虽洗胃效果不佳,但服药剂量大者,仍有洗胃必要。洗胃后经胃管注入活性炭 50~100 g 加 100 ml 水制成的混悬液,并用硫酸钠 10~15 g 导泻,以减少药物吸收。忌用硫酸镁导泻,因镁剂加重对中枢神经系统的抑制作用。

(2)静脉或肌注中毒:可采用促进药物排出的方法,如利尿、血液净化等。

2. 促进已吸收药物的排出

(1)大量补液:静脉补充 5％葡萄糖或等渗盐水每天 2 000~3 000 ml。

(2)利尿:选用快速利尿剂或甘露醇,如呋塞米按 1 mg/kg 静脉注射,每 6 小时重复使用,使尿量达 300~400 ml/h,用药前应注意水及电解质平衡,此法对中、长效苯巴比妥类药物中毒效果较好。

(3)碱化尿液:用 5％碳酸氢钠 150~250 ml 静注,使尿 pH 达 7.5~8.0,可促进巴比妥类药物经肾脏排出。

(4)透析:重症患者若经上述治疗效果不佳,可采用血液或腹腔透析。

(5)血液灌流:严重大量苯巴比妥类药物中毒,可行血液灌流,可缩短患者中毒昏迷时间,效果较透析为好。

3. 特效解毒剂应用 氟马西尼是中枢性苯二氮䓬类药物拮抗剂,能通过竞争抑制苯二氮䓬受体而阻断苯二䓬类药物的中枢神经系统作用。①剂量:0.3 mg 缓慢静脉注射,需要时每隔 10 分钟重复注射;由于半衰期短,单次给药患者清醒 45 分钟后可再次昏迷,一般疗效于 1~3 小时逐渐消失,故可反复给药,总量可达 5 mg。②禁忌证:苯二氮䓬类成瘾、癫痫发作、三环类抗抑郁药过量者。

4. 加强生命支持治疗 本类药物中毒的主要致死原因为呼吸和循环衰竭,因此维持有效的气体交换和有效血容量是抢救成功的关键。深昏迷伴呼吸抑制者,保持呼吸道通畅,应使用呼吸兴奋剂,宜尽早气管插管,必要时气管切开,建立人工呼吸;纠正低氧血症并维持酸碱平衡;无自主呼吸者及时行心肺复苏术;对出现低血压者,应首先扩容,必要时使用血管活性药物,如多巴胺静脉滴注。

5. 对症治疗 低温者,应注意保暖;心律失常,予以心电监护,在纠正水与电解质失衡的基础上,给予抗心律失常药物治疗;昏迷、抽搐者可用脱水剂和利尿药物,以减轻脑水肿;纳洛酮为阿片受体的竞争拮抗剂,能有效拮抗镇静安眠药产生的意识和呼吸抑制,每次 0.4~0.8 mg 静脉注射,可根据病情间隔 15 分钟后重复注射一次,以后每隔 1~2 小时注射 0.4 mg,直至意识转清醒;为防止继发感染,可预防性应用抗生素。

(四)护理措施

1. 急救护理

(1)迅速清除毒物

1)催吐、洗胃、导泻:对神志清醒者可行催吐法,但催吐过程中注意观察病情变化,为防止催吐物误入气管导致窒息或吸入性肺炎,应将患者头偏向一侧。每次呕吐后清洁口腔,神志不清者应尽早插胃管,插管时和洗胃过程中密切观察病情变化,防止呼吸和心脏骤停。

2)促进已吸收毒物的排出:补液、利尿、碱化尿液、透析、血液灌流等,应注意维持患者水、电解质、酸碱平衡,补液速度不宜过快,避免使用大剂量利尿剂等。

(2)加强病情观察

1)定时测量体温、脉搏、呼吸、血压,密切观察意识状态、瞳孔大小,对光反射,角膜反射。若瞳孔散大、血压下降、呼吸变浅或不规则,常提示病情恶化,应及时向医生报告,以便采取紧急处理措施。

2)记录24小时出入量,并做好病程记录。

3)保持呼吸道通畅,患者取平卧位头偏向一侧或侧卧位,防止呕吐物误吸,避免舌后坠阻塞气道。有呕吐物或痰液时,应及时用吸痰器吸出,必要时可行气管切开或使用呼吸机。

(3)吸氧:由于脑组织缺氧可促进脑水肿,加重意识障碍,故持续氧气吸入是非常重要的,氧流量应为$2\sim4$ L/min。

(4)昏迷的护理:按昏迷护理常规进行护理,以减少并发症:①定时吸痰、拍背,可减少肺部感染;②每$2\sim3$小时翻身一次,用热湿毛巾擦洗皮肤,骨突出部局部按摩,以防压疮发生;③做好口腔护理,每天2次口腔清洗,张口呼吸者可用湿纱布盖在口鼻部,以吸入湿润空气;④放置导尿管者要每周换一次导尿管,并定时用无菌生理盐水冲洗膀胱,同时注意清洗尿道外口分泌物;⑤每次大便后用高锰酸钾溶液冲洗肛门。

(5)药物应用的护理　遵医嘱静脉输液、使用中枢兴奋药如纳洛酮、美解眠,应用抗生素等。若为巴比妥类药物中毒,可遵医嘱输入5%碳酸氢钠$100\sim200$ ml,以利药物从尿液排出。若为苯二氮䓬类中毒,遵医嘱可用拮抗剂氟马西尼静脉注射。

(6)血液透析、血液灌流　服催眠药剂量过大又符合血液净化治疗,则遵医嘱进行血液透析或血液灌流。

2. 一般护理

(1)饮食护理:昏迷时间超过$3\sim5$天,患者营养不易维持者,可由鼻饲补充营养及水分。一般给予高热量、高蛋白易消化的流质饮食,避免刺激性、油腻性食物,并做好口腔护理。

(2)对症护理:低温者,注意保暖;高热者予以物理降温;昏迷、抽搐者应控制抽搐,做好安全防护措施,防止外伤。并应用脱水剂和利尿剂,以减轻脑水肿,定时翻身、按摩,以防止压疮和呼吸道感染发生。

(3)心理护理:急性中毒者多是自杀,或是精神异常所致,而慢性中毒多因失眠长期服催眠药导致药物过量。因此护理人员应始终陪伴患者,与其交流、沟通,建立良好护患关系,增加患者的信任感和安全感,向患者解释失眠的原因,教会患者避免失眠的方法,了解患者的心理状态和心理需求。同时做好患者家属、亲友以及同事的工作,帮助患者树立良好的信心,使患者更快回归社会和家庭。对自杀患者应有专人陪伴,以防止再次自杀。

3. 健康教育

(1)向失眠者普及睡眠紊乱的原因及避免失眠方法的常识:失眠者自身因素常为过度紧张或强脑力劳动,或精神受到应激原刺激可导致失眠。午睡时间过长或夜尿过多也可致失眠,环境因素多为外界吵闹、噪音使患者不能入睡。避免方法:脑力过度疲劳或处于应激状态者,晚上要做些轻松的工作,睡前沐浴或用热水洗脚,睡前可喝热牛奶一杯,禁饮有兴奋作用的饮料。白天坚持锻炼,运动种类可步行、慢跑、体操等,对减轻应激反应、促进睡眠有一定的帮助。保持睡眠的规律性是重要的,按时上床,早睡早起有利健康。午睡半小时左右较合适。尽量避免外界环境干扰。偶尔服用催眠药是可以的,但不能长期服用,失眠者应采取心理及物理疗法为主。

(2) 对已服用催眠药患者的指导:向患者解释长期服用各类催眠药均可产生耐受性,久用后会产生依赖性,且在治疗剂量时常有不良反应如轻度头晕、乏力、困倦等。嘱咐患者首先不要长期服用催眠镇静药,已服用者在撤药过程中要逐渐减量,严防突然停药。

(3) 药物管理及预后:药房、医护人员对镇静催眠药保管、处方、使用管理要严格,家庭中有情绪不稳定或精神不正常者,家属对该类药物一定要妥善保管,以免发生意外。轻度中毒无需治疗可以恢复,中度中毒经治疗一般 1~2 天可恢复,重度中毒可能需要 3~5 天才能清醒,死亡率低于 5%。

第三节 中 暑

中暑是指人体处于高热和湿度较大的环境中,以体温调节中枢障碍,汗腺功能衰竭和水电解质丢失过多为特征的一组急性疾病。根据发病机制和临床表现可分为热射病、日射病、热衰竭和热痉挛几种类型,上述几种情况可顺序发展、交叉重叠。

一、常见原因

对高温环境的适应能力不足是导致中暑的主要原因。在大气温度升高(>32 ℃)、湿度较大(>60%)环境中,长时间工作或强体力劳动,又无充分防暑降温措施时,缺乏对高热环境适应能力者,极易发生中暑。中暑的诱发因素有:①老年人、体弱者、长期卧床者、营养不良者、产妇;②过度劳累;③肥胖;④饮酒、饥饿、失水失盐、水土不服者;⑤患有某些疾病如糖尿病、心血管疾病,先天性汗腺缺乏征、震颤麻痹、智能低下、甲亢以及广泛性皮肤损害(如硬皮病、皮肤烧伤后瘢痕形成等);⑥服用某些药物如阿托品、巴比妥、氯丙嗪等。因此,在室温较高、通气不良、空气潮湿的环境中,上述情况者容易发生中暑。

二、发病机制

1. 体温调节 正常人体温度相对恒定,是在下丘脑体温调节中枢的控制下,产热和散热处于动态平衡,使体温维持在正常范围。人体产热主要来自体内氧化代谢过程,运动和寒战也能产生热量。当体温升高时,皮肤血管扩张,血流量增加。人体皮肤通过以下方式散热:①辐射、对流、传导:室温在 15~25 ℃时,辐射是人体散热的主要方式,约占散热量的 60%;其次为对流占 12%,再次为传导为 3%。②蒸发:在高温环境下,蒸发是人体主要的散热方式,蒸发 1L 汗液散热 580 kcal。湿度大于 75% 时,蒸发减少;相对湿度达 90%~95% 时,蒸发完全停止。③其他:呼吸和排出大小便均可散热。

2. 中暑机制 由于机体散热受阻,虽大量出汗亦不足以散热,过量的热积蓄于体内,引起组织和器官功能障碍,导致体温调节中枢功能失调、汗腺功能衰竭,体温迅速升高,发生热射病。若强烈阳光长时间直接照射头部,可穿透头皮和颅骨,大脑温度增高达 40 ℃以上,引起脑组织充血、水肿,发生日射病。由于散热而大量出汗及皮肤血管扩张,引起失水、失盐、致血容量不足,周围循环衰竭,大量钠盐丢失,引起肌肉痉挛而发生热痉挛。

大量出汗及皮肤血管扩张,又可导致血液重新分布,心脏负荷加重,引起心力衰竭;消化道血流量减少,胃液分泌不足而影响食欲;肾血流量减少,肾小球滤过率下降,引起肾功能不全。高温还可抑制中枢神经系统,导致注意力不集中、反应迟钝、嗜睡甚至昏迷。

三、临床表现

按病情轻重可分为:

1. 先兆中暑 高温下工作或生活,出汗较多,可产生疲乏、头昏、眼花、胸闷、心悸、恶心、呕吐;体温正常或低热。如及时阴凉处休息,补充水、盐后,短时间可恢复。

2. 轻度中暑 除先兆中暑症状外,尚有面色潮红、皮肤干热,或出现循环衰竭的早期表现,如大汗淋漓、面色苍白、脉搏细速;体温 38 ℃左右。经有效治疗,3～4 小时可恢复。

3. 重症中暑 按发病机制和临床表现又可分为:①热射病:由于体内热蓄积过多而引起。主要表现为高热、无汗及昏迷。常见于健康年轻人,在高温环境下劳动,因通风不良,防暑降温措施不当,工作数小时后即可发病;年老、体弱、患有慢性疾病者,即使静坐家中,也可在持续高温数天还未完全适应时发病。一般先出现先兆中暑症状,亦可突然发病。体温高达 40 ℃以上;颜面潮红,皮肤灼热、无汗;嗜睡或谵妄,甚至昏迷、惊厥;瞳孔缩小(晚期放大),对光反射迟钝;呼吸浅快,脉搏加速,脉压增宽,血压下降或有心律失常。严重者可出现脑水肿、心力衰竭、肺水肿、肝肾衰竭、休克、代谢性酸中毒、弥散性血管内凝血,可在数小时内因并发症而死亡。②日射病:由于头部直接受强烈阳光辐射而引起。主要表现为剧烈头痛,可伴有头晕、眼花、耳鸣、呕吐、烦躁不安、甚至昏迷、惊厥。体温正常或略增高。③热衰竭:由于大量出汗及皮肤血管扩张,心血管对高温不能发生相应的反应,引起血容量不足、周围循环障碍。多见于刚从事高温作业,尚未适应气候者;心脏功能不全及血管舒张调节功能不能适应高温者;服用利尿剂或饮水不足的年老、体弱者。起病较急,先出现先兆中暑症状,继而面色苍白、冷汗淋漓、脉搏细弱、血压偏低、心律失常;可有晕厥、抽搐、瞳孔散大;重者出现循环衰竭。体温一般不高。④热痉挛:由于失盐过多,引起肌肉痉挛性疼痛。多见于健康青壮年,常在强体力劳动、大量出汗后发病,或在冷水沐浴后出现肌肉痉挛及疼痛。肌肉痉挛好发于活动较多的四肢和腹部,以腓肠肌最多见,呈对称性,为短暂的间歇性发作,可自行缓解。腹直肌、肠平滑肌痉挛可引起腹绞痛;膈肌痉挛可引起呃逆。

在临床上,热射病、日射病、热衰竭和热痉挛可同时存在,不能截然分开。

四、辅助检查

1. 实验室检查 血常规、尿常规、肝功能、肾功能、血清电解质、心肌酶谱、动脉血气分析,凝血时间等。

2. 功能检查 心电图、胸部 X 线及头颅 CT 检查等。

五、救护措施

(一)急救措施

1. 先兆中暑和轻症中暑 使患者迅速脱离高温现场,转移至阴凉、通风处或电扇下休息或静卧,有条件者最好能移至空调室,以增加辐射散热,还可口服含盐清凉饮料及对症处理,并可选用人丹、十滴水、藿香正气水等,有循环衰竭早期症状者,给予葡萄糖或生理盐水静脉滴注。

2. **重症中暑** 使患者迅速脱离高温现场,快速降温,降温速度决定患者预后,通常在1小时内使直肠温度降至37.8～38.9 ℃。

(1) 降温治疗

1) 体外降温:①迅速将患者转移到通风良好的低温环境,脱去衣服,进行皮肤肌肉按摩、促进散热。②冰水乙醇擦浴:在头、颈、腋窝、腹股沟等大血管走行处放置冰袋,用加入少量乙醇(5%～10%浓度)的冰水反复擦拭全身皮肤。③冰水浸浴:患者取半卧位,躯体和四肢浸于4 ℃水中,水面与患者乳头连线平齐;同时按摩四肢,使血管扩张,血液循环境加快。每15分钟将患者抬出水面,测量肛温,如降至38.5 ℃以下,暂停浸浴;肛温回升,再次冷水浸浴或冰水擦浴。

2) 体内降温:体外降温无效者,用冰盐水进行洗胃或直肠灌洗,也可用20 ℃或9 ℃无菌生理盐水进行血液透析或腹膜透析,或将自体血液外冷却后回输体内降温。此外还可用4 ℃的5%葡萄糖盐水1 000 ml经股动脉以200 mmHg(26.7 kPa)的强压向心性推注,可使体温在15～30分钟后下降3 ℃左右。体温下降标准:肛温为38 ℃,防止反跳和过低。此法可使血压上升,仅适用于紧急情况。

3) 药物降温:氯丙嗪能抑制体温中枢,降低代谢,减少产热;能扩张血管,加速散热;能降低氧耗,减少脑缺氧性损害;能松弛肌肉,防止肌肉震颤,抑制机体对寒冷的刺激反应。因此氯丙嗪与物理降温同时应用,可减少或避免物理降温引起的寒战。常用25～50 mg加入5%葡萄糖盐水500 ml中静脉滴注,1～2小时内滴完,以肛温降至38.5 ℃为宜。

(2) 对症治疗:①保持呼吸道通畅、吸痰、供氧;抽搐时注射地西泮。②纠正水、电解质及酸碱平衡紊乱,血容量不足者,补液。③低血压或休克,可用升压药;心力衰竭可用洋地黄类;有感染者选用抗生素;脑水肿患者宜静脉注射甘露醇和呋塞米;弥散性血管内凝血者可用肝素。④必要时,短期内应用糖皮质激素。⑤肝衰竭合并肾衰竭患者,应早期快速给予20%甘露醇250 ml或呋塞米20 mg静脉注射,保持尿量在30 ml/h以上,必要时可行血液或腹膜透析治疗;肝衰竭者可行肝移植。

(二) 护理措施

1. **急救护理**

(1) 降温护理:①病室温度应保持在20～30 ℃,通风良好,需要时用电风扇吹风,病床下放置冰块。②物理降温时,无论擦浴或冰袋、冷敷,均要同时不断按摩四肢及躯干皮肤,使之潮红充血以促进散热。测量肛温,肛表要深插,使之能够反应直肠温度,肛温38 ℃时应暂停降温,避免体温过低,若体温回升,可再次降温。③药物降温使用氯丙嗪静脉滴注,滴速要严格按医嘱操作,此药易使血压下降,若血压有下降趋势要随时报告医生。用4 ℃的5%葡萄糖盐水经股动脉强压推注,对老年患者应防止肺水肿和心力衰竭的发生。④体温持续在38.5 ℃以上者可给予口服解热药,如有头痛、恶心、呕吐者,可适当给予镇静剂口服。⑤用冰袋降温时,放置位置应准确,注意不停更换位置,避免同一部位长时间接触,以防止冻伤。⑥对昏迷、休克、心力衰竭及年老体弱患者和新生儿,不宜用冰水浸浴,以免发生寒战,加重心脏负担,引起严重心律失常及心力衰竭。

(2) 加强病情观察

1) 生命体征的观察:降温过程中密切观察患者生命体征,每隔15～20分钟测量一次体温、脉搏、呼吸和血压,尤其在冰水浸浴和应用氯丙嗪降温过程中,更应监测血压,同时还应监测患者神志变化,皮肤出汗情况以及尿量变化等,应保持尿量大于30 ml/h。

2）降温效果观察：应密切监测肛温，根据肛温变化调整降温措施，若体温突然下降伴神志淡漠、大汗、脉搏细速、血压下降、尿量减少，应考虑虚脱或休克的发生；若体温骤高不降而四肢末梢厥冷、发绀、神志模糊者，则提示病情更加严重；若体温下降，四肢末梢转暖，发绀减轻或消失，血压平稳，尿量 30 ml/h 以上，则提示治疗有效。

3）并发症的观察：中暑患者可以并发昏迷、心律失常、心力衰竭、代谢性酸中毒、低血压、肝衰竭合并肾衰竭、弥散性血管内凝血等，应加强病情观察，严密监测神志、心率、心律、血压、肝肾功能、血电解质、动脉血气分析、凝血酶原时间（PT）、激活的部分凝血活酶时间（APTT）、血小板计数和纤维蛋白原等。预防并发症的发生，一旦有并发症出现，需采取相应的护理措施。

（3）保持呼吸道通畅：昏迷患者采取平卧位，头部偏向一侧，可防止舌后坠阻塞气道，也便于分泌物从口角流出。有呕吐物或痰液时，应及时用吸痰器吸出，必要时可行气管插管、气管切开以避免吸入呼吸道，并保持呼吸道通畅。

（4）药物应用及护理：中暑患者主要降温药物为氯丙嗪，使用时应注意：①剂量不宜过大（25～50 mg）；②滴速慢；③每 10～15 分钟测血压一次；④观察患者呼吸频率、节律的变化，如有呼吸抑制、深昏迷、血压下降（收缩压低于 80 mmHg），则停用药物降温，同时给予间羟胺（阿拉明）、去氧肾上腺素（新福林）等。

（5）昏迷的护理：见"镇静安眠药中毒护理"。

2. 一般护理

（1）饮食护理：应鼓励患者摄取足够的营养，维持机体的需要，以利于体力恢复。饮食宜选择高热量、高维生素、高蛋白、低脂肪、细软、易消化的清淡食物为主，少量多餐，细嚼慢咽，避免暴饮暴食，避免过硬、油煎、过热、刺激性食物。鼓励患者多饮水，多吃新鲜水果和蔬菜。进餐前后应漱口，注意口腔卫生，保持口腔清洁，高热患者尤应重视口腔护理以防止感染和黏膜溃破等。

（2）对症护理：高热惊厥者应放置于保护床内，防止坠床和碰伤，为防止口舌咬伤，床边备用开口器等；水电解质紊乱者，补液时速度不宜过快，以免发生心力衰竭；定时翻身，防止压疮形成；注意皮肤清洁卫生，尤其对高热患者在降温过程中伴大汗者，应及时更换衣裤和被褥，保持床单舒适平整。

（3）心理护理：对意识清醒者做好心理护理，表现出高度的同情心，做好解释工作，安慰和鼓励患者积极配合治疗，增强康复信心。

3. 健康教育

（1）加强防暑降温的宣传，夏季向居民介绍防暑知识，居住处要通风，降低室温，老年人、产妇、体弱及慢性病者对高温气候耐受性差，应给予特别照顾，一旦出现中暑症状应及时治疗。

（2）高温作业车间在夏季来临前应为工作人员做体格检查，发现心脏病、高血压病、肝肾疾病等慢性病患者及老年体弱者，要加强观察，下车间巡回医疗，必要时减轻工作。

高温环境应减轻重体力劳动；改善劳动条件，加强隔热，通风等降温措施，补充含盐饮料，每天供水 4～5L，盐 10g 左右，饮食要增加维生素 C 的含量。

（3）中暑若能及早诊断、及时治疗，短期即可恢复。年老体弱或伴慢性病的重症中暑者，特别是热射病（中暑高热），若抢救不及时，病死率较高，预后不佳。

第四节　淹　溺

人浸没于水或其他液体后液体充塞呼吸道及肺泡或反射性引起喉痉挛发生窒息和缺氧,处于临床死亡状态称为淹溺(drowning)。从水中救出后暂时性窒息,尚有大动脉搏动者称为近乎淹溺(near drowning)。淹溺后窒息合并心脏停搏者称为溺死(drown)。

约90%的淹溺者发生于淡水,其中50%发生在游泳池。淹溺是世界上最常见意外死亡原因之一。在我国,淹溺是伤害死亡的第三位原因。

一、常见原因

淹溺常见病因有:意外落水、游泳时肢体抽搐或被植物缠绕、跳水意外、潜水意外、饮酒过量或使用镇静药后入水、患有躯体疾病者入水、自杀淹溺。

二、发病机制

人体溺水后数秒钟内,本能地屏气,避免水进入呼吸道,由于缺氧,不能坚持屏气而被迫深呼吸,从而使大量水进入呼吸道和肺泡,阻滞气体交换,引起全身缺氧和二氧化碳潴留。淹溺分两类:①干性淹溺:喉痉挛导致窒息,呼吸道和肺泡很少或无水吸入;②湿性淹溺:喉部肌肉松弛,吸入大量水分充塞呼吸道和肺泡而发生窒息。大量水进入呼吸道数秒钟后神志丧失,继而发生呼吸和心搏停止。

根据浸没的介质不同,分为淡水淹溺和海水淹溺。

1. 淡水淹溺　江、河、湖、池中的水一般属于低渗,统称淡水。低渗水可从肺泡渗入血管中引起血液稀释,血容量增加和溶血,血钾增高,使钠、氯化物及血浆蛋白下降,可使心脏骤停。溶血后过量的游离血红蛋白堵塞肾小管引起急性肾衰竭。

2. 海水淹溺　海水含3.5%氯化钠、大量钙盐和镁盐。高渗海水可通过肺泡将水吸出,引起血液浓缩及血容量减少,电解质扩散到肺毛细血管内导致血钾、钠、钙、镁增高,引起肺水肿。高钙血症还可导致心律失常,甚至心脏停搏。此外,高镁血症也可抑制中枢和周围神经,导致横纹肌收缩力减弱、血管扩张和血压降低。

海水淹溺与淡水淹溺的病理改变特点比较见表8-3。

表8-3　海水淹溺与淡水淹溺的病理改变特点比较

	海水淹溺	淡水淹溺
血容量	减少	增加
血液形状	血液浓缩	血液稀释
红细胞损害	很少	大量
心室颤动	极少发生	常见
血电解质变化	高钠血症、高钙血症、高镁血症	低钠血症、低氯血症和低蛋白血症、高钾血症
主要死因	急性肺水肿、急性脑水肿、心力衰竭	急性肺水肿、急性脑水肿、心力衰竭

三、临床表现

尚处于濒死期溺水者获救后,往往表现为神志不清,呼吸停止,心跳脉搏微弱,血压下降或测不到,球结膜充血,上腹部膨隆,四肢厥冷,肌张力增高,甚至心跳停止。患者面色青紫或灰白,面部肿胀,口周及鼻腔内充满泡沫状液体。有的患者还合并颅脑及四肢损伤。经心肺复苏后,常有呛咳、呼吸急促,两肺满布湿啰音,重者可出现肺水肿、脑水肿及心搏骤停等。

四、辅助检查

1. 血液和尿液检查　常有白细胞轻度增高。淡水淹溺者,血钾升高、血和尿中出现游离血红蛋白。海水淹溺者,出现短暂性血液浓缩,轻度高钠血症或高氯血症。无论淡水或海水淹溺,罕见致命性电解质紊乱,但溶血或急性肾衰竭时可有严重高钾血症。重者出现弥散性血管内凝血的实验室监测指标异常。

2. 心电图检查　心电图常见表现有窦性心动过速、非特异性 ST 段和 T 波改变,通常数小时内恢复正常。出现室性心律失常、完全性心脏传导阻滞时提示病情严重。

3. 动脉血气分析　约 75% 病例有明显混合性酸中毒;几乎所有患者都有不同程度的低氧血症。

4. 胸部 X 线检查　常显示斑片状浸润,有时出现典型肺水肿征象。住院 12～24 小时吸收好转或发展恶化。疑有颈椎损伤时,应进行颈椎 X 线检查。

五、救护措施

(一)现场救护

1. 迅速将淹溺者救出水面　救护者应镇静,尽可能脱去外衣裤,尤其是鞋靴,迅速游到溺水者附近。对于筋疲力尽的淹溺者,救护者可从头部接近;对神志清醒的淹溺者,救护者应从背后接近,用一只手从背后抱住淹溺者的头颈,另一只手抓住淹溺者的手臂游向岸边。救援时要注意,防止被淹溺者紧抱缠身而双双发生危险,如被抱住,应放手自沉,从而使淹溺者手松开,以便再进行救护。

2. 保持气道通畅　迅速清除口鼻腔中污水、污物、分泌物及其他异物;拍打背部促使气道液体排出,保持气道通畅。

3. 倒水处理　可选用以下方法迅速倒出淹溺者呼吸道和胃内积水:①膝顶法:急救者取半蹲位,一腿跪地,另一腿屈膝,将淹溺者的腹部置于急救者屈膝的大腿上,头部向下,随即按压背部迫使呼吸道和胃内的积水倒出;②肩顶法:急救者抱住淹溺者的双腿,将其腹部放在急救者的肩部,使淹溺者头胸下垂,急救者快步奔跑,使积水倒出;③抱腹法:急救者从淹溺者背后双手抱住其腹部,使淹溺者背部在上,头胸部下垂,摇晃淹溺者,以利倒水(图 8 - 1)。倒水时间不宜过长,以防延误复苏抢救。

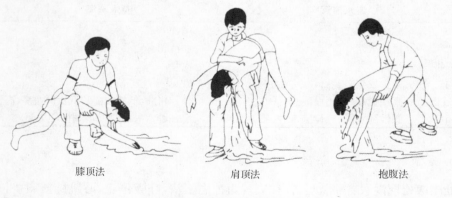

膝顶法　　　　　　肩顶法　　　　　　抱腹法

图 8 - 1　淹溺倒水方法

4. 心肺复苏　对于心搏、呼吸停止者,立即现场施行心肺复苏。

5. 迅速转送医院,途中不中断救护。

(二) 院内救护

1. 吸氧　吸入高浓度氧或高压氧治疗,根据病情可采用机械通气。

2. 复温　体温过低者,可采用体外或体内复温措施。

3. 脑复苏　有颅内压升高者,应用呼吸机增加通气,使 $PaCO_2$ 保持在 $25\sim30$ mmHg。同时,静脉输注甘露醇降低颅内压,缓解脑水肿。

4. 处理并发症　对合并惊厥、低血压、心律失常、肺水肿、ARDS、应激性溃疡伴出血、电解质和酸碱平衡失常者进行相应处理。

(三) 护理要点

1. 密切观察病情变化　严密观察患者的神志,呼吸频率、深度,判断呼吸困难程度;观察有无咳痰,痰的颜色、性质,听诊肺部啰音及心率,测量血压、脉搏;注意监测尿的颜色、量、性质,准确记录尿量。

2. 输液护理　淡水淹溺者以 3‰生理盐水 500 ml 静脉滴注,从小剂量开始,严格控制输液速度;海水淹溺用 5%葡萄糖 $500\sim1\,000$ ml 静脉滴注,或用右旋糖酐 500 ml 静脉滴注,切忌输入生理盐水。

3. 复温护理　对体温过低的患者应注意复温和保暖护理,注意复温时速度不能过快,12小时内使体温达到 30 ℃以上,机体温度过低会影响复苏效果。

4. 心理护理　消除患者焦虑与恐惧心理,向其解释治疗措施和目的,使其能积极配合治疗。对于自杀淹溺的患者应尊重患者的隐私权,注意引导其正确对待人生、事业、他人,保持正常的心理状态,配合治疗。同时做好家属的思想工作,以协助护理人员使患者消除自杀念头。

第五节　电击伤

一定量电流或电能(静电)通过人体,引起不同程度的组织损伤或器官功能障碍,甚至死亡,称为电击(electrical injury),俗称触电(electrical shock)。

一、常见原因

电击伤事故大多发生于安全用电知识不足及违反操作规程,如违章布线、自行检修带电电路或电线等;电源电线年久失修、电器漏电或外壳接地不良等原因,尤其在高温潮湿场所或雨季,衣裤受潮使皮肤电阻降低,更易导致触电。意外事故中电线折断落到人体以及雷雨时大树下避雨或用铁柄伞而被闪电击中,都可引起电损伤。

二、发病机制

人体作为导电体,在接触电流时,即成为电路中的一部分。电击对人体损伤程度与接触电压、电流强弱、电流类型、频率高低、接触部位、触电时间长短和所在环境的气象条件都有密切关系。一般而言,交流电比直流电危险,低频率比高频率危险,电流强度越大、接触时间越长,就越危险。

电流对人体的伤害包括电流对细胞的直接损伤和组织电阻产热引起人体组织和器官的

损伤,如皮肤及皮下组织不同程度的烧伤;深部组织(肌肉、脂肪和肌腱等)局部水肿,压迫营养血管引起闭塞,发生缺血和坏死;接触超高压电能使组织迅速"炭化"。电流通过中枢神经系统,会立即引起呼吸和心跳停止,导致死亡。

三、临床表现

1. **全身表现**　当人体接触电流时,轻者立刻出现惊慌、呆滞、面色苍白,接触部位肌肉收缩,且有头晕、心动过速和全身乏力。高压电击特别是雷击时,常发生意识丧失、心搏和呼吸骤停,如复苏不及时可致死亡。幸存者可有定向力丧失和癫痫发作。心电图可出现心房颤动、心肌梗死及非特异性 ST 段降低等改变。大面积体表烧伤处或组织损伤部位液体丢失过多时,出现低血容量性休克。肾脏直接损伤和坏死肌肉组织产生肌球蛋白尿、溶血后血红蛋白损伤肾小管,可发生急性肾衰竭,脱水和血容量不足也加速急性肾衰竭的发生。

2. **局部表现**　电流在皮肤入口处灼伤程度比出口处重。灼伤皮肤呈灰黄色焦皮,中心部位低陷,周围无肿、痛等炎症反应,但电流通路上软组织的灼伤常较为严重。高压电击的严重烧伤常见于电流进出躯体的部位,烧伤部位组织炭化或坏死成洞,组织解剖结构清楚。高压电流损伤时常发生前臂骨筋膜室综合征,因肌肉组织损伤、水肿和坏死,使肌肉筋膜下组织压力增加,出现神经和血管受压体征,脉搏减弱,感觉及痛觉消失。由于触电后大肌群强直性收缩,可发生脊椎压缩性骨折或肩关节脱位。

3. **并发症**　电击后 24～48 小时常出现并发症和后遗症,可出现短期精神异常、心律失常、肢体瘫痪、继发性出血或血供障碍、局部组织坏死继发感染、高钾血症、酸中毒、急性肾衰竭、周围神经病、永久性失明或耳聋、内脏破裂或穿孔等。

四、辅助检查

早期可有肌酸磷酸激酶(CPK)、同工酶(CK－B)、乳酸脱氢酶(LDH)、门冬氨酸氨基转移酶(GOT)的活性增高。尿中查见血红蛋白或肌红蛋白尿。

五、救护措施

(一)现场救护

1. **迅速脱离电源**　①关闭电源:迅速采取拔去电源插座、关闭电源开关、拉开电源总闸刀的办法切断电流。②斩断电路:如因碰触被刮断在地的电线而触电,可用木柄干燥的斧头、铁锹等斩断电线,中断电流。③挑开电线:如果人的躯体因触及下垂的电线被击倒,电线与躯体连接很紧密,附近又无法找到电源开关,救助者可站在干燥的木板或塑料等绝缘物上,用干燥的木棒、扁担、竹竿、手杖等绝缘物将接触人身体的电线挑开。④拉开触电者:触电者的手部如果与电线连接紧密,无法挑开,可用大的干燥木棒将触电者拨离触电处。

2. **现场心肺复苏**　对已发生或可能发生心跳或呼吸停止者,应立刻分秒必争地进行心肺复苏,可望及时挽救生命,减少后遗症或并发症的发生。

知 识 链 接

要避免在潮湿的环境（如浴室）下使用电器，更不能使电器淋湿、受潮，以免发生触电。

（二）院内救护

1. 维持有效呼吸　注意清除气道内分泌物。重症患者尽早做气管插管，给予呼吸机正压吸氧。

2. 防治急性肾衰竭　静脉输注乳酸钠林格液，迅速恢复循环血量，维持适当尿量（50～75 ml/h）；同时静脉输注碳酸氢钠碱化尿液，预防急性肾衰竭。急性肾衰竭者，有指征时进行血液透析。

3. 外科问题处理　坏死组织应进行清创术；有继发感染时，给予抗生素治疗。骨筋膜室综合征患者，需行筋膜切开减压术。

（三）护理要点

1. 定期监测生命体征　测量呼吸、脉搏、血压及体温。注意呼吸频率，判断有无呼吸抑制及窒息发生。

2. 心电监护　在触电过程中，由于电压、电流、频率的直接影响和组织损伤后产生的高钾血症及缺氧等因素，均可引起心肌损害和发生心律失常。故应进行心电监护，及时发现心律失常。最严重的心律失常是心室颤动，常用的除颤方法有电除颤和药物除颤。

3. 严密观察有无并发症发生　①肾功能监测：对严重电击伤患者，监测尿量，要求每小时尿量大于30～50 ml，并严密观察肌红蛋白、血红蛋白尿，发现尿量、尿色异常应及时通知医师处理，避免引起急性肾衰竭。②严密观察电击伤后继发性出血：床边备放止血带、手术止血包及消毒手套；加强巡回，特别是在患者用力、哭叫、屏气时容易出血，夜间患者入睡后更应严密观察；电击伤肢体必须制动，搬动患者时要平行移动，防止因外力引起的出血；出现大出血，应根据出血部位及时给予正确紧急止血后，尽快通知医师。③严密观察受伤肢体远端的血液循环，并抬高患肢：如肢端冷、发绀、充盈差及肿胀严重时，应通知医师早期行焦痂和筋膜切开术，恢复肢体的血液供应，切开后的创面可用碘仿或磺胺嘧啶银冷霜纱条覆盖。④严密观察神经系统并发症：对电击伤伴有短暂昏迷史的患者，观察有无脑水肿、脑出血及脑膨出的征象；观察有无周围神经（正中神经、桡神经、尺神经）的损伤，以便通知医师及早诊断处理。

4. 创面护理　保护好电烧伤创面，防止感染。局部坏死组织如与周围健康组织分界清楚，应在伤后3～6天及时切除焦痂；皮损较大时，需植皮治疗，做好一切术前后常规护理。必要时应用抗生素和预防破伤风发生。

5. 心理护理　电击伤患者都有不同程度的伤残，要做好对患者的心理护理，鼓励患者增强战胜疾病的信心。

第六节　高原病

高原病(diseases of high altitude)是由平原进入高原(海拔3 000 m以上),或由低海拔地区进入海拔更高的地区时,由于对低氧环境的适应能力不全或失调而发生的综合征,又称高山病(mountain sickness)。随着旅游业发展,高原病发病率与日俱增。高原病是高原旅行者常见病死原因。

一、常见原因

高原的特点是空气稀薄,大气压低、氧分压低。高原低氧环境引起机体缺氧是急性高原病的主要原因。上呼吸道感染、疲劳、寒冷、精神紧张、饥饿、妊娠等为发病诱因。海拔2 400~2 700 m时,动脉血氧饱和度仅轻度降低;海拔3 500~4 000 m时,动脉血氧饱和度降低到90%以下,人体产生缺氧现象。

高原病发病快慢、严重程度和发病率与所攀登高原海拔高度、攀登速度、高原停留时间和个体易感性有关。

二、发病机制

人从平原进入高原,为适应低氧环境,身体需要适应性改变,以维持毛细血管内血液与组织间必要的压力阶差。每个人对高原缺氧的适应能力有一定限度,过度缺氧时易发生适应不全。

1. 神经系统　急性缺氧时,最初表现为大脑皮质兴奋性增强,出现头痛、多言、失眠和步态不稳。随缺氧加重,可发生脑细胞内钠、水潴留,发生高原脑水肿。

2. 呼吸系统　低氧刺激外周化学感受器,出现反射性呼吸加深、加快,以使动脉血氧分压增加。过度换气呼出CO_2增多,导致呼吸性碱中毒。急性缺氧导致非小动脉痉挛,肺循环阻力增高,肺毛细血管压明显升高,血浆渗出,发生高原肺水肿。慢性高原病者,呼吸中枢对CO_2敏感性和外周化学感受器对低氧敏感性降低,肺泡通气不足,出现肺弥散功能障碍。长期处于低氧环境可引起肺小动脉平滑肌肥厚及纤维化导致肺动脉高压,最终发生慢性高原病。

3. 心血管系统　早期心率代偿性增快使心排血量增加;急性缺氧时,体内血液重新分布,以保证重要器官的血液供应。冠状动脉血管代偿性扩张有一定限度,严重和持久性缺氧将引起心肌损伤。长期移居高原者,肺动脉阻力持续增加导致肺动脉高压,使右心负荷加重,出现右心室肥大,即高原性心脏病。缺氧引起继发性红细胞增多又可增加血液黏稠度,进一步加重心脏负荷。缺氧还可使肾素-血管紧张素-醛固酮系统活性增强使血压升高,进一步加重高原性心脏病。

4. 造血系统　进入高原后,低氧可刺激机体出现代偿性红细胞增多和血红蛋白增加。

三、临床表现

(一)急性高原病

根据起病急缓和特点,将急性高原病分为三型,但三者间互有关联,常可合并存在。

1. 急性高原反应　很常见。未适应者一天内进入高原地区后6~24小时发病,主要症状有头痛、头晕、胸闷、气短、心悸、食欲减退,恶心、呕吐常见,记忆力和思维能力减退,可伴有失眠、多梦、部分人有口唇发绀,少数人血压暂时升高,一般在登山后第1～2天症状明显,以后减轻,一周左右消失,少数人可发展为高原肺水肿或高原脑水肿。

2. 高原肺水肿 是常见且致命的高原病。通常在快速进入高原地区2～4天内发病,先有急性高原反应症状,头痛、乏力、呼吸困难,咳嗽逐渐加重,出现发绀、胸痛、咳白色或粉红色痰,端坐呼吸,肺部可闻及干、湿性啰音。劳累、寒冷、上呼吸道感染常为其诱因。

3. 高原脑水肿 是罕见且严重的急性高原病,又称神经性高山病。大多数进入高原地区1～3天后发病,出现显著的神经精神症状,如剧烈头痛、头晕、频繁恶心、呕吐、共济失调、步态不稳、精神萎靡或烦躁,意识障碍由嗜睡、昏睡以至昏迷,部分患者可发生抽搐或脑膜刺激症状。

(二)慢性高原病

慢性高原病主要发生在久居高原或少数世居海拔4 000 m以上的人。有以下几种临床类型:

1. 慢性高原反应 在发生急性高原反应后,症状持续时间超过3个月以上者属于本症。有的患者可伴肝大,有的出现蛋白尿,症状多样,且时多时少,时轻时重。

2. 高原红细胞增多症 是对高原缺氧的一种代偿性生理适应反应。红细胞计数超过$7×10^{12}$/L,血红蛋白在180 g/L以上,血细胞比容超过60%。由于血液黏滞性增大,可形成脑内微血栓形成,患者常出现头晕、头痛、记忆力减退、失眠或短暂脑缺血发作等。

3. 高原血压改变 高原高血压起病缓慢,症状与一般高血压病相似。高原低血压(≤90/60 mmHg)多发生于移居高原较久或世居者中,常出现头痛、头晕、疲倦和失眠等神经衰弱症状。高原血压异常的类型常有波动和转化,回到平原后可逐渐恢复。

4. 高原心脏病 多见于移居者在高原出生成长的婴幼儿。成年移居者在进入高原6～12个月发病。起病隐袭症状逐渐加重,心悸、胸闷、气短、咳嗽、发绀、颈静脉怒张、心律失常、肝脏肿大、腹水和下肢水肿。

四、辅助检查

1. 血液学检查 急性高原病患者可有轻度白细胞增多;慢性者红细胞计数超过$7×10^{12}$/L,血红蛋白在180g/L以上,血细胞比容超过60%。

2. 心电图检查 慢性高原心脏病患者表现电轴右偏、肺型P波、右心室肥大、T波倒置和(或)右束支传导阻滞。

3. 胸部X线检查 高原肺水肿患者胸片显示双侧肺野弥散性斑片或云絮状模糊阴影。高原心脏病者表现肺动脉明显突出,右下肺动脉干横径≥15 mm,右心室增大。

4. 肺功能检查 高原肺水肿患者动脉血气分析表现低氧血症、低碳酸血症和呼吸性碱中毒;高原心脏病者表现$PaCO_2$增高和低氧血症。慢性高原病患者肺活量减少,峰值呼吸流速降低,每分通气量下降。

五、救护措施

(一)救治措施

1. 急性高原反应

(1)休息:一旦发生急性高原反应,症状未改善前,应终止攀登,卧床休息和补充液体。

（2）氧疗：给予鼻导管或面罩吸氧，氧流量 1～2 L/min，几乎全部病例症状可缓解。

（3）药物治疗：头痛者可口服阿司匹林、布洛芬等；恶心呕吐可肌注丙氯拉嗪；严重病例给予地塞米松口服。

（4）易地治疗：症状不缓解甚至恶化者，应尽快将患者转送到海拔较低的地区。

知 识 链 接

轻微的高原反应，会不治自愈，不要动辄吸氧，以免形成依赖性。

2. 高原肺水肿

（1）休息：绝对卧床休息，采取半卧位或高枕卧位，注意保暖。

（2）氧疗：给予面罩高流量吸氧（6～12 L/min），可有效缓解呼吸急促和心动过速。

（3）易地治疗：氧疗无效时，应立即将患者转送到海拔较低的地区，一般 2～3 天后症状即可恢复。

（4）药物治疗：可给予地塞米松 10～20 mg 稀释后缓慢静脉注射，每日 1～2 次，可减少肺毛细血管渗出。如无低血压，可舌下含化硝苯地平 5～10 mg 降低肺动脉压，如出现右心衰竭，可用毒毛花苷 K 或毛花苷 C，以及利尿剂。

3. 高原脑水肿

（1）易地治疗：立即将患者转送至海拔较低的地区，海拔至少要下降 600 m 以上。

（2）氧疗：给予面罩吸氧，氧流量 2～4 L/min。不能转送者应行便携式高压气囊治疗。

（3）药物治疗：可静脉注射地塞米松，同时静脉给予甘露醇溶液和呋塞米降低颅高压。保证最初 24 小时尿量在 900 ml 以上。

（4）保持呼吸道通畅：昏迷患者注意保持呼吸道通畅，必要时气管内插管。

4. 慢性高原病

（1）易地治疗：如条件许可，应移居到海平面地区居住。

（2）氧疗：夜间给予低流量吸氧（1～2 L/min）能缓解症状。

（3）药物：可口服乙酰唑胺或醋酸甲羟孕酮，能改善氧饱和度。

（4）静脉放血：可作为临时治疗措施。

（二）护理要点

1. 密切观察病情变化　密切监测体温、脉搏、心率、呼吸、面色、甲床及血氧饱和度的变化，如发现患者出现咳嗽或原有的咳嗽加重、咳白色或粉红色泡沫痰时要考虑发生了高原肺水肿；若出现头痛、呕吐加剧及意识障碍时要考虑缺氧性脑损害。

2. 吸氧护理　吸氧时应严格遵守操作规程，采用鼻导管或面罩吸氧，根据病情轻重调整氧流量，湿化瓶中可适量加入 50%～70% 乙醇，以降低肺泡泡沫的表面张力，并使泡沫破裂消散，维持正常肺泡通气和血流交换，从而迅速减轻缺氧症状。要注意吸入纯氧时间过久或氧浓度超过 60%，易出现氧中毒症状，如面色苍白、咳嗽、恶心、烦躁及进行性呼吸困难，严重时，甚至造成呼吸停止。一旦发生，应及时报告医师进行处理。

3. 用药护理　遵医嘱准确使用各种药物，并熟练掌握各种药物的使用注意事项；对于高原肺水肿患者,应严格限制液体输入的量及速度。

4. 饮食护理　给予高热量、高蛋白、高维生素易消化的食物,少吃脂肪,多饮水,使体内保持充分的水分,注意饮食卫生,饮食原则以少量多次为宜,晚餐不宜过饱,减轻胃肠道负担,防止脑缺氧;对禁食时间长者应鼻饲给予高热量饮食,以补充营养。

5. 心理护理　高原病患者常常易产生紧张恐惧心理,这不仅可加重患者的病情,同时也影响高原病的治疗效果,因此,必须及时同患者交流沟通,做好解释安慰工作。关心体贴患者,减轻患者的精神负担,消除对高原环境的恐惧心理,增强患者战胜疾病的信心,使患者积极配合治疗,早日康复出院。

小　结

急性中毒发病急骤,病情变化迅速,若不积极救治,可危及患者生命,应熟练掌握常见中毒患者的救护技术。中暑、淹溺、电击伤、高原病也是常见的理化因素导致的急症,其结果往往导致心脏骤停,因此护士应主动配合医师紧急救护以挽救患者生命。

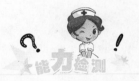

1. 说出急性有机磷农药中毒的护理诊断及医护合作性问题。

2. 急性有机磷农药中毒的主要表现有哪些?

3. 在临床护理中,如何判断阿托品化和阿托品中毒?

4. 一氧化碳中毒患者应收集哪些资料? 判断一氧化碳中毒的主要依据有哪些?

5. 中暑临床如何分型? 热射病急救护理措施有哪些?

6. 解释淹溺、电击伤、高原病概念。

7. 简述电击伤、高原病的救治措施。

8. 当淹溺患者被救出水面后,可用哪些方法倒出体内的水?

（孙维清）

第九章 昏迷患者的护理

掌握：昏迷患者的急救原则及护理。

熟悉：昏迷程度分级；昏迷患者的生命体征观察。

了解：昏迷患者的发病原因。

意识（consciousness）是指大脑的觉醒程度，是中枢神经系统对内、外环境的刺激所作出应答反应的能力，该能力的减退或消失则导致不同程度的意识障碍（disorders of consciousness）。意识障碍是机体对外界环境的刺激缺乏反应的一种病理状态，是急危重症患者常见的症状。按意识障碍的严重程度临床分为嗜睡、意识模糊、昏睡和昏迷四种表现。昏迷患者往往病情危重，应迅速明确诊断并对症急救。

第一节 昏迷概述

一、概念

昏迷是最严重的意识障碍，是高级神经活动对内、外环境的刺激处于抑制状态，生命体征存在而意识完全丧失，对外界刺激失去正常反应并出现病理反射活动。昏迷不是疾病，是症状。

二、病因

（一）神经系统疾病

1. 颅内感染 如结构性脑膜炎、乙型脑炎、发散性病毒性脑炎、流脑、脑脓肿等。

2. 颅脑疾患 ①脑血管病：脑循环障碍（包括缺血、出血、栓塞、血栓形成等）、蛛网膜下腔出血、脑梗死等；②颅脑外伤：如脑震荡、脑挫伤、颅内血肿（硬膜外、硬膜下、脑内血肿）；③颅内占位性病变：脑肿瘤、脑脓肿、脑寄生虫病、脑内肉芽肿等；④其他：颅内压增高综合征、癫痫、癫痫发作后昏迷等。

（二）全身性疾病

1. 急性感染性疾病　感染性休克、败血症、中毒性肺炎、中毒型细菌性痢疾、流行性出血热等。

2. 内分泌与代谢障碍　甲状腺疾患（甲状腺危象、甲状腺功能减退）、重症肝病、肺性脑病、肝性脑病、糖尿病酮症酸中毒、糖尿病高渗性昏迷、低血糖昏迷、尿毒症等。

3. 水、电解质平衡紊乱　稀释性低钠血症（水中毒）、低氯血性碱中毒、高氯血性酸中毒。

4. 外因性中毒　农药类中毒、工业毒物中毒、药物类中毒、植物类中毒、动物类中毒。

5. 物理性或缺氧性损害　中暑、淹溺、虫咬、低温、高山病、减压病等。

三、发病机制

大脑皮质是思维、行为、记忆、情感和注意等意识内容活动的部分，正常意识状态活动的维持取决于大脑皮质和脑干网状结构上行激活系统的完整性。所有颅内局限性或弥散性病变或各种病因所致的代谢性脑病均可直接或间接导致大脑皮质发生病理损害或影响脑干网状结构上行激活系统，引起脑细胞缺血、缺氧和脑水肿，严重时可致颅内压升高及脑疝形成，以上病理改变均能引起昏迷。

近代神经生理学研究发现，脑干网状结构上行激活系统是维持意识的重要结构。脑干网状结构上行激活系统不断发放冲动，弥散性作用于大脑皮质的广泛区域，唤醒皮层，维持觉醒状态。脑干网状结构上行激活系统的功能是意识的生理基础。

第二节　护理评估

一、健康史

昏迷病史对疾病的诊断具有十分重要的意义。一般包括下面几方面内容：

1. 发病方式　询问昏迷的起始及发病过程、时间急或缓，为进一步诊治提供线索。急性起病者多见于急性感染、颅脑外伤、急性脑血管病、中毒、触电等；亚急性发病则以代谢性脑病、化学伤、放射伤多见；起病缓慢者，常见于尿毒症、肝性脑病、颅内占位性病变、肺性脑病等；瞬时昏迷多见于癫痫大发作后和一过性脑供血不足。

2. 伴随症状和体征　许多症状和体征能提示脑损害的部位或性质，可帮助诊断。反复头痛、呕吐伴偏瘫多见于急性脑血管病、颅脑外伤和脑占位病变等；昏迷伴有脑膜刺激征，常见于脑膜炎或蛛网膜下腔出血等；伴抽搐常见于癫痫、高血压脑病、脑栓塞、子痫等。

3. 发病年龄和季节　年幼者，春季发病以流行性脑膜炎多见；夏秋季则常见于乙脑、中毒性菌痢等，青壮年以脑血管畸形为多。

4. 发病环境和现场特点　①季节：冬季要考虑一氧化碳中毒；夏季则要想到中暑。②晨起发现的昏迷患者：应考虑一氧化碳中毒、服毒或低血糖昏迷等。③公共场所发现的昏迷患者：多数为急性发病者，如癫痫、脑出血、阿-斯综合征等。④患者周围的事物：如现场发现安眠药瓶和农药瓶遗留，应注意安眠药中毒和有机磷农药中毒等。

5. 既往史　重点了解有无原发疾病，如：高血压、癫痫、糖尿病和心、肺、脑、肝、肾等重要脏器疾病史，以确定有无急性脑血管病、低血糖或血糖过高，心脑综合征、肺性脑病、肝性脑病和尿毒症的可能。询问有无外伤史、服药史等。

二、意识状况

1. **判断意识障碍程度** 判断患者的意识障碍程度可以根据患者的语言应答反应、疼痛刺激反应、肢体活动、瞳孔大小和对光反应、角膜反射等检查得出。意识障碍包括嗜睡、意识模糊、昏睡、昏迷四个程度。首先应区分不同程度的意识障碍：

(1) 嗜睡：患者呈持续睡眠状态，但可被声音、疼痛或光照等轻度刺激唤醒，醒后能正确、简单地回答问题和做出各种反应，反应较迟钝，刺激去除后很快又再入睡。此为程度最轻的意识障碍。

(2) 意识模糊：患者表现对时间、地点、人物的定向能力发生障碍，思想混乱，语言表达无连贯性，应答错误，可有错觉、幻觉、兴奋躁动、精神错乱、谵妄等表现。

(3) 昏睡：患者处于沉睡状态，仅能被压眼眶、用力摇动身体等较强的刺激唤醒。一旦刺激停止，立刻又进入深睡状态。醒后回答问题困难，答非所问，回答时含糊不清。各种反射活动存在。

(4) 昏迷：是最严重的意识障碍。

2. 昏迷症状评估

(1) 昏迷程度的临床分级：见表 9-1。

表 9-1　昏迷的临床分级

昏迷分级	疼痛刺激反应	无意识自发动作	腱反射	瞳孔对光反射	生命体征
浅昏迷	有反应	可有	存在	存在	无变化
中昏迷	重刺激有反应	很少	减弱或消失	迟钝	轻度变化
深昏迷	无反应	无	消失	消失	明显变化

1) 浅昏迷：患者的随意运动丧失，对周围事物和声音、强光等刺激均无反应，仅对强烈的疼痛刺激（如压迫眶上神经），有肢体简单的防御性运动和呻吟伴痛苦表情；各种生理反射如吞咽、咳嗽、瞳孔对光、角膜反射等存在；脉搏、呼吸、血压无明显变化；可出现大小便潴留或失禁。

2) 中度昏迷：对周围事物及各种刺激全无反应，对剧烈刺激偶可出现防御反射；各种生理反射均减弱；脉搏、呼吸、血压有所变化；大小便潴留或失禁。

3) 深昏迷：全身肌肉松弛，对周围事物和各种刺激全无反应，各种反射均消失；呼吸不规则，血压下降，大小便失禁。

(2) 昏迷量表的使用：目前格拉斯哥昏迷分级（Glasgow coma scale，GCS）计分法检查为世界许多国家所采有，它根据患者的睁眼、语言和运动三种反应共 15 项检查给予评分，从而对患者的意识状态进行判断。该方法还能对病情发展、预后、指导临床治疗提供较为可信的客观数据。判断时对患者分别测三种反应并予以记录，再将各个反应项目的分值相加，求其总和，即可得到被查患者的意识障碍程度的客观分数。正常人为 15 分，8 分以下为昏迷，3 分者为深度昏迷。

GCS 计分与预后有密切相关性，计分越低，预后越差。8 分以上者预后较好，8 分以下者预后较差，5 分以下者死亡率较高。但对 3 岁以下幼儿、听力丧失老人、不合作者、情绪不稳定者及语言不通者进行 CGS 评分时可能评分偏低，因此需要结合病史和体检结果综合考虑，以确定患者的意识障碍程度（表9-2）。

表9-2　GCS昏迷评分指标

睁眼反应	评分	语言反应	评分	运动反应	评分
自主睁眼	4	语言正常	5	能按指令动作	6
呼唤睁眼	3	言语不当	4	对刺痛能定位	5
刺激睁眼	2	言语错乱	3	对刺痛能躲避	4
不睁眼	1	言语难辨	2	刺痛时肢体过伸	3
		不能言语	1	刺痛时肢体屈曲	2
				对刺痛无任何反应	1

三、心理-社会状况

意外昏迷，常常使家属毫无思想准备，而产生精神恐惧、不安的心理。为排除患者服用药物中毒、自杀等可能因素，应尽量详细询问患者日常思想情绪、工作情况、家庭生活情况，了解有无精神刺激因素。

四、辅助检查

1. 常规检查　可做血、尿、大便常规及血糖、电解质、血氨、血清酶、肝肾功能、血气分析等检查，根据以上常规检查结果，进一步选择特殊检查以辅助昏迷的诊断。

2. 特殊检查　根据病情选择心电图、X线摄片和B型超声检查。对疑有颅内病变者可根据需要选择脑电图、CT、MRI、X线脑血管造影等检查。

第三节　护理诊断

1. 意识障碍　与各种原因引起的大脑皮质和脑干的网状结构发生高度抑制有关。

2. 清理呼吸道无效　与患者意识丧失不能正常咳痰有关。

3. 有皮肤完整性受损的危险　与患者意识丧失而不能自主更换卧位、长期卧床有关。

4. 有肺部感染的危险　与昏迷患者的机体抵抗力下降、呼吸道分泌增多、不能及时排出有关。

第四节　护理目标

1. 患者的昏迷程度减轻或消失。

2. 患者能有效排痰，呼吸道通畅。

3. 患者的皮肤保持完整，无压疮发生。

4. 患者无肺部感染发生。

第五节　护理措施

一、急救护理措施

救护原则:对危及生命的症状立即实施监护,尽快病因治疗,进行积极有效的抢救是治疗的关键。

1. 病因治疗　病因明确者应尽快消除病因。如一氧化碳中毒者立即给予高压氧治疗;低血糖昏迷立即给予补充高渗葡萄糖液;高血糖性昏迷以胰岛素纠正血糖;有机磷中毒者立即给予阿托品、胆碱酯酶复能剂等;颅内占位性病变致昏迷者尽早行开颅术根治病灶;感染患者及时有效地给予抗生素治疗;肝性脑病者给予谷氨酸等药物治疗。

2. 对症支持治疗　首先要维持生命体征,保持呼吸道通畅,吸氧。必要时行气管插管、气管切开、呼吸机辅助呼吸。颅内压增高者给予甘露醇脱水降颅内压。对心跳呼吸骤停者给予心肺复苏。尽快建立有效的静脉输液通路,维持循环功能及输注抢救药物。为保证患者足够的能量及营养,积极补充营养液,纠正水、电解质紊乱及酸碱失衡。

3. 保护脑细胞　为降低脑代谢、减少氧耗,予头部置冰袋或冰帽等;高热、躁动、抽搐者可用镇静、人工冬眠疗法;为保证足够的脑灌注压,促进脑功能的恢复,减少致残率,可适当应用三磷酸腺苷(ATP)、辅酶 A、胞二磷胆碱、脑活素、纳洛酮、吡拉西坦、多种维生素等。

二、生命体征的观察

通过对生命体征的观察和记录,可随时对病情做出正确的判断,预测病情变化的趋势,及时采取措施预防病情恶化。主要观察项目有:

1. 体温　体温升高可考虑下列疾病:脑炎、脑膜炎及癫痫持续状态等;急骤高热提示脑干出血、中暑、抗胆碱能药物中毒;体温过低见于休克、低血糖、巴妥类药物中毒、甲状腺功能低下、下部脑干病变等。

2. 脉搏　脉搏增快可见于高热或感染性疾病,如增快至每分钟 170 次以上则见于心脏异位节律;脉搏变慢见于颅内压增高,如减慢至每分钟 40 次,则见于心肌梗死、房室传导阻滞;脉搏先慢后快伴血压下降,考虑脑疝压迫脑干,延髓生命中枢衰竭。

3. 呼吸　呼吸深大见于代谢性酸中毒、糖尿病、尿毒症、败血症、严重缺氧等;呼吸减弱见于肺功能不全、镇静剂中毒、下部脑干病变等。呼吸异常伴气味异常;糖尿病呼吸气味呈烂苹果味;尿毒症呈氨臭味;肝性脑病呈腐臭味;有机磷中毒呈大蒜味;乙醇中毒呈乙醇味。

4. 血压　血压升高明显多为高血压心脏病、子痫、颅内压增高等;血压速降可见于休克、心肌梗死、中毒性痢疾、糖尿病昏迷、安眠镇静剂中毒等。

5. 瞳孔　观察昏迷患者的瞳孔变化,对确定昏迷的病因、损害部位、病变程度、抢救治疗和预后判断帮助极大,是昏迷的重要观察指标。

(1)双侧瞳孔散大:常见于濒死状态、严重尿毒症、子痫、癫痫发作以及阿托品类药物、一氧化碳、二氧化碳中毒等。

(2)双侧瞳孔缩小:可见于脑桥出血、吗啡类、巴比妥类、有机磷类药物中毒等。

(3)一侧瞳孔散大:可见于动眼神经麻痹、小脑幕切迹疝等。

(4)一侧瞳孔缩小:可见于脑疝发生早期、颈交感神经麻痹等。

6. 眼底　在颅脑外伤或颅内出血后 12～24 小时可出现视神经乳头水肿；糖尿病、尿毒症、高血压脑病、血液病时可见视网膜出现广泛的渗出物或出血。

7. 脑膜刺激征　脑膜刺激征包括颈部抵抗、布氏征、克氏征等。阳性反应见于蛛网膜下腔出血，各种脑膜炎、脑炎或枕大孔疝。

8. 皮肤　发绀提示缺氧；皮肤呈樱桃红色可能为一氧化碳中毒；皮肤淤点见于细菌性、真菌性败血症或流行性脑脊髓炎和血小板减少性紫癜；皮肤色素沉着见于肾上腺皮质功能减退。

9. 运动功能　对侧大脑半球病变常出现偏瘫；肌张力增高常见于基底节和外囊处病变；肌张力降低则多见于急性皮质脊髓束受损；而深昏迷时肌张力完全松弛；扑翼样震颤或多灶性肌阵挛为代谢性脑病和肝性脑病常见。

10. 反射与病理征　脑局限性病变常表现为单侧角膜反射、腹壁反射或提睾反射减弱或消失，以及深反射亢进或病理征等。以上改变若呈双侧对称性多与昏迷有关；如昏迷加深则表现为浅反射减退甚至消失而深反射由亢进转为消失。

三、一般护理

1. 体位　尽量避免搬动；应采取平卧位，头偏向一侧，防止呕吐物误吸造成窒息。帮助患者肩下垫高，使颈部舒展，防止舌后坠阻塞呼吸道，保持呼吸道通畅。

2. 饮食护理　昏迷患者鼻饲补充营养，保证患者每天摄入高热量、高蛋白、高维生素、易消化的流质饮食，如牛奶、豆浆、菜汤肉质等。并加强鼻饲管应用的护理。

3. 皮肤护理　①保持床单的清洁干燥，平整，无碎屑；②保持皮肤清洁：对出汗较多或大小便失禁患者，应及时更换，用清水清洁皮肤和会阴部；对长期尿失禁或尿潴留的患者，留置尿管；③建立翻身卡，定时翻身，每 2 小时一次，必要时 1 小时一次；注意保护骨突部位，受压部位用 50% 的乙醇局部按摩，每次 3～5 分钟，以改善局部血液循环。

4. 留置尿管的护理　①保持尿管通常，避免扭曲受压；②引流管和集尿袋应低于耻骨联合，保持向下；③及时放尿（每 4 小时一次），记录尿量和观察尿液颜色及性状；④每天更换一次集尿袋，每周更换一次尿管，每天如患者意识转清后，应尽早拔出尿管，鼓励和锻炼患者自主排尿；⑤保持会阴部清洁，每日 1～2 次会阴擦洗。

5. 功能锻炼　昏迷患者由于不能自主调整体位，关节长期不活动，易引起挛缩和固定，丧失正常功能，所以护理时要注意保持肢体关节功能位，每天给予被动的肢体运动和适当按摩。

6. 心理护理　了解患者的社会背景、家庭和社会关系、经济状况等。对昏迷患者应做好家属的安慰，解释工作；对病情好转的患者，生活上多关心体贴患者，并鼓励亲属、朋友多给予情感支持，促进患者康复。

四、并发症的预防与护理

1. 防止口腔感染　坚持做好每日三次口腔护理，注意观察口腔有无真菌感染、黏膜溃疡及腮腺炎等并发症，及时给予针对性治疗。

2. 防止肺部感染　加强呼吸道湿化，定时翻身、叩背、及时吸除痰液，防止呼吸道分泌物或呕吐物吸入气道。定期更换吸氧导管，以保持清洁和通畅。

3. 预防压疮。

4. 防止泌尿道感染。

五、健康教育

应向患者家属介绍如何照顾昏迷的患者,并指导家属学会观察病情,及时发现恶化征象。如病情恶化,应保持镇静,及时与医生和护士联系。患者意识转清后,应向患者和家属宣传疾病的知识,指导他们如何避免诱发原发病情恶化的因素,以防止昏迷的再次发生。

小　结

昏迷患者的病情随时可能发生变化,危及生命,且引起昏迷的疾病范围广泛。病人保持睡眠样的无反应状态,不能被唤醒,不能睁眼,不能进行语言交流,不能被别人理解,因此,及时找出病因、准确地进行病情护理评估、正确地判断意识状态和昏迷程度是对昏迷病人护理的关键。医护人员要牢牢地掌握急救原则和措施,争分夺秒,尽最大可能挽救患者的生命。在护理过程中,注意密切观察生命体征,预防和及时处理病情变化,防止恶化,同时加强基础护理,预防并发症。

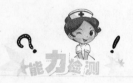

1. 什么是意识障碍、昏迷、嗜睡、意识模糊、昏睡、浅昏迷、深昏迷?
2. 如何采用格拉斯哥评分法进行评分?
3. 昏迷患者的急救原则是什么?
4. 对昏迷患者应采取哪些急救护理措施?

（黄　萍）

第十章　常用急救技术及护理

学 习 目 标

掌握:常用急救技术的操作方法和护理。

熟悉:常用急救技术适应证与禁忌证。

了解:常用急救技术的概述。

第一节　机械通气技术及护理

一、概述

机械通气技术是指由于各种原因导致呼吸器官不能维持正常的气体交换,发生呼吸功能障碍时,用人工方法或机械装置的通气代替、控制或辅助患者呼吸,以达到增加通气量、改善气体交换、减轻呼吸功消耗、维持呼吸功能等为目的的一系列措施。人体正常呼吸动作的产生,有赖于呼吸中枢调节下的呼吸肌、胸廓、气管、支气管树、肺和肺泡等器官和组织的共同协调运动。而呼吸机则可完全脱离呼吸中枢的调节和控制,人为地产生呼吸动作,满足人体呼吸功能的需要,达到以下目的:①维持代谢所需的肺泡通气:这是治疗的基本目的。应用气管插管或气管切开保持呼吸道通畅,加上正压通气以维持足够的潮气量,保证患者代谢所需的肺泡通气。②纠正低氧血症和改善氧运输:呼吸机的应用可改善换气功能,近年来由于应用了呼气末正压通气(positive end expiratory pressure,PEEP)等方法,可使肺内气体分布均匀,纠正通气/血流比例失调,减少肺内分流,提高氧分压。③减少呼吸功:应用机械通气可减少呼吸肌的负担,降低氧耗量,有利于改善缺氧,同时也可减轻心脏的负荷。根据实施机械通气时是否经人工气道将机械通气分为有创通气与无创通气。

二、适应证与禁忌证

(一)适应证

1. **预防性通气治疗**　危重患者有时尚未发生呼吸衰竭,但若从临床疾病的病理过程、呼

吸功、心肺功能储备等诸方面判断,有发生呼吸衰竭的高度危险时,可使用预防性通气治疗,有助于减少呼吸功和氧消耗,减轻患者的心肺负担。如血流动力学不稳定者、外科大手术后、严重衰弱、严重创伤、误吸入综合征、高代谢状态等。

2. 治疗性通气治疗　若患者出现呼吸衰竭的表现,如呼吸困难、呼吸浅速、发绀、咳痰无力、呼吸欲停或已停止,出现意识障碍、循环功能不全时;患者不能维持自主呼吸,近期内预计也不能恢复有效自主呼吸,呼吸功能受到严重影响时,可应用机械通气治疗。

(二)禁忌证

呼吸机治疗没有绝对禁忌证。任何情况下,对危重患者的抢救和治疗,均强调权衡利弊。但有些疾病或状态必须经过适当处理后方可应用,否则会加重病情,甚至危及生命,列为相对禁忌证:①张力性气胸,纵隔气肿,胸腔大量积液;②伴有肺大泡,肺气肿;③大咯血或严重误吸引起的窒息性呼吸衰竭;④缺血性心脏病及充血性心力衰竭。

三、呼吸机的使用和护理

(一)呼吸机的使用

1. 检查装置　检查呼吸机是否正确安装,管道间连接是否紧密,各附件是否齐全,供氧、电源是否完好足够。

2. 根据病情需要选择呼吸机与患者链接的方式

(1)密封口罩:先给患者充分供氧,待缺氧有所缓解后,再考虑建立能维持较长时间的人工气道。

(2)气管插管:适用于需短期作机械通气治疗的患者。

(3)气管切开:适用于需长时间作机械通气治疗的患者。

3. 根据患者情况确定呼吸模式　打开气源、电源开关,选择成人或儿童模式,根据患者情况选择确定通气方式:

(1)自主呼吸(SPONT):患者自主呼吸好,可辅助患者呼吸,增加氧气吸入,降低呼吸肌做功。

(2)同步间歇指令通气(SIMV):是一种容量控制通气与自主呼吸相结合的特殊通气模式,两种通气共同构成每分通气量。这一种通气方式一般用于撤机前的过渡准备。

(3)机械辅助呼吸(MAV):在自主呼吸的基础上,呼吸机补充自主呼吸不足的通气量部分。

(4)机械控制呼吸(CMV):指呼吸机完全取代自主呼吸,提供全部通气量,是患者无自主呼吸时最基本、最常用的支持通气方式。

(5)持续气道正压(CPAP):在自主呼吸的基础上,无论吸气还是呼气均使气管内保持正压水平的一种特殊通气模式,有助于防止肺萎缩,改善肺顺应性,增加功能残气量。可用于患者撤机前。

(6)呼气末正压通气(PEEP):在呼气末维持呼吸道一定正压的呼吸方式,目的是在呼气终末时保持一定的肺内压,防止肺泡塌陷。通常所加 PEEP 值为 $5\sim15$ cmH$_2$O,使用时从低 PEEP 值开始,逐渐增至最佳 PEEP 值。"最佳 PEEP 值"是指既改善通气、提高 PaO$_2$,又对循环无影响的 PEEP 值。

4. 调节呼吸机各通气参数　主要的参数有:潮气量(或每分通气量)及波形呼吸时比、呼吸频率、呼吸灵敏度;氧浓度、低压、高压报警;流速;低压、高压通气报警;低、高氧浓度报警;

机器工作压力。呼吸机主要参数选择(表10-1)。不同呼吸机的报警参数略有不同,参照说明书进行调节。气道压安全阀或压力限制一般设置在维持正压通气峰压上 5～10 cmH_2O。

表 10-1 呼吸机主要参数选择

项 目	参 数
呼吸频率(R)	16～20 次/分
潮气量(Vr)	10～15 ml/min
每分通气量(VE)	8～10 L/min
呼吸比值(1/E)	1：1.5～2.0
通气压力(EPAP)	0.147～1.96 kPa(<2.94 kPa)
吸入氧浓度(FiO_2)	30%～40%(<60%)
呼气末正压(PEEP)	一般在 10 cmH_2O 左右,多数患者在 3～6 cmH_2O
触发灵敏度(sensitivity)	压力触发—1～2 cmH_2O,流量触发 1～3 L/min

5. 通气　打开氧气、压缩空气,调节湿化器,一般湿化器的温度应调至 34～36 ℃。

6. 测试　接上模拟肺并检测管道连接有无漏气,测试各旋钮功能,模拟肺试机后正常再与患者连接。

7. 观察　上呼吸机后严密监测生命体征、皮肤颜色及血气分析结果并做好记录。一般接呼吸机后半小时抽血气并调整呼吸机参数,以后根据病情及时评估并调整参数。

8. 记录　记录呼吸机使用时间与性能,清理用物归回原处。

9. 停机　自主呼吸恢复、缺氧情况改善后试停机。

10. 关机　顺序为:关呼吸机→关压缩机→关氧气→切断电源。

(二)呼吸机治疗期间的护理

1. 严密观察病情　呼吸机治疗的患者须专人护理,密切观察治疗反应和病情变化,并做详细记录。除生命体征、神经精神症状外,重点观察呼吸情况,包括呼吸频率、胸廓起伏幅度、呼吸肌运动、有无呼吸困难、自主呼吸与机械呼吸的协调等。定时监测血气分析。综合患者的临床表现和通气指标判断呼吸机治疗的效果。

2. 加强气道管理　对气管插管或气管切开患者,应加强导管护理,及时清除呼吸道分泌物。特别应做好呼吸道湿化,防止痰液干涸,保持气道通畅。可通过蒸汽、雾化或直接滴注等方法,湿化液不应少于 250 ml/d,以使痰液稀薄易于吸出、咳出而肺底不出现啰音为宜。湿化蒸发器的温度调至 32～35 ℃为宜,湿化罐内一般加蒸馏水。若痰液黏稠,可用乙酰半胱氨酸或用生理盐水持续滴入气管导管,或套管,或吸痰前缓慢注入。

3. 做好生活护理　帮助患者定时翻身,经常拍背,以防止因呼吸道分泌物排出不畅引起阻塞性肺不张和长时间压迫导致压疮。昏迷患者注意防治眼球干燥、污染或角膜溃疡,用凡士林纱布覆盖眼部,每日滴抗生素眼液 2～3 次。加强口腔护理,预防口腔炎发生。改善营养状态,给予营养支持。

4. 心理护理　向患者和家属说明呼吸机治疗的目的、需要配合的方法等。询问患者的感受,可用手势、点头或摇头、睁眼或闭眼等方法进行交流。经常和患者握手、说话,操作轻柔,增加患者的舒适感。可做一些卡片和患者交流,增加视觉信息传递。鼓励有书写能力的患者把自己的感受和要求写出来,以供医务人员参考。长期应用呼吸机的患者可产生依赖,要教育患者加强自主呼吸的锻炼,争取早日脱机,在脱机前做必要的解释。

5. 及时处理人机对抗　呼吸机与自主呼吸不协调的危害很大,可增加呼吸功、加重循环负担和低氧血症,严重时可危及患者生命。

(1) 表现:①不能解释的气道高压报警或气道低压报警,或气道压力表指针摆动明显;②呼吸气 CO_2 监测, CO_2 波形可出现"箭毒"样切迹,严重时出现冰山样改变;③潮气量很不稳定,忽大忽小;④清醒患者可出现躁动,不耐受。

(2) 常见原因:①治疗早期患者不配合或插管过深;②治疗中出现病情变化,使患者需氧量增加, CO_2 产生过多,或肺顺应性降低、气道阻力增加使呼吸功增大,或体位改变等,均可造成人机对抗,常见如咳嗽、发热、抽搐、肌肉痉挛、疼痛、烦躁、体位改变,发生气胸、肺不张、肺栓塞、支气管痉挛、心功能急性改变等;③患者以外的原因:最常见的是呼吸机同步性能不好,其次是同步功能的触发灵敏度装置故障或失灵,管道漏气所致的通气不足也可能使呼吸频率增加致呼吸拮抗。

(3) 处理:呼吸机与自主呼吸协调的方法主要从以下几个方面着手:首先脱开呼吸机(气道高压的患者慎用),并用简易呼吸器辅助通气,一方面检查呼吸机问题,另一方面感受患者的气道阻力;其次,若是患者的问题,可用物理检查、气道湿化吸痰、胸部 X 线检查等鉴别是否有全身异常,如发热、气道阻塞、气胸等;再次,必要时更换气道导管或套管;最后,呼吸机与自主呼吸不协调的原因去除后仍不协调或短时间内无法去除时,可采用药物处理,以减少呼吸机对抗所致的危害,药物作用的目的是抑制自主呼吸,常用镇静药与肌肉松弛剂,但要注意药物的副作用如抑制排痰、低血压、膈肌上抬等。

6. 常见报警原因与处理

(1) 气道高压报警:设置报警上限通常比吸气峰压值高 1.0 kPa(10 cmH₂O),如果气道压力上升高于该值,呼吸机则报警。常见原因与处理:①气管、支气管痉挛:常见于哮喘、过敏、缺氧、湿化不足或湿化温度过高,湿度太大,气道受物理刺激(如吸痰、更换气管套管等)。由于患者颈部移动所致的气管插管的移动亦很常见。处理方法是解痉、应用支气管扩张剂等药物,针对原因,对症处理。②气道内黏液潴留:处理方法为充分湿化,及时吸引,加强翻身、叩背和体位引流;应用祛痰剂,配合理疗等。③气管套管位置不当:处理方法是校正套管位置。④患者肌张力增加,刺激性咳嗽或肺部出现新并发症,如肺炎、肺水肿、肺不张、张力性气胸等。处理方法为查明原因,对症处理;合理调整有关参数,如吸氧浓度、PEEP 等;并发气胸者,行胸腔闭式引流。⑤气道高压报警上限设置过低:处理方法为合理设置报警上限,比吸气峰压高 1.0 kPa(10 cmH₂O)。

(2) 气道低压报警低压:吸气压力的低压报警通常设定在 0.5～1.0 kPa(5～10 cmH₂O),低于患者的平均气道压力。如果气道压力下降,低于该值,呼吸机则报警。最可能的原因为患者的脱机,如患者与呼吸机的连接管道脱落或漏气,吸痰时可视为接头脱落而报警,吸痰结束后立即连接管道。

(3) 通气不足报警:常见原因包括机械故障、管道连接不好或人工气道漏气,患者与呼吸机脱离,氧气压力不足。处理方法为维修或更换空气压缩机,及时更换破损部件;正确连接电源;正确连接管道,保证不打折、不受压,使管道保持正确角度,及时倒掉贮水瓶的积水;氧气瓶的压力保证在 30kg/cm² 以上;通知中心供气站,开大分流开关,使之达所需压力。

(4) 吸氧浓度报警:原因如人为设置氧浓度报警的上、下限有误,空气—氧气混合器失灵,氧电池耗尽。处理方法为正确设置报警限度、更换混合器、更换电池。

7. 常见并发症及处理

(1) 导管堵塞:气管插管或套管完全或部分被堵塞,多由于气管分泌物干燥结痂、导管套囊脱落引起。管腔完全堵塞时患者突然出现窒息,甚至死亡。护理工作中应加强呼吸道湿化、吸痰及套管内管的消毒,保持呼吸道通畅。一旦发现气囊脱落,应立即拔管,更换导管。

(2) 脱管:常发生在气管切开的患者,原因有系带固定不紧,患者剧烈咳嗽、躁动不安或呼吸机管道牵拉过紧、患者翻身时拉脱等。应密切观察患者的呼吸状态,如呼吸机低压报警、患者突然能发出声音或有窒息征象,应紧急处理,如果重新置管有困难,可行紧急气管插管。

(3) 气管损伤:由于套囊压力大,压迫气管内壁引起局部黏膜缺血坏死,严重者可穿透气管壁甚至侵蚀大血管引起致命性大出血。应注意定时(一般 2 小时)气囊放气,最好选用大容量低压气囊。

(4) 通气不足与通气过度:为预防通气不足,应注意观察病情,特别是肺部呼吸音和血气结果。通气过度可致呼吸性碱中毒。急性呼吸衰竭或心脏手术后患者为迅速偿还氧债,机械通气早期可使患者过度通气,但时间不宜过长。慢性呼吸衰竭患者开始应用呼吸机时通气量不宜过大,应使 $PaCO_2$ 逐渐下降。

(5) 肺气压伤:由于气道压力过大引起,可引起间质性肺气肿、纵隔气肿、气胸及动静脉空气栓塞等。应避免过高的气道压力,尽量降低气道峰压。发生气胸应行胸腔闭式引流。

(6) 呼吸道感染:致病菌多为革兰阴性杆菌,以铜绿假单胞菌为主。应严格无菌操作及进行环境、器械的消毒,必要时应用有效抗生素。

(7) 肺不张:因气管插管过深至一侧气管或痰块阻塞支气管所致。应注意调节气管插管位置,并加强呼吸道的管理。

8. 撤机　导致呼吸衰竭的原发病因已去除,患者自主呼吸能力恢复,咳嗽吞咽反射存在,神志清楚,肺部感染基本控制,痰液量明显减少,吸氧浓度(FiO_2)<40%,血气分析正常或接近正常,可考虑停用呼吸机。

(1) 根据不同病情选用适当的撤机方法:①直接撤机:适用于原心肺功能好,支持时间短的患者;患者自主呼吸良好,且不耐受气管插管,直接撤离呼吸机,让其自主呼吸。测量潮气量>5 ml/kg,RR>10 次/分,MV>0.1 L/kg,咳嗽反射恢复,可拔除气管导管。必要时经面罩或鼻导管吸氧。②呼吸机过渡:可用 SIMV、PSV、MMV、VS 等模式过渡。③间接撤机:如射流给氧、"T"型管给氧等,注意监测 SpO_2,逐渐延长脱机时间,宜在白天进行。

(2) 撤机困难的原因及处理:对脱机困难的患者,需要做较长时间的观察、摸索和调试。大部分患者最终可能获得成功;部分患者需要长期呼吸机治疗。①原因:主要为原发病因未得解除、呼吸肌疲劳和衰弱、心理障碍等。②处理:尽早、尽快控制和去除原发病因;采用特殊呼吸模式与功能,尽早锻炼呼吸肌力量,预防呼吸肌疲劳与衰竭;加强营养支持治疗,增加呼吸肌力量;帮助患者树立信心,克服心理障碍;原有慢性呼吸功能不全者,尽早做腹式呼吸,增强和改善呼吸功能。

9. 停机后监护　密切观察患者的呼吸情况,一旦出现以下变化,应立即行二次插管机械辅助通气:①烦躁不安、发绀、呼吸频率明显加快,出现三凹征、鼻翼扇动等呼吸困难表现;②心脏手术后患者出现低心排量;③拔管后喉头水肿或痉挛导致通气困难;④心率增快或减慢,血压下降或突然出现心律失常;⑤$PaO_2 \leq 8$ kPa(60 mmHg),$PaCO_2 \geq 6.7$ kPa

(50 mmHg)。停机后,患者由于长时间的气管内刺激,常有咳嗽、痰液黏稠,应加强呼吸道湿化,鼓励患者咳痰。疑有喉头水肿者可适当用地塞米松喷喉或静脉滴注。

10. 病室内环境每天消毒 1～2 次 呼吸机应有专人负责管理,定期维修、保养。呼吸机的外部管道、呼吸活瓣、雾化装置应每 2～3 天更换消毒一次。管道应定期采样做细菌培养。

第二节 气管内插管术

一、概述

气管内插管(endotracheal intubation)是将导管通过鼻腔或口腔,经过咽喉和声门插入气管内的操作技术。气管内插管是救护危重患者必不可少的技术之一,是解除呼吸道梗阻、保证呼吸道通畅、短时间内进行辅助呼吸的有效途径。

二、适应证与禁忌证

(一)适应证

除在全身麻醉时广泛应用外,气管内插管主要是在急危重症患者中应用。原则上气管内插管是在病情紧急且插管保留时间较短的情况下使用,其适应证包括:

1. 各种上呼吸道梗阻,需立即建立可控制的人工气道者。
2. 各种原因造成的下呼吸道分泌物潴留需要引流者。
3. 喉痉挛者。
4. 各种原因导致的新生儿呼吸困难者。
5. 各种手术施行气管内麻醉者;气管内给药、给氧,使用呼吸器者。
6. 婴幼儿气管切开前需行气管插管定位者。

(二)禁忌证

1. 喉头水肿、气道急性炎症、喉头黏膜下血肿、插管创伤引起的严重出血等。
2. 咽喉部烧灼伤、肿瘤或异物存留者。
3. 主动脉瘤压迫气管者,插管易造成动脉瘤损伤出血。
4. 下呼吸道分泌物潴留难以从插管内清除者,应行气管切开置管。
5. 颈椎骨折、脱位者。

三、操作方法

(一)物品准备

备气管插管包或插管盘,含以下物品:

1. 喉镜 由喉镜柄和喉镜片组成。喉镜片是插管时伸入口腔咽喉部显露声门的部分,使用前应检查镜片近尖端处的电珠有无松动,是否明亮。镜片有直、弯两种类型,分成人、儿童、幼儿用三种规格。成人常用弯型,操作时可不挑起会厌,从而减少对迷走神经的刺激。

2. 气管导管和管芯 多用带气囊的硅胶管。一般成年男性经口插管用 F 36～40 号,成年女性用 F 32～36 号。鼻腔插管应相应小 2～3 号,且不带套囊。小儿可按以下公式选择导管:1～7 岁,号数＝年龄＋19;8～10 岁,号数＝年龄＋18;11～14 岁,号数＝年龄＋16。管芯的作用是使导管保持一定弯度,以适应患者情况,有利于插管操作。可用细金属条,长度以插入导管后其远端距离导管开口 0.5 cm 为宜。一般导管进入声门即应拔出管芯,再使导管深入,否则易造成气管损伤。

3. 其他 另备喷雾器(内装 1‰丁卡因或其他局麻药)、插管钳、吸引装置、牙垫、胶布、消毒凡士林、吸氧面罩、简易呼吸器等。

(二)操作

插管的路径可分为经口腔和经鼻腔插管,还可根据插管时是否利用喉镜暴露声门分为明视插管和盲探插管。

1. 经口明视插管术 是最方便而常用的插管方法,也是快速建立可靠人工气道的方法。操作关键在于用喉镜暴露声门,若声门无法暴露,易导致插管失败或出现较多并发症。其禁忌证或相对禁忌证包括:①呼吸衰竭不能耐受平卧位的患者;②由于张口困难或口腔空间小,无法经口插管者;③无法后仰者(疑有颈椎骨折者)。

(1) 准备:携带用物到患者床旁,选择合适尺寸的无菌气管套管,将床头拉开 60 cm 左右,除去床头隔板。

(2) 体位:将患者仰卧,头、颈、肩相应垫高,头后仰并抬高 8～10 cm。操作者位于患者头侧。

(3) 给氧:清除口腔分泌物,取下义齿,检查牙齿是否松动。用面罩充分给氧。

(4) 暴露会厌:操作者用右手拇指推开患者的下唇和下颌,示指抵住上门齿,以二指为开口器,使嘴张开,左手持喉镜,使带照明的喉镜呈直角倾向喉头,沿右侧口角置入,轻柔地将舌体推向左侧,使喉镜片移到正中,见到腭垂(此为暴露声门的第 1 个标志)。然后顺舌背弯度置入,切勿以上切牙为支点,将喉镜柄向后压以免碰到上切牙。喉镜进入咽部即可见到会厌(此为暴露声门的第 2 个标志)。

(5) 暴露声门:看到会厌后,如用直喉镜可显露声门。如用弯喉镜,见到会厌后必须将喉镜片置入会厌与舌根交界处(图 10-1),再上提镜片,才能使会厌翘起,上贴喉镜,显露声门(图 10-2)。如果喉镜未达此处即上提镜片,由于会厌不能翘起,舌体隆起挡住声门,可影响插管操作。声门呈白色,透过声门可见呈暗黑色的气管,声门下方是食管黏膜,呈鲜红色并关闭。

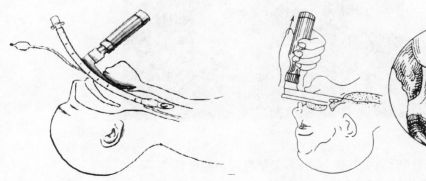

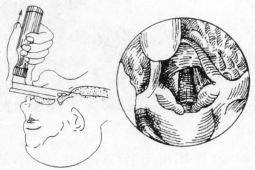

图 10-1 弯喉镜片置入会厌与舌根交界处　　图 10-2 喉镜挑起会厌腹面暴露声门

(6) 插入导管:暴露声门后,右手持已润滑好的导管,将其尖端斜口对准声门,在患者吸气末(声门打开时),轻柔地随导管沿弧形弯度插入气管内(图 10-3)。过声门 1 cm 后应将管芯拔出,以免损伤气管。将导管继续旋转深入气管,成人 5 cm,小儿 2～3 cm。

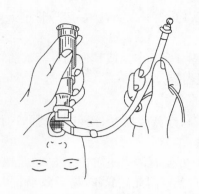

图 10-3　气管插管时持管与插入方法

（7）确认插管部位：导管插入气管后，立即塞入牙垫，然后退出喉镜。检查确认导管在气管内，而非在食管内。可将耳凑近导管外端，感觉有无气体进出。若患者呼吸已停止，可用嘴对着导管吹入空气或用呼吸囊挤压，观察胸部有无起伏运动，并用听诊器听两肺呼吸音，注意是否对称。如果呼吸音不对称，可能为导管插入过深，进入一侧支气管所致，可将导管稍后退，直至两侧呼吸音对称。

（8）固定：证实导管已准确插入气管后，用长胶布妥善固定导管和牙垫。

（9）气囊充气：向导管前端的气囊内注入适量空气 3～5 ml 封闭气道（图 10-4），注气量不宜过大，以气囊恰好封闭气道不漏气为准，以免机械通气时漏气或呕吐物、分泌物倒流入气管。

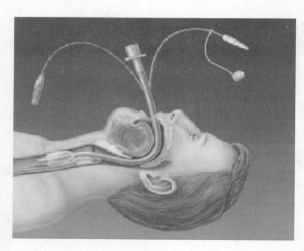

图 10-4　导管前端的气囊内注气封闭气道

（10）吸引：用吸痰管吸引气道分泌物，了解呼吸道通畅情况。

2. **经鼻盲探插管术**　适应证与经口插管的禁忌证基本相同，经口途径有困难时再考虑经鼻途径。禁忌证或相对禁忌证包括：①呼吸停止；②严重鼻或颌面骨折；③凝血功能障碍；④鼻或鼻咽部梗阻，如鼻中隔偏曲、息肉、囊肿、脓肿、水肿、过敏性鼻炎、异物、血肿等；⑤颅底骨折。

（1）术前检查患者鼻腔有无鼻中隔歪曲、息肉及纤维瘤等，选择合适的鼻孔，必要时鼻腔内滴数滴呋麻滴鼻液，并做表面麻醉（2％利多卡因喷雾剂）。

（2）选择合适的导管（不带气囊），润滑导管，可向插管侧鼻孔滴入少量液状石蜡。

（3）患者体位同前。操作时导管一进入鼻腔就将导管与面部呈垂直方向插入鼻孔，使导管沿下鼻道推进，经鼻后孔至咽腔，切忌将导管向头顶方向推进，否则极易引起严重出血。操作者可一面注意倾听通过导管的气流，一面用左手调整头颈方向角度，当感到气流最强烈时，迅速在吸气相时推入导管（图 10-5），通常导管通过声门时患者会出现强烈咳嗽反射。

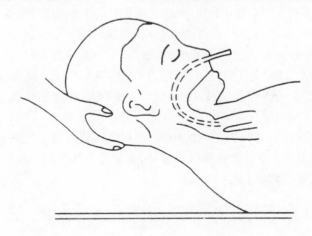

图 10-5　经鼻盲探插管术

（4）如果推进导管时呼吸气流声中断，提示导管误入食管，或进入舌根会厌间隙。应稍稍退出，重试。插入后务必确认导管在气管内，而不是在食管内。

（5）反复尝试插管易造成喉头水肿、喉痉挛及出血，引起急性缺氧，诱发心脏骤停。建议在三次不成功后改用其他方法。

3. 经鼻明视插管术　气管导管通过鼻腔方法同盲插，声门暴露方法基本同经口明视插管法。当导管通过鼻腔后，用左手持喉镜显露声门，右手继续推进导管进入声门，如有困难，可用插管钳夹持导管前端送入声门。检查确认导管位置并固定。

四、护理

1. 插管前检查插管用具是否齐全适用，根据患者年龄、性别、身材、插管途径选择合适的导管。检查喉镜灯泡是否明亮、气囊有无漏气，准备胶布。如有呼吸困难或呼吸停止者，插管前应先行人工呼吸、吸氧等，以免因插管费时而增加患者缺氧时间。

2. 插管动作要轻柔，勿损伤，操作迅速准确，勿使缺氧时间过长，以免引起反射性心跳、呼吸骤停。

3. 插管时应使喉部暴露充分，视野清晰。喉镜的着力点应始终放在喉镜片顶端，并采用上提喉镜的方法。声门显露困难时，可请助手按压喉结部位，可能有助于声门显露，或利用导管管芯将导管弯成"L"形，用导管前端挑起会厌，施行盲探插管。必要时，可施行经鼻腔插管、逆行导管引导插管或纤维支气管镜引导插管。

4. 插管后患者取平卧位，头部稍后仰，每隔 2 小时翻身，转动头部，以改变气管的压迫部位，防止局部黏膜损伤。翻身或搬动时，一定要观察胸部呼吸幅度，监听肺部呼吸音，以确定有无插管脱出或滑入右主气管。

5. 注意气囊的充气与定时放气。气囊内充气不超过 3～5 ml。若充气过度或时间过长，则气管壁黏膜可因受压发生缺血性损伤，导管留置期间每 4 小时放气 1 次，放气一次 5～10 分钟后在充气。

6. 加强气道护理，及时清除呼吸道分泌物，保持气道通畅。注意吸入气体的湿化，防止气管内分泌物稠厚结痂，影响呼吸道通畅。吸痰时必须严格无菌操作，动作轻柔，每次吸痰时间不超过 15 秒，必要时于吸氧后再吸痰。

7. 气管插管吸痰时，应戴无菌手套，严格无菌操作，防止造成呼吸道感染。

8. 加强口腔护理，保持鼻腔口腔清洁，用液状石蜡油防止干燥。

9. 注意并发症观察。如插管后引起喉炎、喉水肿、声带麻痹、呼吸道炎症、牙齿松动或脱落、黏膜出血、呛咳、喉痉挛、支气管痉挛、血压升高、心律失常，甚至心脏骤停等。

10. 导管留置时间一般不宜超过 72 小时，72 小时后病情不见改善，可考虑行气管切开术。

11. 拔管前先吸净口腔和呼吸道内的痰液及分泌物，将气囊放气后边吸边拔管。拔管后应注意观察患者的反应，保持清洁和呼吸道通畅，重症患者拔管后 1 小时应查动脉血气变化。2 小时后可进食，以防误咽引起窒息。

第三节　气管切开置管术

一、概述

气管切开置管（tracheotomy tube）也是开放气道的一项抢救技术，是指在颈部正中做一个切口，将气管套管置入气管的一种手术。气管切开置管术可以解除喉源性、呼吸机能失常或下呼吸道分泌物潴留所致呼吸困难的一种常用的急救方法。

二、适应证和禁忌证

（一）适应证

1. 下呼吸道分泌物潴留　各种原因引起的下呼吸道分泌物潴留，可考虑气管切开，如重度颅脑损伤、呼吸道烧伤、严重胸部外伤、颅脑肿瘤、昏迷、神经系病变等。

2. 喉阻塞　喉部炎症、肿瘤、外伤、异物等引起的严重喉阻塞，导致呼吸困难、窒息者。

3. 取气管异物　气管异物经内镜下钳取不成功，估计再取有窒息危险，或无施行气管镜检查设备和技术者，可经气管切开途径取出异物。

4. 需要较长时间应用呼吸机辅助呼吸者。

5. 预防性气管切开　对于某些口腔、鼻咽、颌面、咽、喉部大手术，为便于麻醉和防止血液流入下呼吸道，可行气管切开（目前由于气管插管术的广泛应用，预防性气管切开已较以前减少）。颈部外伤伴有咽喉或气管、颈段食管损伤者，对于损伤后立即出现呼吸困难者，应及时施行气管切开术；无明显呼吸困难者，应严密观察，做好气管切开手术的一切准备。一旦需要，即行气管切开。

（二）禁忌证

1. 气管切开部位以下的病变引起的呼吸道梗阻者。

2. 严重出血性疾病患者。

三、操作方法

（一）物品准备

气管切开包,包括弯盘1个,药杯1个,5 ml注射器1支,6号、7号针头各1根,3号刀柄2个,尖刀片和圆刃刀片各1片,气管钩2个,有齿镊2把,无齿镊1把,蚊式钳4把,手术剪2把(尖头、弯头各1把),拉钩4个(大小各2个),持针钳1把,三角缝针2根,洞巾1块,气管垫2块,缝线2卷,纱布6块,气管套管1套(成人4～6号,小儿用0～3号)(图10-6)。另备无菌手套、消毒用品、1%普鲁卡因、生理盐水、吸引器、吸痰管、照明灯等。

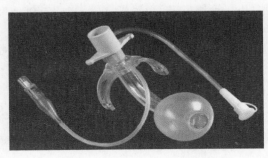

图10-6　气管套管

（二）操作

操作步骤和方法如下:

1. 体位　患者仰卧,肩下垫一小枕,下颌须对准颈静脉切迹(胸骨上切迹),保持正中位,以便暴露和寻找气管。呼吸困难不能仰卧的患者亦可采取坐位或半坐位,头稍向后仰。小儿应由助手协助固定其头部。

2. 消毒铺巾　颈部皮肤常规消毒,操作者戴无菌手套,铺洞巾。

3. 麻醉　用1%普鲁卡因于颈前中线做局部浸润麻醉,自甲状软骨下缘至颈静脉切迹,小儿可沿胸锁乳突肌前缘及甲状软骨下缘,做倒三角浸润麻醉。如情况紧急或患者深昏迷,麻醉可不必考虑。

4. 切口　操作者用左手拇指及中指固定环状软骨,食指置于环状软骨上方,右手持刀自环状软骨下缘至颈静脉切迹做纵切口(图10-7)。

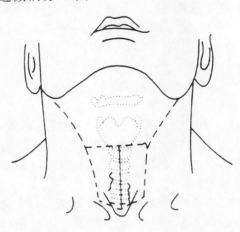

图10-7　气管切开部位

5. 分离组织　切开皮肤、皮下组织和颈浅筋膜。分离颈前组织,分离舌骨下肌群,即可见甲状腺覆盖在气管前壁,大致相当于气管第1~4环处。若甲状腺峡部不过宽,只要将其上拉就可暴露气管;若峡部较宽,可用血管钳将其分离夹住,于正中切断后缝扎,应向两侧拉开,使气管前壁得到良好暴露。

6. 确认气管　用食指触摸有一定弹性及凹凸感。不能确认时,可用注射器穿刺,抽出气体即为气管。此在儿童尤为重要。

7. 切开气管　一般在第3、4或4、5气管软骨环之间,切开气管时应用尖刀头自下向上挑开,注意刀尖不宜插入过深,以免刺穿气管后壁,并发气管食管瘘。

8. 插入气管套管　撑开气管切口,插入气管套管,当即有气体及分泌物喷出,用吸引器吸出分泌物。

9. 固定气管套管　用系带缚在患者颈部,于颈后正中打结。如皮肤切口较长,在切口上方缝合1~2针。套管下方创口不予缝合,以免发生皮下气肿,并便于伤口引流。最后用一块剪开的开口纱布块,垫于伤口与套管之间,覆盖伤口。

四、护理

1. 严格掌握适应证和禁忌证。

2. 术前慎用镇静剂,以免加重呼吸抑制。术中患者头部应始终保持正中位,防止损伤颈前血管和甲状腺,引起较大出血。气管第1软骨环和环状软骨不可切断,以防后遗喉狭窄。切开气管时刀尖向上,用力不可过猛,以防穿透气管后壁形成气管食管瘘。

3. 插管后用蝶形胶布将切口两侧皮肤向中线拉拢创缘,并固定,一般不需缝合,2~3天后可自愈。至少每日换药一次。

4. 气管套管要固定牢固,其松紧以恰能插入一指为度。防止外管脱出,要经常注意套管是否在气管内。若套管脱出,又未及时发现,可引起窒息。套管太短,固定带子过松,气管切口过低,颈部肿胀或开口纱布过厚等,均可导致外管脱出。

5. 凡行紧急气管切开的患者,床旁应备齐急救药品和物品,如气管套管、气管扩张器、外科手术剪、止血钳、换药用具与敷料、吸引器、给氧装置、呼吸机、照明灯等,以备急需。

6. 保持气道湿化和通畅。室内保持适当温度(22℃左右)和湿度(相对湿度60%以上),气管套口覆盖2~4层温湿纱布,定时通过气管套管滴入少许生理盐水,0.05%糜蛋白酶等,以稀释痰液,或应用加湿器,便于痰液咳出。及时吸痰,防止分泌物黏结成痂阻塞,如患者突然发生呼吸困难、发绀、烦躁不安,应立即将套管气囊一起取出检查。气管套管的内管应每隔1~4小时取出清洗煮沸消毒和更换。术后一周内不宜更换外管,以免因气管前软组织尚未形成窦道,使插管困难而造成意外。

7. 注意观察病情,防治窒息、出血、气胸、纵隔气肿、皮下气肿、肺不张、吸入性肺炎、气管软化、气管食管瘘、喉或气管狭窄等并发症。

8. 病情好转可试行拔管。对配有套管外囊的,可先将气囊放气,试堵内套管管口,逐步由堵1/3、1/2至全堵。堵管的栓子要固定牢固,防止吸入气管。堵管期间要密切观察患者呼吸情况,若出现呼吸困难、患者不能耐受,应及时去除栓子。一般全堵管24~48小时后患者活动、睡眠均无呼吸困难,即可拔管。

9. 拔管后48小时应注意患者的呼吸,同时应在床旁备气管切开包和合适的套管,以备急用。保持气管切开伤口周围的皮肤的清洁、干燥,及时更换伤口敷料,注意观察切口有无红、肿、热、痛、分泌物增多等感染征象。如已发生感染,可酌情给以抗生素。长期带管者,由于切开部位上皮长入瘘孔内与气管黏膜愈合,形成瘘管,故应行瘘孔修补术。

知 识 链 接

当遇到紧急情况喉腔堵塞患者，没有条件立即做气管切开时，可行紧急环甲膜穿刺或切开，以达通畅呼吸道、抢救患者生命的目的。患者取平卧位，头向后仰，保持正中位，充分暴露颈部。颈部皮肤消毒，操作者戴无菌手套，铺无菌巾。紧急操作时可从简。甲状软骨与环状软骨之间正中线上的柔软组织便是环甲膜，左手固定该处皮肤，右手持刀在膜部上方做一横切口，为2～3 cm长，分离其下软组织，露出环甲膜部，用小刀横形切开该膜1 cm，并迅速用血管钳撑开切口，插入橡胶管或气管套管，建立通气道。紧急情况下，也可用粗针穿刺，直接由环甲膜处插入气管内以改善通气，挽救生命。

第四节 动、静脉穿刺置管术

一、深静脉穿刺置管术

深静脉穿刺置管术是指经皮肤直接穿刺颈内静脉、锁骨下静脉或股静脉等深静脉，插入导管的置管方法。在临床抢救、治疗、检测中起着十分重要的作用。

(一)适应证

1. 急救时需快速静脉补液、输血、给药者。
2. 外周静脉穿刺困难，需建立静脉通路者。
3. 行血流动力学检测，如监测中心静脉压、肺动脉压、心输出量等。
4. 行胃肠外营养者。
5. 特殊用途，如心导管检查或安装心脏起搏器者。

(二)禁忌证

1. 有出血倾向或有出血性疾病者。
2. 穿刺点有局部感染者。

(三)操作方法

操作步骤和方法如下：

1. 锁骨下静脉穿刺置管术　锁骨下静脉直径较粗，血流量大，发生凝血机会少，穿刺成功率高。在急症患者抢救中，凡需紧急大量输液、周围静脉穿刺困难者，可选用此术。另外，锁骨下静脉穿刺还可同时测定中心静脉压、放置心内起搏器等；对四肢烧伤的患者，可长期保留输液，免行静脉切开。操作步骤和方法如下：

(1)向患者解释操作目的与大体过程，取得合作。尽可能取头低15°的平卧位，头转向穿刺对侧，使静脉充盈，减少空气栓塞发生的机会。重度心力衰竭等患者不能平卧时，可取半卧位穿刺。

(2)用1‰甲紫标记进针点及胸锁关节。一般首选右锁骨下静脉，以防损伤胸导管。可经锁骨下及锁骨上两种进路穿刺。①锁骨下进路：取锁骨中、内1/3交界处，锁骨下方约

1 cm为穿刺点,针尖向内,轻向上指,向同侧胸锁关节后上缘进针,如未刺入静脉,可退针至皮下,针尖改指向甲状软骨下缘进针,也可取锁骨中点、锁骨下方 1 cm 处,针尖指向颈静脉切迹进针。针身与胸壁成15～30°角,一般刺入2～4 cm 可入静脉。此点便于操作,临床曾最早应用,但如进针过深易引起气胸,故目前除心肺复苏时临时给药外,已较少采用。②锁骨上进路:取胸锁乳突肌锁骨头外侧缘、锁骨上方约 1 cm 处为穿刺点,针身与矢状面及锁骨各成45°角,在冠状面呈水平或向前略偏呈 15°角,指向胸锁关节进针,一般进针 1.5～2 cm 可进入静脉。此路指向锁骨下静脉与颈内静脉交界处,穿刺目标范围大,成功率常较颈内静脉穿刺为高,且安全性好,可避免胸膜损伤或刺破锁骨下动脉。

(3)常规皮肤消毒后铺洞巾,打开穿刺包。戴无菌手套,抽生理盐水 3 ml 注入穿刺针内备用。

(4)用 5 ml 注射器连接 18 号长针头,抽普鲁卡因 2 ml,持针指向胸锁关节,与皮肤呈30°～40°角,向内向上进针,针尖指向胸骨上窝。边进针边抽回血,见不到回血可推注麻药,试穿锁骨下静脉以探测进针方向、角度与深度。一般进针 2.5～4 cm 即达锁骨下静脉,见暗红色静脉回血后,即已证实进入锁骨下静脉,将血推回,轻轻拔出注射器。

(5)换穿刺针同法进入锁骨下静脉,见回血后再进 0.1～0.2 cm,使导针的斜面整个在静脉腔内,斜面向下便于导引钢丝等进入。

(6)左手固定穿刺针,右手将导丝从穿刺针后小孔内缓慢导入,拔出穿刺针,将导丝留在深静脉内,一般右侧导入≤12 cm,左侧≤ 15 cm,使管端达上腔静脉。令患者吸气后屏息,将穿刺针退出,退到皮肤下,左手固定导引钢丝,右手将穿刺针轻轻抽出。

(7)将扩皮针从导引钢丝尾端送入,扩张穿刺口处皮肤。

(8)退出扩皮针,用右手将硅胶静脉导管通过导引钢丝送入血管内达预定长度。左手固定,右手将导引钢丝轻轻拔出。助手连接备好生理盐水的注射器,抽回血,以确定导管是否置入血管,见到回血立刻用生理盐水将回血冲回,夹闭硅胶管,连接正压接头,助手协助接好输液装置。

(9)将导管固定夹子安放在预定长度外 1 cm,用缝合线将皮肤与夹子的两翼各缝一针,线的游离端结扎在硅胶管的固有翼上。套上固定帽,以防滑脱。用乙醇纱布消毒穿刺处皮肤,待干后,用透明敷贴覆盖。

2. 颈内静脉穿刺置管术

(1)患者体位:取头低 15°～30°角的平卧位,头转向穿刺对侧。

(2)穿刺点定位:一般选择右侧颈内静脉。依照穿刺点与胸锁乳突肌的关系分三种进路:①中路:由胸锁乳突肌的锁骨头、胸骨头和锁骨组成的三角形称胸锁乳突肌三角,在其顶端处(距锁骨上缘约 2～3 横指)进针,针身与皮面(冠状面)呈 30°角,与中线平行,指向尾端。②前路:在胸锁乳突肌前缘中点(距中线约 3 cm),术者用左手食、中指向内推开颈总动脉后进针,针身与皮面呈 30°～50°角,针尖指向锁骨中、内 1/3 交界处或同侧乳头。③后路:在胸锁乳突肌外缘中、下 1/3 交界处进针,针身水平位,在胸锁乳突肌深部向胸骨柄上窝方向穿刺。针尖勿向内侧过深刺入,以防损伤颈总动脉。

(3)穿刺:常规消毒皮肤,铺洞巾,1％普鲁卡因 2～4 ml 局部浸润麻醉。取抽吸有生理盐水 3 ml 的注射器,连接穿刺针按上述穿刺部位及方向进针,入皮下后应推注少量盐水,可将堵塞于针内的皮屑推出,然后边缓慢进针边抽吸,至有落空感并吸出暗红血液,示已入静脉。见回血后,记住方向、角度及进针深度后拔针。

(4)置管:进针点皮肤用尖刀切一小口,必要时用扩张管扩张,在导引钢丝引导下插入中心静脉导管,取出导引钢丝。缝合两针固定导管,无菌敷料包扎,胶布固定。

3．股静脉穿刺置管术

（1）患者体位：取平卧位，穿刺侧的大腿放平，稍外旋、外展。

（2）穿刺点定位：先摸出腹股沟韧带和股动脉搏动处。在腹股沟韧带内、中 1/3 的交界外下方两指（约 3 cm）处，股动脉搏动点内侧约 1 cm 处，定为穿刺点。

（3）穿刺：常规消毒皮肤后，以左手食指扪及股动脉后，向内移 1 cm 左右，即以食指、中指分开压迫股静脉，右手持穿刺针，由穿刺点向上呈 45°～60°角斜刺或垂直穿刺，边进针边抽吸，如抽得血液表示已刺入股静脉内。如未抽到回血，可继续进针，直至针尖触及骨质，再边退针边抽吸。

（4）置管：抽得静脉回血后，进针点皮肤用尖刀切一小口，必要时用扩张管扩张，在导引钢丝引导下插入中心静脉导管，取出导引钢丝。缝合两针固定导管，无菌敷料包扎，胶布固定。

（四）护理

1．术前向患者做好解释工作，以减轻患者顾虑。

2．术前叩诊背部两侧肺下界，听诊呼吸音，以便术后患者有不适感时做对照检查。

3．术中穿刺部位必须严格消毒，不得选择有感染的部位穿刺。准确掌握进针方向，避免偏移刺破胸膜而造成气胸。避免反复多次穿刺，以免形成血肿。术中严格无菌操作，预防感染。

4．中心静脉在吸气时可能形成负压，穿刺过程中，更换输液器及导管和接头脱开时，尤其是头高半卧位的患者，容易发生空气栓塞。患者应取头低位穿刺，插管时嘱患者不要大幅度呼吸，可避免空气栓塞的可能。

5．静脉置管成功后，注意观察穿刺处有无渗血渗液，硅胶管有无弯曲、受压或滑出血管外。应隔日消毒穿刺部位的皮肤并更换硅胶管外敷贴一次。每天用肝素生理盐水冲洗导管一次，在抽血后也应冲洗，硅胶管内如有陈血，应及时冲洗，防止血液凝集致导管内被血栓堵塞。确保导管连接牢固可靠，注意预防空气栓塞。

6．护理时严格无菌操作，疑有导管源性感染，应拔除导管并做导管头细菌培养。

7．注意观察患者情况，及时预防和发现感染、心律异常、出血、血肿、气胸、血胸、气栓、血栓形成和血管栓塞等相关并发症。

二、动脉穿刺置管术

动脉穿刺置管术是指经皮肤直接穿刺桡动脉、肱动脉、股动脉等插入导管的置管方法。

（一）适应证

1．重度休克患者需经动脉注射高渗葡萄糖溶液及输血等，以提高冠状动脉灌注量及增加有效血容量。

2．危重及大手术后患者有创血压监测。

3．施行某些治疗，如经动脉注射抗癌药物行区域性化疗。

4．需行长时期生命支持和在一段时间内重复采取动脉血样的患者，如血气分析。

5．施行某些特殊检查，如选择性动脉造影及左心室造影。

（二）禁忌证

1．有出血倾向。

2．穿刺点局部有感染。

3．动脉侧支循环差。

（三）操作方法

操作步骤和方法如下：

1. 确定穿刺部位，常用股动脉、肱动脉、桡动脉等，以左手桡动脉为首选。

2. 常规消毒皮肤，术者戴无菌手套，铺洞巾。

3. 于动脉搏动最明显处，用两指上下固定欲穿刺的动脉，两指间隔 0.5～1 cm 处进针。

4. 右手持注射器或动脉插管套针（应先用 1% 普鲁卡因 1～2 ml 于进针处皮肤做局部麻醉），将穿刺针与皮肤呈 15°～30° 角朝向近心方向斜刺向动脉搏动点，如针尖部传来搏动感，表示已触及动脉。再快速推入少许，即可刺入动脉。若为动脉采血，可待注射器内动脉血回流至所需量即可拔针；若为动脉插管，应取出针心，如见动脉血喷出，应立即将外套管继续推进少许，使之深入动脉内以免脱出，而后根据需要，接上动脉压监测仪或动脉加压输血装置等。如拔出针芯后无回血，可将外套管缓慢后退，直至有动脉血喷出，若无，则将套管退至皮下插入针芯，重新穿刺。

5. 操作完毕，迅速拔针，用无菌纱布压迫针眼至少 5 分钟，以防出血。

（四）护理

1. 术前向患者做好解释工作以减轻患者顾虑。

2. 严格掌握适应证，动脉穿刺及注射术仅于必要时使用。

3. 术中穿刺部位必须严格消毒，不得选择有感染的部位穿刺。准确判断穿刺点和掌握进针方向，穿刺点应选择动脉搏动最明显处。避免反复多次穿刺，以免形成血肿。

4. 置管后注意观察穿刺处有无渗血渗液，确保导管固定可靠、硅胶管无弯曲、受压或滑出血管外。硅胶管外敷贴隔日更换一次。

5. 留置导管用肝素液持续冲洗。保证导管通畅，避免局部血栓形成和远端栓塞。

6. 护理时严格无菌操作，留置时间原则上不超过 4 天，预防导管源性感染。疑有导管源性感染，应拔除导管并做导管头细菌培养。

第五节　创伤患者的急救护理技术

创伤是指机械性致伤因子作用于机体所造成的损伤，多见于交通事故、生产事故、自然灾害、打架斗殴和战伤等，发病率、致残率和死亡率均较高，已经成为人类健康的严重威胁。而对于创伤的现场急救处理常常决定创伤的预后，掌握创伤的一般急救知识，可以大大降低创伤的致残率和死亡率。创伤的致伤原因很多，身体不同部位均可发生，处理也有一定的区别，本节重点介绍创伤急救的一般原则和措施。

一、创伤急救的原则和要求

在急救过程中，护士应配合医生做好各项工作，必要时独立采取有效的急救措施。急救的目的是挽救生命，要做到快抢、快救，先抢后救，紧急处理后迅速转运至专门的医疗机构进行进一步救治。创伤急救的原则是保存生命第一、恢复功能第二、顾全解剖完整性第三，因此，对于窒息、心跳呼吸骤停、大出血、张力性气胸、休克等严重威胁生命的情况必须优先处理。在有较多伤员需要处理时，要分清轻重缓急，合理分工，尤其要注意那些因窒息、休克、昏迷而不能出声呼救的"沉默者"。创伤急救一般包括止血、包扎、固定、转送几个步骤。

二、院外止血技术

大出血可很快导致患者休克,甚至死亡,所以必须及时止血。止血前首先要判断出血的种类。动脉出血为鲜红色,速度快,可呈喷射状;静脉出血为暗红色,速度较慢,持续涌出;毛细血管出血色较鲜红,多为渗血。常用的止血方法有指压法、加压包扎法、填塞法、止血带法、钳夹、结扎等。

1. 指压止血法　把经过骨骼表面的动脉用手指压向骨骼,以达到止血目的。此法效果有限,且难以持久,仅为应急措施,有条件时应改用其他止血方法。例如:头颈部出血可用拇指压迫伤侧耳前的颞浅动脉止血;头面部出血可用拇指压迫气管与胸锁乳突肌之间的颈总动脉止血,但切不可同时压迫双侧;手部出血可用两手的拇指分别压迫患侧手腕两侧的尺动脉和桡动脉止血;下肢出血可用双手拇指用力压迫腹股沟中点稍下方的股动脉止血;足部出血可用双手拇指分别压迫胫前动脉和胫后动脉止血。

知 识 链 接

人体的某些动脉血管位置比较表浅,走行过程中可经过骨骼表面,在这些血管出血时,可通过用手指将动脉压向骨骼表面的方法止血,人体常见的可用指压止血法止血的动脉分布见图10-8。

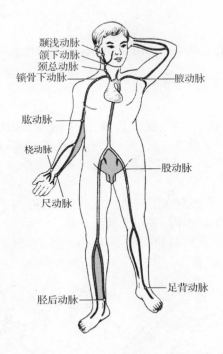

图 10-8　常用指压止血法的动脉分布

2. 加压包扎止血法　最为常用。迅速简便,一般小动脉和静脉出血均可用此法止血,同时还具有包扎伤口、减轻组织损伤、减少污染等优点。方法是将无菌纱布填塞或置于伤口,外加纱布垫压,再用三角巾折成带状或绷带加压包扎,达到止血目的。注意不要将结打在伤口处;包扎后抬高伤肢,以利于静脉回流和减少出血。

3. 填塞法　主要用于肌肉、骨端等渗血,方法是用纱布条充填伤口,再加压包扎。此法止血不够彻底,感染的机会也会增加。另外,在去除填塞物时应小心避免将血凝块带出而引起再次大出血。

4. 止血带法　一般在四肢大动脉出血而上述方法不能止血时使用。可使用的止血带有局部充气式止血带、橡皮管止血带、三角巾或绷带等,其中以局部充气式止血带效果最好,副作用小。禁止使用细绳索和电线等。止血带使用不当可造成局部组织缺血、坏死甚至截肢,严重者可因急性肾衰竭死亡。使用止血带应注意:①止血带下要使用敷料或衣物毛巾等作为衬垫(图10-9);②止血带的位置应靠近伤口的最近端,以减少缺血,不再强调标准位置,但不可在上臂中下1/3交界处附近,以防损伤桡神经;③止血带要松紧适宜,以能阻止动脉出血为准;④每隔1小时应放松1～2分钟,且使用时间一般不超过3～4小时;⑤上止血带的伤员必须有明确标志,并记录开始时间,以便优先处理和转送。

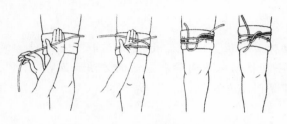

图10-9　止血带止血法

5. 其他止血方法　其他还有屈肢加垫止血法、止血粉止血等,有手术条件时还可使用钳夹止血、结扎止血等。

三、包扎技术

包扎伤口可压迫止血、固定敷料、保护伤口、减少污染和疼痛,有利于伤口的尽早愈合,包扎要做到牢靠、动作轻巧、松紧度适宜,敷料要覆盖伤口全部,结要打在伤口旁边。常用的材料有绷带、三角巾、四头带等,无上述物品时,也可选用干净的毛巾、衣物、被单等替代。

(一) 三角巾包扎法

三角巾为边长1米的正方形白布沿对角线剪开制成,可用于全身各个部位的包扎,使用方便、灵活,但不便加压,也不够牢固,多用于现场急救。

1. 头部包扎　三角巾顶角打结放在前额,底边放枕后,然后向外反折成带状,向前包绕下颌,再向后在枕后打结固定(图10-10)。

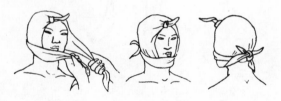

图10-10　头部三角巾包扎法

2. 面部包扎 三角巾顶角打结置于下颌部,底边向上罩住面部和头部,在枕部将底边两端拉紧交叉,向前至额部打结固定,眼部、口鼻部分别开窗(图10-11)。

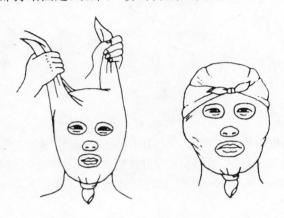

图10-11 面部三角巾包扎法

3. 眼部包扎 单眼包扎法:将三角巾折成四指宽的带状,以2/3向下斜放在伤眼上,将下侧较长的一端经枕后绕到额前压住上侧较短的一端后,长端继续沿着额部向后绕至健侧颞部,短端反折环绕枕部至健侧颞部与长端打结。双眼包扎:将三角巾折成四指宽的带状,将带的中段斜置于一侧伤眼,下端经同侧耳下绕过枕后从对侧耳上至前额压住上端,再绕枕部至对侧耳下与反折的上端打结固定。

4. 上肢包扎 三角巾一底角打结后套在伤手上,结留余头稍长备用,另一底角沿手臂后侧拉至对侧肩上,顶角包裹伤肢,前臂屈至胸前,拉紧两底角打结,并起到悬吊作用(图10-12)。

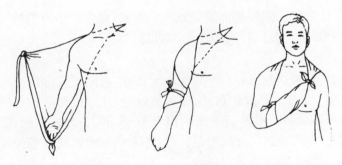

图10-12 上肢三角巾包扎法

5. 手足部包扎 将伤手(足)平放在三角巾中央,手指(脚趾)指向顶角,底边横于腕部(踝部),把顶角拉到手(足)背上面,然后把左右两底角在手背压住顶角并交叉地缠绕腕(踝)打结。

6. 胸背部包扎 以右胸为例,将三角巾的顶角放在右肩上,然后把左右底角从两侧腋窝拉到背后打结,再把顶角拉过肩部与双底角结系在一起,或利用顶角小带与其打结。背部也和胸部一样,三角巾放在伤侧背部于胸前打结即可(图10-13)。

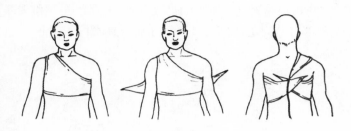

图 10 - 13　胸部三角巾包扎法

7. 腹部包扎　三角巾横放在腹部,顶角向下,拉紧两底角绕至腰部打结,顶角经会阴部拉至臀部上方,同底角余头打结。此法也可包扎臀部,不同的是顶角和左右两底角在腹部打结(若有内脏脱出者,切记不可放回腹腔,可用干净的碗、盆覆盖保护后包扎)(图 10 - 14)。

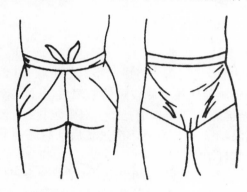

图 10 - 14　腹部三角巾包扎法

8. 肘、膝部包扎　将三角巾折成适当宽度的带状,将带的中段斜放在伤部,其两端分别压住上下两边包绕肢体一周打结,呈"8"字形,此法适用于四肢各个部位包扎。

（二）绷带包扎法

绷带包扎可固定敷料、包扎伤口,同时能加压止血,可随损伤部位变换包扎方法,但缠绕时可增加伤员痛苦。绷带包扎应注意:①松紧适度,包扎过松易滑脱,过紧可影响远端肢体血液供应,在胸腹部还会影响呼吸;②包扎骨隆突或凹陷部位时要加垫;③包扎四肢时,远端指(趾)要外露,以便观察血运;④除蛇形包扎外,各圈绷带间皮肤不能外露;⑤打结要打在不易受压部位。绷带的基本缠绕方法有:

1. 环形法　在包扎原处环形重叠缠绕,下一圈绷带完全覆盖前一圈绷带(图 10 - 15)。多用于包扎的起始和终末处,也可用于额、颈、腰、腕部的包扎。

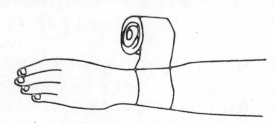

图 10 - 15　环形绷带包扎法

2. 蛇形法　斜形环绕包扎,每一圈绷带互不重叠(图10-16)。主要用于临时固定敷料或夹板。

3. 螺旋法　螺旋状缠绕,每圈绷带覆盖前一圈的1/3~1/2左右(图10-17)。多用于上下周径相近的部位,如上臂、大腿、躯干、手指等。

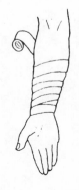

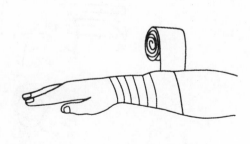

图10-16　蛇形绷带包扎法　　　　　图10-17　螺旋形绷带包扎法

4. 螺旋反折法　在螺旋法的基础上,每绕一圈绷带用手反折一次,每次反折需对齐以保持美观(图10-18)。用于肢体径围不一致的部位,如前臂和小腿。

5. "8"字形法　按"8"字书写方向交叉缠绕包扎,用于关节处包扎(图10-19)。

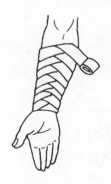

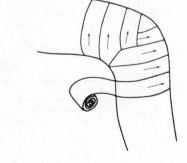

图10-18　螺旋反折形绷带包扎法　　　图10-19　"8"字形绷带包扎法

6. 回返型包扎法　主要用于肢体残端或头部的包扎(图10-20)。

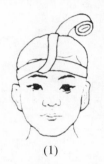
(1)

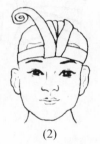
(2)

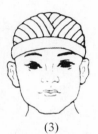
(3)

图10-20　回返形绷带包扎法

（三）四头带包扎法

制作与包扎均简单，可用于下颌部、四肢和躯干部包扎。

（四）腹带包扎法

中间为包腹带，两侧各有 5 条带，常用于腹部手术后的包扎（图 10-21）。

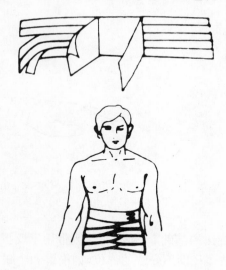

图 10-21　腹带包扎法

（五）胸带包扎法

较腹带多了 2 根竖带，常用于胸部手术后的包扎（图 10-22）。

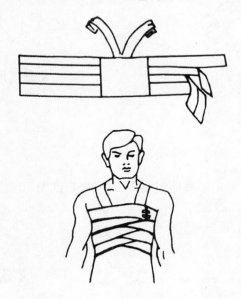

图 10-22　胸带包扎法

（六）丁字带包扎法

状如"T"形，常用于会阴和肛门部的包扎。

四、现场固定技术

固定可减轻伤员的痛苦,减少因移动引起的二次损伤,并有利于休克的防治和转送。对于骨、关节的损伤,则必须固定制动。

(一)固定材料

一般可选用小夹板,没有时也可就地取材,用树枝、竹子等代替,或者将上肢固定在胸壁上,下肢用健肢固定伤肢。

(二)固定注意事项

疑有骨折即按骨折处理;先止血、包扎,处理心脏骤停、开放性气胸、休克、大出血等危及生命的紧急情况,然后再固定,但骨折不复位;固定范围要包括伤处上下两个关节;固定时肢体应处于要求的特殊体位或功能位;骨隆突部位要加垫;松紧以捆绑带结能上下移动1厘米为宜。

(三)固定方法

1. 上臂固定法　将两块夹板分别放在上臂的内外侧,只有一块应放在外侧,用绷带固定,再用一条三角巾将前臂屈曲90°悬吊于胸前;若无夹板固定,可用一条三角巾先将伤肢固定于胸廓,再用一条三角巾将伤侧前臂悬吊于胸前。

2. 前臂固定法　将夹板置于前臂四周,绷带固定腕、肘关节,用三角巾将前臂屈曲90°悬吊于胸前(图10-23)。

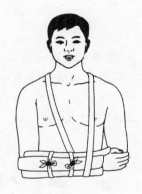

图10-23　前臂骨折固定法

3. 大腿固定法　两块夹板分别置于下肢内外侧,一块夹板时置于外侧,内侧夹板从脚跟至腹股沟,外侧夹板从脚跟至腋窝,注意腋窝、腹股沟、骨隆突部位加垫,用绷带或三角巾捆绑固定(图10-24)。无夹板时,也可用绷带或三角巾将双下肢绑在一起固定,在膝关节、踝关节及两腿之间的空隙处加垫。

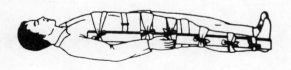

图10-24　大腿骨折固定法

4. 小腿固定法　两块夹板分别置于小腿内外侧,一块夹板时置于外侧,夹板长度为脚跟至大腿中部,用三角巾或绷带固定,骨隆突部位加垫,踝关节保持背曲90°体位(图10-25)。无夹板时,也可将患肢固定于健肢。

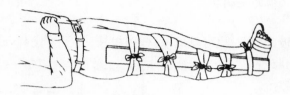

图 10-25　小腿骨折固定法

五、现场转送方法

伤员经过初步处理,伤情稳定后,要及时、迅速、安全地将伤员从现场转送到医院做进一步检查和治疗,一般选择担架搬运,没有担架时也可选择门板、竹竿、衣服等做成临时担架,搬运时拴好扣带,防止伤员滑脱,冬季需保暖,搬运时伤员头部须朝后,避免脑缺血而突然死亡。

知 识 链 接

　　脊柱骨折患者如果搬运不当,可造成或加重脊髓损伤,甚至出现终身残疾,对疑有脊柱骨折的患者,必须由三人以上平托或将其成一整体滚动至硬质担架或门板上,妥善固定;颈椎损伤要有专人托扶头部,并在颈部两侧置沙袋固定(图10-26)。切忌一人抬头一人抬脚、抱、背、拖拉等方法搬运。

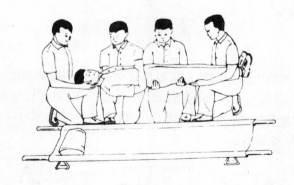

图 10-26　颈椎伤员搬运法

小　结

　　本章节所学的机械通气技术、气管内插管术、气管切开、深静脉穿刺置管术、动脉穿刺置管术、创伤止血、包扎、固定、搬运技术,都是在急危重症患者抢救、治疗和监护中起着重要作用的常用急救技术,所有医务人员都应熟练掌握,尤其是要熟悉这些常用急救技术的适应证和禁忌证,熟练掌握其操作方法和护理要点。救护时应做到反应敏捷、争分夺秒、有良好的团队协作,并特别注意操作技术的规范、安全,做到关心爱护患者,尽最大可能挽救患者的生命。创伤在人群中发病率较高,是人类健康的主要威胁之一,原因多种多样,现场对创伤患者的处理对预后影响极大,急诊护士必须掌握创伤急救的基本原则,熟悉创伤急救的基本操作,迅速配合医师进行创伤的基本处理,挽救更多患者的生命。

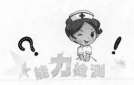

1. 什么叫机械通气? 如何处理呼吸机使用过程中的人机对抗问题? 简述常见呼吸机报警的处理方法。
2. 简述气管插管术和气管切开术的适应证、禁忌证。
3. 说出气管插管术和气管切开术的护理要点。
4. 对动脉、静脉穿刺置管的患者实施护理时应注意哪些问题?
5. 创伤患者急救的基本原则是什么?
6. 简述止血带的使用方法及注意事项。
7. 绷带包扎有哪些方法?
8. 对创伤患者进行固定时要注意哪些事项?

(陶　磊)

第十一章　常见临床危象患者的护理

学 习 目 标

掌握：临床常见危象的主要表现及急救措施。
熟悉：临床常见危象的诱因、护理诊断及健康教育。
了解：临床常见危象的病因、发病机制。

危象是指某一疾病在病程进展过程中由于某些诱因所致原发疾病突然加重、甚至威胁生命的一组临床症候群。临床上常见疾病的危象有超高热危象、高血压危象、高血糖危象、低血糖危象、甲状腺功能亢进危象。危象的发生多在原有疾病基础上，由机体内、外环境等因素诱发所导致。危象虽然不是独立的疾病，但它却威胁患者的生命，甚至对重要器官造成损害，若不及时抢救，致残率、致死率均较高。常见的导致危象的诱因是机体抵抗力差、过度疲劳、情绪激动、感染、创伤、手术、分娩、不恰当的用药等。如果能够及早发现、早确诊、早治疗、护理得当，一般来说，可控制危象，使患者转危为安。

第一节　超高热危象的急救护理

超高热是指体温升高超过 41 ℃。超高热危象是指高热同时伴有抽搐、昏迷、休克、出血等危急征象。体温的升高可引起新陈代谢增强，使物质分解代谢加强，产热更多，体温再次升高，造成恶性循环。体温超过 41 ℃时，可造成全身实质性器官的细胞，特别是脑细胞变性，可引起惊厥、抽搐、昏迷，发生心力衰竭、呼吸衰竭；当体温超过 42 ℃时，可使一些酶的活性丧失，脑细胞不可逆性损害，导致死亡。

一、病因

1. **感染性发热**　各种病原体如病毒、细菌、真菌、寄生虫、支原体、螺旋体、立克次体等所致的急、慢性感染。

2. **非感染性发热**　凡是病原体以外的各种物质引起的发热均属于非感染性发热。常见病因如下：

（1）无菌性坏死物质的吸收：组织细胞坏死、组织坏死产物及组织蛋白分解的吸收所致的无菌性炎症。常见于：

①机械性、物理性或化学性损害：如大面积烧伤、内出血等。

②血管栓塞或血栓形成导致的内脏梗死或肢体坏死。

③组织坏死与细胞破坏：如白血病、淋巴瘤、癌、溶血反应等。

（2）变态反应：如血清病、输液反应、药物热及某些恶性肿瘤等。

（3）体温调节中枢功能异常：体温调节中枢受到损害，使体温调定点上移，引起发热。常见于：

①物理性因素：如中暑。

②化学性因素：如安眠药、农药等药物中毒。

③机械因素：如颅脑外伤、脑出血等。

（4）内分泌与代谢疾病：如甲亢、重度脱水等。

二、发病机制

1. 致热原性发热　是导致发热最主要因素。根据来源又把致热原分为外源性致热原和内源性致热原两大类。

（1）外源性致热原：各种病原体及其产物、无菌性坏死组织、炎性渗出物、抗原-抗体复合物、某些类固醇物质等外源性致热原多为大分子物质，不能通过血脑屏障，而是作用于嗜酸性粒细胞、中性粒细胞单核细胞－巨噬细胞系统，使之产生并释放内源性致热原，从而使体温升高。

（2）内源性致热原：又称为白细胞致热源，主要是一些炎性细胞因子，如白介素 1（IL－1）、白介素 6（IL－6）、肿瘤坏死因子（TNF）、干扰素（IFN）等。这些内源性致热原通过血脑屏障直接作用于下丘脑的体温调节中枢，使体温调定点升高。体温调节中枢对体温重新调节，一方面通过垂体分泌激素使代谢加速或通过运动神经使骨骼肌收缩，临床上表现寒战，使产热增加；另一方面通过交感神经使皮肤血管及竖毛肌收缩，停止排汗，散热减少。调节作用结果使产热大于散热，使体温升高，出现发热。

2. 非致热原性发热

（1）体温调节中枢直接受损：如颅脑外伤、炎症、出血等。

（2）产热增加的疾病：甲状腺功能亢进症、癫痫持续状态等。

（3）散热减少的疾病：广泛皮肤病、心力衰竭等。

三、临床表现

表现为高热，体温超过 41 ℃，常伴寒战、脉速、气急、烦躁、抽搐、惊厥、休克甚至昏迷，伴有原发病的各种症状和体征。

四、辅助检查

1. 实验室检查　应根据患者的临床表现、体格检查有针对性地选择，以明确高热病因。如血、尿、大便常规，脑脊液常规，病原体显微镜检查，细菌学检查，血清学检查，血沉、类风湿因子、自身抗体的检查，活体组织病理检查等。

2. 特殊检查　常规 X 线检查、心电图检查，根据情况选择 B 超、CT 等检查有助于明确病变部位。

五、护理诊断及合作性问题

1. 体温过高　与感染、组织细胞新陈代谢旺盛、环境改变、脱水或出汗能力减低、体温调节中枢功能障碍等因素有关。

2. 潜在并发症　抽搐、惊厥、休克。

3. 恐惧/焦虑　与体温过高或持续高热等有关。

六、救护措施

(一)紧急救护

迅速降温　迅速而有效地将体温降至 38.5 ℃,是治疗超高热危象的关键。根据病情的不同,选择适当的降温措施,及时降低体温,防止体温过高导致患者机体严重损害,遗留后遗症,甚至死亡。

(1) 物理降温:首选,简单安全,疗效较快。

1) 方法:①冷敷、冰敷:当体温超过 39 ℃,可在头部、腋下、腹股沟等大动脉处用冷毛巾或冰袋敷。②乙醇擦浴:当体温超过 39.5 ℃,可用 30%～50%、27～37 ℃的乙醇擦浴。③温水擦浴:当体温超过 39 ℃,患者有寒战、四肢厥冷可用 32～35 ℃温水擦浴。④冰水擦浴:当体温超过 39.5 ℃,患者烦躁、四肢末梢灼热可用冰水擦浴降温。⑤冰水浸浴:患者取半卧位,浸于含有碎冰块,水温在 15～16 ℃的冷水中。

2) 注意事项:①擦浴中注意观察病情,如患者发生寒战,或脉搏、呼吸、神色有异常变化,应立即停止擦浴并报告医师。擦浴方法是自上而下,由耳后、颈部开始,直至患者皮肤微红。②乙醇擦浴以拍擦的方式进行,不用摩擦方式,因摩擦方式易产热,在腋窝、腘窝、腹股沟等血管丰富处应适当延长时间,以利于散热;禁擦后项、胸前区、腹部和足底,这些部位对冷的刺激较敏感,冷刺激可引起反射性的心率减慢、腹泻等不良反应。③注意补充液体,不宜在短时间内将体温降得过低,以防虚脱。④伴皮肤感染或有出血倾向者不宜皮肤擦浴。⑤降温效果不佳者可适当配合通风或服药等措施。⑤遵循热者冷降,冷者温降的原则。冰水浸浴时,水面不超过患者的乳头平面,并随时控制水温,使之保持恒定;每 10～15 分钟应将患者抬离水面,测肛温 1 次。

(2) 药物降温:适用高热中暑、术后高热、高热谵妄、幼婴儿高热等。常用药物:阿司匹林、吲哚美辛、地塞米松等。

当物理降温效果不佳者,根据医嘱选择药物降温。药物降温后 30 分钟应测量体温并记录,一般体温应逐步下降,不宜骤降至 37 ℃以下,以防虚脱。在应用药物降温时,应注意避免患者体温骤然下降出现大汗淋漓,加重患者血液浓缩,可再次使患者的体温升高。如患者用药后脉搏细速、面色苍白、口唇发绀、四肢厥冷,应注意保暖,可给予热水袋或热饮料以防体温继续下降。

(3) 冬眠降温:采取上述降温措施后,体温仍居高不降,尤其是烦躁、惊厥的患者,可在物理降温的基础上静滴冬眠药物,达到抑制体温调节中枢、扩张血管、加速散热、松弛肌肉、减少震颤、降低组织器官的代谢和耗氧量,防止产热过多。常用药物:冬眠 1 号(哌替啶、异丙嗪、氯丙嗪)。

在使用过程中,应将患者安置于安静的病房,专人护理;使用前补足血容量、纠正休克,要密切观察体温、脉搏、呼吸、血压基本生命体征的变化,注意评估患者的神志、瞳孔大小、对光反射、肢体运动和各种反射,以了解冬眠的深度,每隔30分钟评估一次;体温应以测量肛温为观察指标;如患者的血压下降过快、呼吸低于12次/分,提示过度所致,应立即减慢冬眠药物的进入速度或停止;如血压降至12.0 kPa(90 mmHg)以下时,应加用升压药或采取其他升压措施;如患者有寒战或烦躁不安,提示冬眠药物量不足;如体温降至38 ℃时应停止滴入冬眠药。

(二)护理要点

1. 严密观察病情

(1)观察患者的神志、体温、脉搏、呼吸、血压、末梢循环等生命体征的变化,尤其是体温的变化,一般每4小时测一次体温,观察降温的效果,应在30分钟后复测体温一次,并记录在护理病历上。

(2)观察患者伴随症状的变化,如面色、神志、寒战、大汗、皮疹等,及时告知医生,以协助诊断、配合抢救。

(3)记录出入量,特别是大汗的患者,要留意尿量、尿色,开辟静脉通路注意补足液体,及时发现并纠正水、电解质及酸碱平衡紊乱。

2. 一般护理

(1)饮食护理 由于过高热使患者代谢加快、消耗大,补充足够的营养和水分有利于体力的恢复,故应给予充足的水分、清淡、营养、富含维生素易消化的饮食。

(2)对症护理

①物理降温的患者要及时更换敷布、冰袋、经常擦浴降温。

②皮肤护理:降温过程中大汗的患者应及时更换衣服、被褥,保持皮肤的清洁、舒适、干燥。卧床的患者,要定时翻身,防止压疮。

③口腔护理:注意口腔护理,每日1~2次,保持口腔清洁、防止口腔感染及黏膜破溃。

④烦躁、惊厥的患者,可根据医嘱使用镇静剂并注意安全,必要时使用保护具、约束具,防止坠床或自伤。

⑤加强基础护理,保护重要器官的功能:患者卧床休息,病室保持安静、通风,温度、湿度适宜;配合医生,保护心、脑、肾等重要器官的功能;呼吸困难者可给氧气吸入,必要时可气管切开,机械通气。

3. 病因治疗及护理 遵医嘱应用药物针对病因治疗。

(1)感染者应及时选择足量、敏感的抗生素,必要时可加用肾上腺皮质激素;抗生素使用后应注意疗效的观察,2~3天后疗效不佳,可考虑加用或改用其他抗生素。

(2)甲亢危象者应迅速使用抗甲状腺药物(详见甲状腺功能亢进危象的急救护理)。

(3)对高度怀疑的疾病,可做诊断性治疗(试验性治疗)。诊断性治疗的用药要有目的、有步骤、按计划进行,做到"用药有指针,停药有依据",切忌盲目滥用。

(4)对原因不明的发热,应进一步观察检查。若患者情况良好,热度不过高,可暂不做退热处理而给予支持疗法,以便仔细观察热型并进一步做其他检查,待明确诊断后积极进行病因治疗。

4. 心理护理 患者体温过高、体力消耗大,易产生焦虑的情绪,这对稳定病情、减少体力消耗不利,应安慰患者、采取有效的降温措施,稳定患者情绪、使体温下降或恢复正常。

（三）健康教育

1. 向患者及家属介绍高热的常见病因及预防的措施。

2. 指导患者及家属正确判断体温的变化及降温的有效方法。

3. 指导患者高热期间应卧床休息，多饮水，进食富含营养、清淡的饮食。

4. 告诫患者及家属不可随意用退热药，以防掩盖患者疾病的真相或由于出汗过多，造成虚脱。

第二节　高血压危象的急救护理

高血压危象（hypertensive crisis）是发生在原发性或继发性高血压过程中的一种特殊临床危象，是指在高血压病程中，由于某些诱因，外周小动脉发生暂时性强烈收缩，血压急剧升高，舒张压可达 18.7 kPa（140 mmHg）或更高，收缩压相应上升至 33.3 kPa（250 mmHg）或更高，可伴有重要器官的功能障碍和不可逆的损害。

一、病因、诱因

1. 病因

（1）缓进型或急进型高血压。

（2）继发性高血压：如肾性高血压：肾动脉狭窄、急性和慢性肾小球肾炎、慢性肾盂肾炎、肾脏结缔组织病变所致高血压，内分泌性高血压：如嗜铬细胞瘤，妊娠高血压综合征等。

（3）其他：如急性主动脉夹层动脉瘤、脑出血、头颅外伤等。

2. 诱因

（1）寒冷刺激、精神创伤、外界不良刺激、情绪波动和过度疲劳等。

（2）应用单胺氧化酶抑制剂，同时食用干酪、扁豆、腌鱼、啤酒和红葡萄酒等一些富含酪氨酸的食物。

（3）突然停用可乐定等降压药物或应用拟交感神经药物和三环类抗抑郁药。

（4）经期和绝经期的内分泌功能紊乱。

二、发病机制及病理生理改变

导致血压进行性升高和恶化的机制目前仍不太清楚，有报道认为血压急速的升高可能存在超强启动因素，这种因素作用到血管壁上，增加血管壁的张力，使血管内皮释放血管收缩因子，从而启动高血压危象的发生，血压增高会导致小血管内的凝血机制的启动、纤维素样坏死及血管收缩因子的释放，进一步使血管损伤、组织坏死，血管收缩因子释放增多，形成恶性的循环。目前大多数学者认为是由于高血压患者在各种诱发因素的作用下，血液循环中肾素、血管紧张素Ⅱ、去甲基肾上腺素和精氨酸加压素等收缩血管活性物质急剧增加，引起全身周围小动脉强烈收缩痉挛，导致外周血管阻力骤然增高，使血压急剧升高，从而发生高血压危象。小动脉的强烈收缩引起小动脉内膜损伤和血小板聚集，导致血栓素等有害物质进一步释放，形成血小板血栓，引起组织缺血、缺氧，毛细血管通透性增加，并伴有微血管内凝血、点状出血及坏死性小动脉炎。心、脑、肾等靶器官最易受到累及，以脑和肾脏损害最为明显。

三、临床表现

患者在原有高血压基础上,突然出现血压急剧升高,主要表现为心、脑、肾等重要脏器的损害。

1. 血压急剧升高　在原有高血压基础上,血压快速、显著地升高,舒张压可达 18.7 kPa(140 mmHg)或更高,收缩压相应上升至 33.3 kPa(250 mmHg)或更高。

2. 靶器官急性损伤的表现　血压急剧升高的同时,心、肾、脑及腹部内脏由于供血不足处于缺血状态,继而导致急性靶器官的损害。

(1)中枢神经系统:视网膜动脉痉挛,可出现偏盲、黑蒙、短暂失明;脑血管痉挛时可出现一过性脑缺血,表现为一过性偏身感觉障碍、偏瘫、失语、视物不清、喝水呛咳等;供应前庭和耳蜗的小动脉痉挛,可出现眩晕、耳鸣、共济失调、眼球震颤等表现;脑小动脉在持续而严重的痉挛后出现被动性、强制性扩张,脑循环急性障碍,导致脑水肿和颅内压升高,即高血压脑病,患者可出现暂时性感觉或运动功能障碍、喷射性呕吐、抽搐、视力障碍、视乳头水肿、神志模糊甚至昏迷。伴呕吐、视力障碍、视乳头水肿、神志改变,出现病理征、惊厥、昏迷等。

(2)循环系统:冠状动脉痉挛时,可发生严重的心绞痛甚至心肌梗死。

(3)泌尿系统:肾动脉痉挛时出现尿频、少尿、排尿困难等。

(4)消化系统:肠系膜动脉痉挛时出现阵发性腹部绞痛等。

3. 交感神经兴奋的症状　如剧烈的头痛、头晕、恶心呕吐、心慌、面色苍白或潮红、手足震颤、大量出汗、烦躁不安等自主神经功能失调的症状。

高血压危象患者的症状发作历时短暂,一般持续几分钟到几小时,最长可达几天。多数患者经及时有效的降压抢救后症状可缓解或消失,部分可复发。但若不及时救治,患者可在数周甚至数日内发生急性肾衰竭、心力衰竭或脑出血而死亡。

四、辅助检查

1. 尿常规及肾功能检查　肾损害时,可出现尿蛋白、红细胞或管型尿,内生肌酐清除率下降,血尿素氮、肌酐升高。

2. 血液　游离肾上腺素或去甲肾上腺素升高。

3. CT 或 MRI 检查　头颅 CT 或 MRI 可以出现出血、梗死灶或脑出血等表现。肾上腺 CT 有助于嗜铬细胞瘤引起的高血压危象的诊断。

4. 眼底检查　可见视网膜动脉呈弥漫性或局限性强烈的痉挛硬化或有出血、渗出和视盘水肿。

5. 脑脊液的检查　脑脊液压力常增高。

6. 香草基杏仁酸(VNA)检查　对疑为嗜铬细胞瘤所致的高血压,应进行尿 VMA 检查。

五、护理诊断及合作性问题

1. 有受伤的危险　与血压升高、头晕、视力模糊、意识障碍等有关。

2. 焦虑/恐惧　与血压急剧升高、控制不满意及担心疾病预后有关。

3. 知识缺乏　缺乏疾病自我监控、药物治疗、饮食及自我保健等知识。

4. 疼痛 头痛　与血压急剧升高、颅内压升高等有关。

5. 潜在并发症　脑出血、急性心力衰竭、急性肾衰竭。

六、护理措施

(一)紧急救护

1. 休息和体位　立刻协助患者绝对卧床休息,将患者的头部抬高30°,这样既可以发挥体位性降压的作用,又能够降低颅内压,预防脑水肿。

2. 迅速建立静脉通路,尽快将血压降至安全水平

(1)降压的药物选择:遵医嘱给予正确、有效、作用迅速的降压药物。所选药物应对外周血管有扩张作用,并对心肌收缩、窦房结和房室结无明显抑制作用。首选硝普钠,硝普钠是快速降低血压的最有效药物,能直接作用于血管平滑肌,同时扩张动脉和静脉,能够迅速降低血压。其他如利血平、肼苯哒嗪、酚妥拉明等,必要时可联合用药,既可提高疗效、减少药物剂量及不良反应,又能够延长降压作用时间。

(2)降压速度:降压速度宜快,迅速将血压降至安全范围,待血压降至安全的范围后,应放慢滴速,防止血压过低,老年人尤其应注意。

(3)降压幅度:降压幅度应因人而异。如果肾功能正常,无脑血管或冠状动脉疾病史,亦非急性主动脉瘤或嗜铬细胞瘤伴急性血压增高的患者,血压可降至正常水平,否则因降压幅度过大,可能会导致心、脑、肾等供血不足,功能障碍进一步加重。一般认为,将血压控制在21.3～23.9/13.3～14.6 kPa(160～180/100～110 mmHg)较安全。

3. 严密观察病情　动态监测血压、脉搏、呼吸、神志、瞳孔等生命体征及心、脑、肾等重要脏器功能变化。

4. 并发症的防治　对已出现高血压脑病、脑水肿者,迅速静滴甘露醇、山梨醇(250 ml应在半小时内滴完,以保证高渗性脱水作用)或快速利尿剂(如呋塞米、利尿酸钠等)注射,以减轻脑水肿,降低颅内压。

(二)护理要点

1. 饮食护理　给予低盐、低脂、低胆固醇,富含维生素、钾、镁的饮食;对意识不清、抽搐者,应暂禁食,以防窒息、吸入性肺炎,待病情稳定后昏迷者可鼻饲。

2. 限制探视,保持环境安静　减少对患者的精神刺激。

3. 保持呼吸道通畅、吸氧　一般采用鼻导管吸氧,以减轻缺氧、呼吸困难等症状。已出现昏迷的患者应及时吸痰,保持呼吸道通畅。可置其侧卧,将其下颌前拉,以利于呼吸。

4. 对症护理　躁动、抽搐者遵医嘱给地西泮10～20 mg静脉注射或苯巴比妥钠0.1～0.2g肌内注射或给予水合氯醛保留灌肠;对于持续抽搐或神志改变的患者,要取出义齿并安放牙垫,以防舌咬伤或误吸;头晕、意识障碍者,应加用床栏以防坠床。

5. 用药护理　按医嘱根据血压变化调整剂量,嘱患者改变体位时动作应缓慢,以防出现体位性低血压;使用强效利尿剂时,要注意有无电解质平衡紊乱。

6. 保持大便通畅　必要时遵医嘱给予缓泻剂。

7. 心理护理　患者血压持续升高、剧烈头痛等不适常引起患者及家属情绪紧张,导致焦虑、恐惧等情绪反应,而这种情绪状态不利于血压的稳定甚至加重病情,故应在积极降压的同时,陪伴安抚患者,加强心理支持,保持患者情绪稳定,使患者积极配合治疗,使血压控制在安全的范围内,防止并发症。

(三)健康教育

1. 指导患者坚持低盐、低脂、低胆固醇饮食,控制体重,戒烟、戒酒,养成良好的生活

习惯。

2. 根据病情合理地安排工作、休息，积极参加体育锻炼，注意劳逸结合，保持良好的心态，避免情绪波动、寒冷、过度劳累等诱因。

3. 遵医嘱按时服降压药物，保持血压稳定在安全范围内，定期门诊复查，长期口服降压药时不可突然停药，也不能随意增减或撤换药物。

4. 继发性高血压所致的高血压危象，待病情稳定，应对原发病进行治疗，如为嗜铬细胞瘤所致的高血压危象，在患者身体能耐受的情况下，应劝导患者尽早手术治疗。

第三节　高血糖危象的急救护理

高血糖危象指的是糖尿病昏迷，包括糖尿病酮症酸中毒、糖尿病高渗性非酮症昏迷。糖尿病的基本病理生理为绝对或相对性胰岛素分泌不足所引起的糖、脂肪、蛋白质代谢紊乱，严重时常导致酸碱平衡失调。特征性的病理改变为高血糖、高酮血症及代谢性酸中毒，发展到严重时为酮症酸中毒昏迷和高渗性非酮症昏迷。

一、糖尿病酮症酸中毒

糖尿病酮症酸中毒（diabetic ketoacidosis，DKA）是糖尿病的严重并发症。糖尿病患者由于体内胰岛素缺乏或存在胰岛素抵抗，在各种诱因作用下，引起糖和脂肪代谢紊乱加剧，临床上表现为高血糖、高酮血症、严重脱水和代谢性酸中毒、电解质紊乱为主要改变的临床综合征。可发生于糖尿病的任何时期，多发生于1型糖尿病，2型糖尿病患者在某些情况下亦可发生，是部分年轻患者的首发症状，常有诱因，为糖尿病最常见的急性并发症，是内科常见急症之一，严重者可致昏迷，甚至危及生命。

（一）病因与发病机制

1. 诱因　任何可以引起或加重胰岛素绝对或相对不足的因素均可成为诱因，多数患者的发病诱因不是单一的，部分患者无明显诱因。

（1）感染：是最常见的诱因，以泌尿道、肺部及胃肠道感染最多见，其他有皮肤感染、败血症、胆囊炎、真菌感染等。

（2）药物治疗不当：胰岛素或口服降糖药物治疗中断或不适当减量，大剂量使用糖皮质激素、拟交感神经药物等。

（3）各种应激状态：如急性心肌梗死、创伤、手术、妊娠、分娩、精神刺激、急性脑血管疾病等。

（4）饮食失调或胃肠疾患：暴饮暴食、酗酒或进食大量高糖、高脂食物；胃肠道疾病引起剧烈呕吐、腹泻、高热等导致严重脱水。

（5）其他：某些药物如糖皮质激素的应用，某些疾病如皮质醇增多症、肢端肥大症等使升血糖激素分泌增加所致。

2. 发病机制　当胰岛素分泌绝对或相对不足，而拮抗胰岛素的激素绝对或相对增多，从而促进了体内的代谢分解，抑制合成，引起糖代谢紊乱，导致血糖增高；脂肪的动员和分解加速，合成受到抑制，酮体生成增多，当酮体生成超过组织利用和排泄的速度时，导致糖尿病酮症酸中毒发生。

（二）病理生理

1. 代谢性酸中毒　糖尿病代谢紊乱加重时,脂肪的动员和分解加速,大量脂肪酸在肝脏经 β 氧化产生大量乙酰乙酸、β-羟丁酸和丙酮,三者合称为酮体。当酮体大量生成,超过肝外组织的氧化能力时,血酮体升高,称为酮血症,尿酮体排出增加,称为酮尿,临床上统称为酮症。乙酰乙酸、β-羟丁酸均为较强的有机酸,可以大量消耗体内储备碱,导致代谢性酸中毒。酸中毒可使胰岛素敏感性降低;组织分解增加,钾从细胞内逸出;抑制组织氧利用和能量代谢。严重酸中毒使微循环功能恶化,降低心肌收缩力,导致低体温和低血压。当血 pH 降至 7.2 以下时,刺激呼吸中枢引起呼吸加深加快;当 pH 低至 7.1~7.0 时,可抑制呼吸中枢和中枢神经功能,诱发心律失常。

2. 严重失水　严重高血糖、高血酮和各种酸性代谢产物引起渗透压性利尿;大量酮体从肺、肾排出又带走大量水分;厌食、恶心、呕吐等使体液丢失、水分摄入量减少,从而引起细胞外失水;血浆渗透压增加,水从细胞内向细胞外转移,引起细胞内失水。

3. 电解质平衡紊乱　渗透性利尿使钠、钾、氯、磷酸根等离子大量丢失;厌食、恶心、呕吐使电解质摄入减少,导致电解质代谢紊乱。酸中毒使钾离子从细胞内逸出,与氢离子竞争性经肾小管排出,使失钾更为明显,但由于血液浓缩、肾功能减退时钾滞留以及钾从细胞内转移到细胞外,因此血钾浓度在治疗前可正常甚或增高,掩盖体内严重缺钾。随着治疗过程中补充血容量,尿量增加,钾排出增加,以及纠正酸中毒及应用胰岛素使钾转入细胞内,可发生严重低钾血症,诱发心律失常,甚至心脏骤停。

4. 携带氧系统失常　红细胞向组织供氧的能力与血红蛋白和氧的亲和力有关,可由血氧离解曲线来反映。血氧离解曲线受血 pH、2,3-二磷酸甘油酸(2,3-DPG)等因素影响。DKA 时 2,3-二磷酸甘油酸减少,使血红蛋白与氧亲和力增高,血氧离解曲线左移。酸中毒时,血氧离解曲线右移,释放氧增加,起代偿作用。若纠正酸中毒过快,失去这一代偿作用,可使组织缺氧加重,引起脏器功能紊乱,尤以脑缺氧加重、导致脑水肿最为重要。

5. 周围循环衰竭和肾功能障碍　严重失水,血容量减少和微循环障碍未能及时纠正,可导致低血容量性休克。肾灌注量减少引起少尿或无尿,严重者发生急性肾衰竭。

6. 中枢神经功能障碍　严重酸中毒、失水、缺氧、体循环及微循环障碍可引起脑细胞失水或水肿,导致中枢神经功能障碍。此外,治疗不当如纠正酸中毒时给予碳酸氢钠不当导致反常性脑脊液酸中毒加重,血糖下降过快或输液过多过快、渗透压不平衡可引起继发性脑水肿并加重中枢神经功能障碍。

（三）临床表现

多数患者早期表现为糖尿病症状加重,如口渴、多饮、尿量增多、疲乏无力,随后出现食欲减退、恶心、呕吐,常有头痛、精神萎靡或烦躁、嗜睡、呼吸深快,呼气中有烂苹果味,随着病情进展,出现极度烦渴、明显脱水、尿量减少、皮肤干燥弹性差、眼球凹陷、脉搏细速、血压下降,甚至休克。酸中毒时出现深大呼吸,表现为 Kussmaul 呼吸,动脉血 pH 低于 7.0 时,呼吸变浅而缓慢。晚期各种反射迟钝或消失,甚至昏迷。少数患者表现为全腹不固定疼痛,有时较剧烈,似外科急腹症,但无腹肌紧张和仅有轻压痛。此外,尚有诱因本身的症候群,如感染、心脑血管病变的症状和体征,常被 DKA 表现掩盖。

本病出现下列情况表明病情危重:重度脱水、酸中毒呼吸和昏迷;血 pH < 7.1; HCO_3^- < 10 mmol/L;血糖 > 33.3 mmol/L,血浆渗透压 > 330 mmol/L;血钾过高或过低;血尿素氮持续升高。

（四）辅助检查

1. 尿　尿糖、尿酮体呈强阳性。尿液中可有蛋白和管型。

2. 血　血糖明显升高，常高至 16.7～33.3 mmol/L；血酮体升高，多在 4.8 mmol/L 以上；白细胞数升高，中性粒细胞比例增加。

3. 血气分析　二氧化碳结合力降低，血 pH 下降，呈代谢性酸中毒；剩余碱负值加大，阴离子间隙增大。

4. 电解质　血钾早期大多正常或偏高，尿量增多、酸中毒纠正后，常出现低钾血症，血钠、血氯降低。

5. 肾功能　血尿素氮和肌酐升高。

6. 其他　胸部 X 线、心电图检查有助于诱发疾病的判断。

（五）护理诊断及合作性问题

1. 体液不足　与血糖升高所致渗透性利尿、呕吐导致液体摄入不足等有关。

2. 急性意识障碍　与酸中毒、脑水肿等有关。

3. 知识缺乏　缺乏糖尿病预防及自我护理知识。

4. 潜在并发症　急性肾衰竭、心律失常、电解质紊乱。

（六）救护措施

1. 紧急护理

（1）严密观察病情

1）基本生命体征及脏器功能监护：严密观察体温、脉搏、呼吸、血压、神志的变化，低钾血症的患者应做心电图监测，为病情的转归、疗效的判断提供依据。

2）及时准确地采集血、尿标本，以便观察血糖、血酮体、尿糖、尿酮体及血清电解质、血气、血浆渗透压、肾功能等指标，胰岛素应用期间至少每 2 小时测血糖一次，3～4 小时测一次电解质、尿酮体及血气分析。

3）准确记录 24 小时出入量。

（2）补液：迅速建立两条静脉通道，立即补液，补液是抢救 DKA 首要、最为关键的措施。补液的目的是迅速补充丢失的液体，改善末梢循环灌注不足，同时可以增加机体对胰岛素的敏感性，大量补液还可部分改善 pH 和血浆 HCO_3^-，有助于改善酸中毒。

液体选择等渗氯化钠或林格液，补液量及速度须视失水程度而定，一般按患者体重的 10% 估算。若无心力衰竭，开始补液速度应快，最初 1～2 小时内补液量 1 000～2 000 ml，以后 6 小时内每 1～2 小时滴入 500～1 000 ml，根据末梢循环、血压、尿量、心血管状态，必要时根据中心静脉压调整补液量及速度。第 1 个 24 小时补液总量为 4 000～6 000 ml，严重失水者，补液量要适当增加。当血糖已降至 13.9 mmol/L 时，将生理盐水改用 5% 葡萄糖溶液或葡萄糖盐水，按葡萄糖：胰岛素之比为（3～4）：1 计算。如治疗前已有低血压或休克，快速补液不能有效升高血压，应输入胶体溶液并进行抗休克处理。治疗过程中必须避免血糖下降过快、过低，以免发生脑水肿，对老年、心血管疾病患者，输液尤应注意不宜太多、太快，以免发生肺水肿。

（3）胰岛素应用：给予小剂量速效胰岛素[0.1 U/（kg·h），4～6 U/h]持续静脉滴注，也可采用间歇静脉注射或肌内注射胰岛素，剂量不变，在使用小剂量胰岛素治疗前可加用 10～20 U 的负荷量。降糖速度以每小时下降 3.9～6.1 mmol/L 为宜，如治疗后 2 小时血糖无明显下降，提示胰岛素抵抗，胰岛素剂量需加倍。当血糖维持在 11.1 mmol/L 左右，尿酮体

（一），尿糖（＋）时，可过渡到平时治疗。临床实践证明，小剂量胰岛素具有抑制脂肪分解和酮体生成的最大效应，且有较强的降糖效应，而促进钾离子转运作用较弱，较安全、有效，减少发生低钾血症、脑水肿及后期低血糖等不良反应的发生。

（4）纠正电解质及酸碱失衡：轻症患者经补液及胰岛素治疗后，酸中毒可逐渐得到纠正，不必补碱。严重酸中毒，二氧化碳结合力＜8.92 mmol/L，pH＜7.1，HCO_3^-＜5 mmol/L，可降低胰岛素敏感性，使外周血管扩张，抑制心肌收缩力，导致低体温或加重低血压，并抑制呼吸中枢、中枢神经系统及诱发心律失常，故应根据血 pH 和二氧化碳结合力变化，给予适量5％碳酸氢钠溶液静脉输入，但要注意 $NaHCO_3$ 不宜过多过快，否则血 pH 上升过快，CO_2 透过血脑屏障的弥散能力快于 HCO_3^-，脑脊液呈酸性，引起脑细胞酸中毒而加重昏迷。糖尿病酮症酸中毒时，钾从细胞内逸出，治疗前血钾水平不能真实反映体内缺钾程度，治疗后 4～6 小时血钾常明显下降，故在静脉输注胰岛素及补液同时应补钾，最好在心电监护下，结合尿量和血钾水平，调整补钾量和速度。如血钾高于 5.5 mmol/L 且伴有少尿或尿闭，有肾功能不全征象者，则暂缓补钾。

2. 护理要点

（1）饮食护理：糖尿病患者饮食控制是基本治疗原则之一，做好饮食护理可以控制血糖升高，改善胰岛素抵抗，防止或减少糖尿病酮症酸中毒及其他并发症的发生。对出现昏迷的患者，应避免喂食，防止因喂食不当而引起吸入性肺炎或肺不张。饮食原则同糖尿病。

（2）对症护理：昏迷患者应加强基础护理，保持呼吸道通畅，插胃管补液、补充营养，留置导尿，定时翻身，口腔护理。

（3）并发症护理：遵医嘱给予抗生素控制感染，脑水肿者给予脱水剂，治疗心律失常、DIC等。

（4）心理护理：患者及家属由于症状加重甚至出现无尿、意识障碍等可产生紧张、焦虑心理，对病情的控制极为不利，应安慰患者及家人，迅速纠正水、电解质及酸碱失衡，改善高血糖的状况，使患者病情趋于稳定。

3. 健康教育

（1）加强患者有关糖尿病防治知识的宣教，使患者对糖尿病防治有正确的认识，坚持饮食控制和药物的正规治疗，不可随意增减药物。

（2）避免感染、劳累、精神刺激等诱发因素，戒烟、戒酒，给予足够的营养和水分。

（3）学会自我监测血糖、尿糖，定期门诊复查，及时发现病情变化。

（4）保持全身皮肤及局部的清洁卫生。

二、高渗性非酮症糖尿病昏迷

高渗性非酮症糖尿病昏迷（hyperosmolar nonketotic diabetic coma，HNDC）简称高渗性昏迷，是糖尿病急性代谢紊乱的另一临床类型，较少见。多见 50～70 岁的老年人，男女发病率大致相同。约 2/3 的患者于发病前无糖尿病史，或仅有轻度症状，常有明显诱因。其临床特征为严重的高血糖、高血钠、脱水、血浆渗透压升高而无明显的酮症酸中毒表现，患者常有不同程度的意识障碍或昏迷。

（一）病因与发病机制

1. 诱因

（1）感染和各种应激：尤其是上呼吸道感染、泌尿系感染；各种应激状态，如脑血管意外、急性心肌梗死、急性胰腺炎、消化道出血、外伤、手术、中暑或低温等。

（2）摄水不足：不合理限制饮水，高温环境进水不足等。

（3）失水过多：急性胃肠炎导致严重的呕吐、腹泻，大面积烧伤，脱水治疗，透析治疗等。

（4）糖摄入过多：如大量摄入含糖饮料、高糖食物，静脉输入大量葡萄糖液，完全性静脉高营养，以及使用含糖溶液进行血液透析或腹膜透析等情况。

（5）药物应用不当：如大量使用糖皮质激素、噻嗪类或呋塞米等利尿药、普萘洛尔、苯妥英钠、氯丙嗪、西咪替丁、甘油、硫唑嘌呤及其他免疫抑制剂等。

（6）其他：急、慢性肾衰竭，糖尿病性肾病等，某些内分泌疾病，如甲状腺功能亢进症、肢端肥大症、皮质醇增多症、嗜铬细胞瘤者等。

2. 发病机制　高渗性非酮症糖尿病昏迷发病机制复杂，目前尚未完全清楚。发病基础是患者存在不同程度的糖代谢障碍，基本病因是胰岛素不足、靶细胞功能不全和脱水。在各种诱因的作用下，原有糖代谢障碍加重，胰岛对糖刺激的反应减低，胰岛素分泌减少，组织对糖的利用减少，肝糖原分解增加，血糖显著升高，但由于患者的胰岛能分泌一定量的胰岛素，而机体抑制脂肪分解所需的胰岛素远比糖代谢所需的胰岛素量小，因此患者自身的胰岛素量虽不能满足应激状态下对糖代谢的需要，却足以抑制脂肪的分解，因而表现出严重的高血糖，而血酮增加不明显。严重的高血糖导致渗透性利尿，肾小管重吸收水和 Na^+、K^+ 障碍，使水及电解质大量丢失，尿量增多，体内总水量减少，血液浓缩，血浆渗透压升高，造成脱水和电解质紊乱。严重脱水、血容量不足甚至休克导致的脑供血不足、脑细胞脱水及损害是本病引起中枢神经系统功能障碍的病理基础。

（二）临床表现

1. 前驱期　出现在神经系统症状和进入昏迷前，起病隐匿，持续数天到数周不等，表现为多饮、多尿，倦怠乏力，头晕，食欲不振、恶心、呕吐、腹痛，反应迟钝，表情淡漠。

2. 典型期　此期患者主要表现为严重的脱水和神经系统两组症状和体征。

严重脱水：皮肤弹性差、唇舌干裂，眼球凹陷，少尿甚至无尿等，血压多下降。病情严重者可有周围循环衰竭的表现，脉搏细而快，脉压缩小，卧位时颈静脉充盈不全，立位时出现低血压，甚至四肢厥冷，呈休克状态。

神经系统功能障碍表现为不同程度的意识障碍：意识模糊者、昏迷，可逆的局限性神经系统体征，如局限性或全身性癫痫，肌阵挛、偏盲、轻瘫、幻觉、失语，病理反射阳性。神经系统表现与血浆渗透压升高的速度与程度有关而与酸中毒关系不大，高渗状态的程度较严重或发展迅速者，易出现中枢神经功能障碍的表现。患者无典型的 Kussmaul 呼吸，呼气中无烂苹果气味。

此外，患者可有高血压、肾脏病、冠心病等原有疾病表现；肺炎、泌尿系统感染、胰腺炎等诱发病表现；脑水肿、血栓形成、血管栓塞等并发症表现。

（三）实验室检查

1. 血糖及尿糖　血糖高于 33.3 mmol/L（600 mg/dl），尿糖强阳性，尿酮体阴性或弱阳性。横纹肌溶解者尿液呈酱油色，尿蛋白阳性。

2. 血浆渗透压和电解质　血浆渗透压升高至 350 mmol/L 以上，血钠 155 mmol/L

以上。

3. 其他　血肌酐、尿素氮多升高;由于脱水,血常规显示血红蛋白增高,白细胞计数大多超过 10×10^9/L;pH 正常或轻度下降。

（四）护理诊断及合作性问题

1. 体液不足　与严重高血糖导致利尿及血浆渗透压增高有关。

2. 有误吸的危险　与昏迷导致咳嗽反射减弱有关。

3. 急性意识障碍　与严重脱水导致脑细胞损害有关。

4. 知识缺乏　缺乏疾病预防及自我护理的知识。

5. 潜在并发症　水电解质紊乱、低血糖、有感染的危险。

（五）救护措施

1. 紧急护理

(1) 严密观察病情

①生命体征及脏器功能监护:立即将患者安排在重症监护病房,开辟 2～3 条静脉通道补液,给予吸氧,严密观察体温、脉搏、呼吸、血压、神志、尿色和尿量等变化并记录。

②监测各项化验指标:如血糖、尿糖、血清电解质、血气分析、血浆渗透压、肾功能等指标。

(2) 迅速补液:根据失水量补液,补液量按体重的 10%～15% 计算,总量为 6～10 L。补液速度应先快后慢,总量的 1/3 应在 4 小时内输入,12 小时内补液量应为总失液量的 1/2,其余在 24～36 小时内输入,可以按中心静脉压、红细胞压积、平均每分钟尿量确定补液量和速度。治疗开始时给予生理盐水或平衡液,如治疗前已出现休克,宜首先输生理盐水和胶体溶液,尽快纠正休克。如无休克或休克已纠正,在输注生理盐水后血浆渗透压高于 350 mmol/L,血钠高于 155 mmol/L,可考虑输注 0.45%～0.6% 氯化钠低渗溶液。有条件者,在中心静脉压监护下调整输注速度。当血浆渗透压降至 330 mmol/L 时,再改输等渗溶液。若补液 4～6 小时仍然无尿,可给予呋塞米 20～40 mg 静推。合并心脏病者酌情减量,防止因输液过多、过速而发生脑水肿、肺水肿等并发症。

(3) 纠正电解质紊乱:若肾功能正常,血钾小于 4.0 mmol/L,在补液及胰岛素治疗后即可补充钾盐;如血钾高于 5.5 mmol/L 且伴有少尿,则暂缓补钾。若有低血钙、低血镁或低血磷时,可酌情给予葡萄糖酸钙、硫酸镁或磷酸钾缓冲液。

(4) 胰岛素:一般用普通胰岛素,小剂量胰岛素[0.1 U/(kg·h)]持续静脉滴注,每 2～4 小时测定血糖,血糖降至 16.7 mmol/L 时,将生理盐水改用 5% 葡萄糖溶液或葡萄糖盐水,按葡萄糖:胰岛素之比为（3～4）:1 计算;血糖降至 13.9 mmol/L,血浆渗透压降至 330 mmol/L 时停止注射胰岛素,防止因血糖下降太快、太低而发生脑水肿。

2. 护理要点

(1) 一般护理:绝对卧床休息,注意保暖,保持床单清洁、干燥、平整,按摩受压部位,促进血液循环,防止压疮发生。对于合并肺部感染者,应加强翻身拍背以促进痰液排出,必要时吸痰;合并泌尿道感染者,应保持会阴部的清洁。吞咽困难者应防进食时误吸,引起吸入性肺炎。认真做好口腔、皮肤、会阴、眼睛护理。保持呼吸道通畅,针对患者的原发病,给予相应的护理。

(2) 加强病情观察,保持呼吸道通畅。

(3) 输液护理:补液过程中,应警惕肺水肿、脑水肿、溶血的发生。快速大量输液时,如发现患者咳嗽、呼吸困难、烦躁不安、脉搏加快,提示输液过量的可能,应立即减慢输液速度;补充大量低渗溶液,尿色变粉红色提示发生溶血,应停止输入低渗溶液并及时报告医生。

(4)积极治疗原发病、诱因及并发症:遵医嘱抗感染治疗,停用引起高渗状态的药物如甘露醇,纠正休克,防止心力衰竭、肾衰竭、脑水肿的发生等。

(5)心理护理:关心帮助患者,给予患者及家人精神支持和生活照顾,消除其紧张恐惧心理,帮助患者树立战胜疾病的信心。

3. 健康教育

(1)加强糖尿病知识的教育和健康检查,早期发现,早期治疗,50岁以上的老年人应定期检测血糖。确诊有糖尿病的病人,应正规服药,控制饮食,加强运动,严格控制血糖水平。

(2)避免各种诱发因素,如过度疲劳、精神紧张、感染,摄入过多糖水、摄水不足、失水过多等,及时发现,积极治疗。

第四节　低血糖危象的急救护理

正常情况下,通过神经、内分泌等调节,糖的分解代谢与合成代谢保持动态平衡,血糖浓度亦相对稳定。正常人血糖虽受进食、饥饿、劳动、运动、精神因素、生长发育等因素影响,但波动范围较窄,一般血糖浓度饱餐后很少超过 8.89 mmol/L(160 mg/dl),饥饿时很少低于 3.33 mmol/L(60 mg/dl),此为血糖内环境稳定性。当某些病理和生理原因使血糖降低,血浆葡萄糖浓度低于 2.8 mmol/L,引起交感神经兴奋和中枢神经异常的症状及体征时,称为低血糖危象(hypoglycemia crisis),持久严重的低血糖可导致昏迷,称为低血糖昏迷(hypoglycemic coma)。

一、病因

引起低血糖的病因很多,根据低血糖发作的特点可分为空腹低血糖、餐后低血糖、药物引起的低血糖。

1. 空腹低血糖

(1)内分泌性:胰岛素或胰岛素样物质过多,如胰岛素瘤,胰外肿瘤;对抗胰岛素的内分泌激素不足,如垂体前叶功能减退,肾上腺皮质功能低下、甲状腺功能减退等。

(2)肝源性:重症肝炎、肝硬化、肝癌晚期、肝淤血,先天性糖原代谢酶缺乏。

(3)营养障碍:尿毒症,严重营养不良。

2. 餐后低血糖(反应性低血糖)

(1)胃切除术后饮食性反应性低血糖:与胃排空加速,葡萄糖迅速吸收,刺激胰岛素过量分泌有关。

(2)功能性餐后低血糖:多在餐后 2~4 小时发作,特点是低血糖症状不经治疗可自行恢复,临床多见于伴有神经质的中年女性患者,患者体内肾上腺素分泌较多或肾上腺的餐后反应异常,特别是含糖饮食会刺激交感神经,引起过强反应。

(3)晚期或迟发性餐后低血糖:为糖尿病早期表现之一,由于进食后引起迟发胰岛素释放所致。

3. 药物引起的低血糖

(1)胰岛素:糖尿病患者因胰岛素应用不当而致低血糖是临床最常见的原因,如胰岛素用量过大等。

（2）口服降糖药：初用降糖药的老年人，用量不当容易发生低血糖。格列本脲（优降糖）引起的低血糖严重而持久；磺丙脲，其半衰期长，容易累积而引起低血糖。

（3）其他药物：如乙醇、水杨酸、磺胺类、β阻滞剂等。

二、发病机制

人体通过神经体液调节机制来维持血糖的稳定。当血糖下降时，体内胰岛素分泌减少，而升高血糖的激素如肾上腺素、胰高血糖素、皮质醇分泌增加，使肝糖原分解增加，糖的利用减少，以保持血糖稳定，其主要生理意义在于保证对大脑细胞的供能，脑细胞所需的能量几乎完全直接来自血糖，而且本身没有糖原储备。当血糖降到小于等于 2.8 mmol/L 时，一方面引起交感神经兴奋，大量儿茶酚胺物质释放，表现出自主神经过度兴奋症状；另一方面由于能量供应不足使大脑皮质功能抑制，皮质下功能异常，表现中枢系统功能障碍。

三、临床表现

血糖过低对机体的影响以神经系统为主，有两大类：

1. 交感神经和自主神经过度兴奋的症状　表现为心动过速、饥饿感、烦躁、颤抖、面色苍白、出冷汗等。

2. 中枢神经功能障碍的表现　患者意识模糊、头晕、头痛、焦虑、精神不安行为异常、精细动作障碍、癫痫发作，甚至昏迷、休克而死亡。

上述症状的严重性与低血糖的程度、持续时间以及血糖下降速度有关。逐渐发生的低血糖以中枢神经功能障碍为主要表现，自主神经症状多不明显，大多被掩盖；而急性发生的低血糖，则以自主神经症状为主。严重低血糖反复持久发作，脑组织出现水肿、软化，可发生不可逆损害。

四、辅助检查

1. 血糖测定　　<2.8 mmol/L，为轻度；<2.2 mmol/L，为中度；<1.11 mmol/L，为重度。

2. 胰岛素和 C-肽测定　可鉴别低血糖原因。

五、护理诊断及合作性问题

1. 急性意识障碍　与血糖降低导致大脑能量供应不足有关。
2. 有受伤的危险　与低血糖所致的头晕、视力模糊等有关。
3. 有体液不足的危险　与低血糖所致的全身大汗有关。
4. 知识缺乏　缺乏低血糖预防的有关知识。
5. 焦虑/恐惧　与低血糖危象发生有关。
6. 潜在并发症　脑水肿。

六、护理措施

（一）急救护理

1. 立即采血　测血糖。
2. 补充葡萄糖　如患者意识清醒，可喂服糖水或进食碳水化合物；若患者昏迷或抽搐时,立即静脉注射 50％葡萄糖溶液 50 ml,并继以 10％葡萄糖溶液静脉滴注,直至患者清醒,血糖恢复正常水平。患者清醒后,应进早进食果汁及食物。若血糖持续不升,可静滴氢化可的松 10 mg 和(或)皮下、肌注胰高血糖素或肾上腺素。

3. 治疗脑水肿 血糖恢复正常但神志持续未恢复清醒者,可能存在脑水肿,需在维持血糖正常浓度的同时,遵医嘱给予静脉滴注甘露醇 250 ml 脱水治疗。

(二)护理要点

1. 严密观察病情 密切观察生命体征及神志的变化,动态监测血糖变化。

2. 饮食护理 低血糖危象时,可喂服糖水,如患者昏迷或抽搐时,立即静脉注射 50％葡萄糖溶液;病情稳定后按糖尿病饮食护理。

3. 对症护理 昏迷患者按昏迷常规护理。意识恢复后应注意观察是否有出汗、嗜睡、意识朦胧等再度低血糖状态,以便及时处理。抽搐者除补糖外,可酌情应用适量镇静剂,并注意保护患者,防止外伤。

4. 病因治疗与护理 患者病情稳定后,应积极寻找病因、诱因,对因治疗,如胰岛 β 细胞瘤应尽早手术治疗,肝脏疾病所致者亦应积极治疗肝脏疾病。

5. 心理护理 患者低血糖危象发生时,情绪紧张,常有焦虑、恐惧感,担心预后,应安慰患者,积极配合抢救,迅速纠正低血糖,稳定患者情绪。

(三)健康教育

1. 介绍引起低血糖危象的常见疾病及诱因。

2. 教会糖尿病患者自我监测血糖、尿糖,按时应用降糖药、按时进食,避免或减少低血糖发生。

3. 教会患者及家人熟知低血糖表现及处理方法,一旦发生心慌、冷汗、饥饿感等症状时,应及时处理,如自服糖水或进食含糖食物,病情严重者,及时就医。

4. 定期复查,门诊随访。

第五节 甲状腺功能亢进危象的急救护理

甲状腺功能亢进危象(hyperthyroidism crisis)简称甲亢危象,是甲状腺毒症急性加重的一个临床综合征。甲亢危象是甲状腺功能亢进症患者在急性感染、精神创伤、高热、妊娠、甲状腺手术或放射碘治疗等诱因刺激下,病情突然恶化而发生的最严重并发症。主要表现为高热、大汗、心动过速、呕吐、腹泻、烦躁不安、谵妄甚至昏迷。甲亢危象病情凶险,必须及时抢救,否则患者常因高热、心衰、肺水肿及水、电解质紊乱而导致死亡。

一、病因与诱因

1. 病因 本病病因尚未完全阐明,目前认为可能与交感神经兴奋,垂体－肾上腺皮质轴应激反应减弱,大量 T_3、T_4 释放入血有关。

2. 诱因

(1)严重感染:是临床上最常见的危象诱因,约占全部诱因的 40％,其中以呼吸道感染最为常见,其次为胃肠道、胆道及泌尿道,少数为败血症、腹膜炎、皮肤感染等,原虫、真菌、立克次体等全身性感染亦可诱发。危象发生一般与感染的严重程度成正比,且多发生于感染的高峰阶段。

（2）各种应激：过度紧张、高温环境、过度疲劳、情绪激动等应激可导致甲状腺素突然大量释放。

（3）精神创伤：甲亢患者受精神刺激时，交感神经－肾上腺兴奋性增强，机体对儿茶酚胺敏感性增加，很容易诱发危象的发生。

（4）药物治疗不当：突然停用抗甲状腺药物，致使甲状腺素大量释放；口服过量甲状腺药物，使甲亢症状迅速加重。

（5）严重躯体疾病：如心力衰竭、低血糖、脑卒中、急腹症等。

（6）其他：手术前准备不充分，^{131}碘治疗以及过度挤压甲状腺，使大量甲状腺素释入血。

二、发病机制

甲状腺危象确切的发病机制未完全阐明，目前认为是由多种因素综合作用所导致的，其中血液中甲状腺素含量的急骤增多，是甲状腺危象发病的基本条件和中心环节。甲状腺手术、放射性碘治疗后，大量甲状腺激素释放至循环血液中，使患者血中的甲状腺素升高，而感染、手术等应激因素使血中甲状腺素结合蛋白浓度减少，游离甲状腺激素增加，而各系统的脏器及周围组织对过多的甲状腺激素适应能力减低，同时应激因素导致血液中儿茶酚胺增加，在游离甲状腺激素增加的基础上，机体对儿茶酚胺的敏感性增强，最终导致机体丧失对甲状腺激素反应的调节能力，从而出现甲亢危象的各症状和体征。

三、临床表现

患者除原有甲亢症状加重外，典型表现为高热、大汗淋漓、心动过速、频繁呕吐、腹泻、谵妄，甚至昏迷。

1. 高热　体温骤然升高可达 39 ℃以上，甚至达 41 ℃，一般降温措施无效，患者面色潮红、大汗淋漓、呼吸急促，继而汗闭、皮肤黏膜干燥、苍白、明显脱水甚至休克。

2. 神经精神改变　患者可因脱水、电解质紊乱、缺氧等导致脑细胞代谢障碍而出现精神神经症状，表现焦虑、极度烦躁不安、谵妄、表情淡漠、嗜睡甚至昏迷。

3. 心血管系统　心动过速出现较早，心率可达 140～240 次/分，心率的增快与体温的升高的程度不成比例，心率越快，病情越严重。可出现其他各种心律失常，如期前收缩、房颤等。心脏搏动增强、心音亢进，可闻及收缩期杂音，血压升高，以收缩压升高明显，脉压增大，可有相应的周围血管体征。一般来说，伴有甲亢性心脏病患者，容易发生甲状腺危象，当发生危象以后，促使心脏功能进一步恶化，较易发生心力衰竭、肺水肿。

4. 消化系统　患者可出现厌食、恶心、频繁呕吐、腹痛、腹泻、体重锐减，严重者可致水、电解质紊乱；肝功能损害明显者，可有肝脏肿大、黄疸，少数患者可发生腹水、肝昏迷。

5. 水、电解质紊乱　频繁呕吐、腹泻、大量出汗、进食减少等常导致水、电解质紊乱，表现为脱水、低钠、低钾、低钙血症等。

部分患者的临床症状和体征很不典型，无明显高代谢综合征及甲状腺肿大和眼征，而主要表现为表情淡漠、嗜睡、木僵、反射减弱、低热、乏力、心率减慢、血压下降、进行性衰竭等，最后陷入昏迷，临床上称为"淡漠型"甲亢，多见于老年甲亢患者，容易被漏诊或误诊而延误救治，易发生危象，应予以重视。

四、辅助检查

1. 血清甲状腺激素测定 血清甲状腺激素(T_4)、三碘甲状腺原氨酸(T_3)可明显增高，也可在一般甲亢范围，少数患者由于 TBG 浓度下降使 TT_3、TT_4 下降，而甲亢危象患者血清中游离甲状腺激素水平(FT_3、FT_4)明显增高，可直接反映甲状腺功能状态，其敏感性明显高于总 T_3(TT_3)和总血清甲状腺激素 T_4(TT_4)。

2. 血象 血中白细胞、血清转氨酶及胆红素可升高。

五、护理诊断及合作性问题

1. 体温过高 与血中甲状腺激素明显增高引起产热增多有关。
2. 有体液不足的危险 与高热、频繁呕吐、腹泻、大量出汗引起脱水有关。
3. 焦虑 与交感神经兴奋性增高、担心预后等有关。
4. 知识缺乏 缺乏疾病的预防观察的知识。
5. 潜在并发症 水、电解质紊乱，心力衰竭。

六、护理措施

(一) 紧急救护

1. 迅速降低血液中甲状腺激素水平

(1) 抑制甲状腺激素的合成：首选丙基硫氧嘧啶(PTU)，可以抑制甲状腺内 T_3、T_4 的合成，同时抑制外周组织中 T_4 向 T_3 转化。首剂 600 mg，口服或由胃管灌入，以后每次 PTU 200 mg，每日 3 次，口服待危象消除后改用常规剂量。也可用其他抗甲状腺药。

(2) 减少甲状腺激素释放：复方碘溶液可以抑制已经合成的甲状腺激素的释放，能够迅速降低循环血液中甲状腺激素水平。服用抗甲状腺药 1~2 小时后，用碘/碘化钾，首剂 30~60 滴，以后 5~10 滴，每 8 小时 1 次，口服或由胃管灌入，或碘化钠 0.5~1.0g 加入 5％葡萄糖盐水 500 ml 中，缓慢静脉滴注 12~24 小时，视病情好转后逐渐减量，危象消除即可停用，一般使用 3~7 天停药。

(3) 降低周围组织对甲状腺激素的反应：应用肾上腺素能阻滞药普萘洛尔可抑制甲状腺激素对交感神经的作用，并阻止 T_4 转化为 T_3。若无心功能不全，40~80 mg，每 6~8 小时口服 1 次。或 2~3 mg 加于 5％葡萄糖盐水 250 ml 中缓慢静脉摘注。同时密切注意心率、血压变化。一旦危象解除改用常规剂量。

(4) 拮抗应激：可用糖皮质激素提高机体应激能力，降低周围组织对甲状腺激素的反应性。一般氢化可的松 100 mg 或地塞米松 20~30 mg 加入 5％葡萄糖盐水 500 ml 中静脉滴注，每 6~8 小时一次。危象解除后可停用或改用泼尼松(强的松)小剂量口服，维持数日。

(5) 降低和清除血液中甲状腺激素：上述治疗效果不满意时，可进行血液透析、腹膜透析或血浆置换等措施，能够迅速降低血浆甲状腺激素浓度。

2. 迅速降温 尽快采取降温措施，多用物理降温，如冰袋、乙醇擦浴、冷生理盐水保留灌肠、输入低温液体等或物理降温加人工冬眠，使体温控制在 34~36 ℃之间，持续数日或更长，直至患者情况稳定为止。在应用人工冬眠时，注意体温的变化并以测肛温为准。

（二）护理要点

1. 严密观察病情变化　持续进行心电监护，监测患者生命体征、神志、瞳孔等变化，及时发现有无危及生命的心律失常，发现异常情况及时通知医生，配合抢救。

2. 活动与休息　绝对卧床休息，保持环境安静，避免一切不良刺激，协助做好生活护理。

3. 对症护理　保持气道通畅，缺氧者给予氧气吸入；烦躁不安者遵医嘱给予地西泮10 mg 肌内注射或静脉注射，或 10％水合氯醛 10～15 ml 灌肠。

4. 饮食护理　能进食者给予高热量、高蛋白、高纤维素、忌碘饮食，鼓励患者多饮水，每日饮水量不少于 2 000 ml；昏迷患者给予鼻饲；极度消瘦、进食困难或厌食者，遵医嘱予以静脉补充营养。忌用咖啡、浓茶等兴奋性饮料。

5. 用药护理　心功能不全、支气管哮喘、房室传导阻滞的患者慎用或禁用普萘洛尔；使用碘剂治疗者，应注意观察是否有碘过敏症状。

6. 并发症观察护理　监测血清电解质，监护各重要器官功能，积极抗感染治疗，纠正水、电解质紊乱和防治各种并发症。

7. 心理护理　以熟练的技术配合医生抢救，安慰患者及家属，稳定情绪，运用积极、镇静的态度给予心理支持。

（三）健康教育

1. 疾病知识指导　向患者及家人介绍甲亢及并发症防治知识，尤其是引起甲状腺危象的常见诱因，如感染、严重精神刺激、创伤、突然停抗甲状腺药等，指导如何预防及避免。合理安排工作与休息，避免过度紧张、劳累，学会自我调节，保持情绪稳定，增强应对能力。

2. 用药指导　指导教育患者严格按医嘱服药，强调抗甲状腺药物长期服用的重要性，不可随意减量、停药；指导患者避免摄入含碘多的饮食及药物；教会患者及家属观察病情，一旦出现发热、呕吐、大汗等表现，立即就医。

3. 上衣宜宽松，严禁用手挤压甲状腺以免甲状腺受压后甲状腺素分泌增多，加重病情。

4. 甲亢患者手术者，必须完善各项检查，做好充分的术前准备，防止手术诱发危象发生。

第六节　重症肌无力危象

重症肌无力（myasthenia gravis，MG）是指一种影响神经－肌肉接头传递的，由乙酰胆碱受体抗体（AchR-Ab）介导，细胞免疫依赖和补体参与的自身免疫性疾病。临床表现为部分或全身骨骼肌易疲劳，其特征为波动性肌无力，晨轻暮重，活动后加重，休息后减轻。如患者急骤发生延髓支配肌和呼吸肌严重无力，以至于不能维持换气功能时，称重症肌无力危象。危象是重症肌无力死亡的常见原因，肺部感染或手术可诱发危象发生，情绪波动和系统性疾病可加重症状。

一、病因与诱因

1. 病因　临床研究发现，70％的重症肌无力患者胸腺肥大，10％～15％的患者合并胸腺瘤。4％以上的患者有家族史，单卵双生子的遗传一致性为 36％。重症肌无力患者常合并其他自身免疫性疾病如甲状腺功能亢进、系统性红斑狼疮、类风湿关节炎、恶性贫血和天疱疮等，提示重症肌无力是一种自身免疫性疾病。

2. 诱因

（1）感染。

（2）精神创伤、妊娠、分娩、过度劳累等。

（3）胸腺切除手术或放射治疗。

（4）治疗不当或突然停药。

二、发病机制

在特定的遗传基础上,长期慢病毒感染使胸腺的上皮细胞变成具有新抗原决定簇的肌样细胞,这些新抗原决定簇的抗原性与骨骼肌上的乙酰胆碱受体的抗原性之间有交叉,可使自身耐受机制被破坏,导致抗自身的乙酰胆碱受体抗体产生。

三、临床表现

1. **肌无力危象**　最常见,由抗胆碱能药物剂量不足所致,约 1‰ 的重症肌无力患者出现,常因感染、创伤、减量诱发。表现为呼吸肌麻痹、咳痰、吞咽无力而危及生命。注射滕喜龙症状减轻有助于诊断。

2. **胆碱能危象**　由抗胆碱酯酶药物过量所致,注射滕喜龙无效或症状加重。除上述肌无力危象外尚有乙酰胆碱蓄积过多症状:①毒蕈碱样症状:恶心、呕吐、腹泻、腹痛、瞳孔缩小、多汗、流涎、气管分泌物增多、心率减慢;②烟碱样症状:肌肉震颤、痉挛、紧束感;③中枢神经症状:焦虑、失眠、精神错乱、抽搐等。

3. **反拗性危象**　患者对抗胆碱能药物不敏感所致。难以区别危象性质而又不能用停药或加大药物剂量改善症状者,多在长期较大剂量治疗后发生。

四、辅助检查

1. **疲劳试验**　受累肌在短时间内重复活动后肌无力明显加重,休息后又恢复正常者为阳性。

2. **抗胆碱酯酶药物试验**　①新斯的明试验:新斯的明 1～2 mg 肌注,20 分钟肌力改善者为阳性,可持续 2 小时。可同时肌注阿托品 0.3～0.5 mg 以对抗新斯的明的毒蕈碱样作用。②滕喜龙试验:静注滕喜龙 5～10 mg,症状迅速缓解者为阳性,一般仅维持 10 分钟左右又恢复原状。

3. **乙酰胆碱受体抗体（AchR-Ab）测定**　80% 的重症肌无力患者 AchR-Ab 滴度增高,一般无假阳性。抗体滴度与临床症状不一致,同一患者的 AchR-Ab 滴度越高,肌无力越明显,但不同患者 AchR-Ab 滴度不能用来比较病情轻重。

4. **CT**　胸部 CT 可发现胸腺瘤。

5. **电生理检查**　低频重复电刺激,记录远端诱发电位和衰减反应。

五、护理诊断及合作性问题

1. **生活自理缺陷**　与活动后肌肉无力所致的运动障碍有关。

2. **清理呼吸道无效**　与咳嗽无力及气道分泌物增加有关。

3. **恐惧**　与呼吸无力、气管切开及担心预后等有关。

4. **潜在并发症**　呼吸衰竭、吸入性肺炎。

六、护理措施

(一)紧急救护

1. 改善呼吸功能　鼓励病人咳嗽和深呼吸,抬高床头,及时吸痰,清除口鼻腔分泌物。遵医嘱给予吸氧。一旦出现呼吸肌麻痹,立即配合医生实施气管插管或气管切开,给予人工辅助呼吸。

2. 对症治疗护理　根据危象类型进行对症治疗。

(1)肌无力危象:5%葡萄糖溶液或生理盐水 1 000 ml ＋新斯的明 1～2 mg 静脉滴注或新斯的明 0.3～1.0 mg 静脉推注,必要时定期重复使用。若用药后症状不减轻,甚至加重,应警惕胆碱酯酶危象发生。

(2)胆碱能危象:应立即停用抗胆碱酯酶药物,静脉或肌内注射阿托品,每次 0.5～2.0 mg,每 15～30 分钟重复一次,直到毒蕈碱样症状消失为止。待药物排出后重新调整剂量,或改用皮质类固醇药物。

(3)反拗性危象:停用抗胆碱酯酶药物而用输液维持,经过一段时间若对抗胆碱酯酶药物敏感可重新调整剂量,从小剂量开始应用。

(二)护理要点

1. 保持呼吸道通畅　鼓励患者咳嗽和深呼吸,及时吸痰,清除口鼻分泌物,保持呼吸道通畅,给予吸氧。

2. 严密监测病情　观察呼吸频率和节律变化,注意有无呼吸困难加重、咳嗽无力、分泌物增加、瞳孔变化等现象,若有病情变化,立即告知医生,准备好抢救物品,如吸引器、气管插管、气管切开包、人工呼吸机等,配合医生实施抢救。

3. 饮食护理　给予高蛋白、高维生素、高热量半流质,进餐尽量取坐位。人工辅助呼吸者,插胃管补充营养。

4. 活动与休息　指导患者充分休息,避免劳累,症状明显时,协助生活护理。

5. 用药护理　抗胆碱酯酶药从小剂量开始逐渐增加,出现恶心、腹痛等不良反应时,可用阿托品对抗,感染等应激状态时,需告知医生,遵医嘱增加剂量;大剂量皮质激素冲击治疗危象应注意类固醇副反应;氨基糖苷类抗生素、普萘洛尔、氯丙嗪等可阻滞神经－肌肉传递,常可诱发危象,应避免使用。

6. 心理护理　重症肌无力危象患者常因呼吸费力而紧张、恐惧,担心呼吸停止,害怕气管切开,恐惧死亡。护士应及时了解患者心理变化,主动关心患者,倾听患者感受,讲解病情经过,使其认识到气管切开和机械通气的必要性,并告知大多患者预后良好,消除紧张情绪,增强其治疗信心,能够积极主动配合治疗和护理。

(三)健康教育

1. 疾病知识指导　向患者及家人介绍重症肌无力的相关知识,使患者了解重症肌无力是一种容易复发、难以治愈的自身免疫学疾病,但通过有效治疗,可以取得很好疗效,帮助患者建立信心;指导患者及家人学会观察病情变化,一旦发生危象,及时就诊。

2. 生活指导　生活规律,保证充分休息和睡眠,防止感染;育龄妇女避免妊娠,以防危象发生。

3. 饮食指导　指导患者进食高蛋白、高维生素、高热量半流质,进餐尽量取坐位,进餐前充分休息或服药后 15～30 分钟进餐,餐中适当休息后继续进食,鼓励病人少量慢咽,给患者充足进食时间。

4. 用药指导　遵医嘱规律服药,避免漏服及自行减量或停药,以免诱发危象的发生;避免使用影响神经-肌肉传递的药物,以免病情加重。

第七节　肾上腺危象

肾上腺危象(adrenal crisis)又称急性肾上腺皮质功能减退症或急性肾上腺皮质功能不全,是指患者在感染、创伤、治疗突然中断等应激状态下,发生急性肾上腺皮质功能衰竭,使肾上腺皮质激素急剧减少所致的一种临床综合征。表现为恶心、呕吐、腹泻、严重脱水、低血压、心率增快、精神失常、高热、低血糖、低血钠,最后发展至休克、昏迷,甚至死亡。

一、病因与诱因

1. 严重感染　主要为各种病原体引起的败血症,感染的致病菌以脑膜炎双球菌最常见。
2. 慢性肾上腺皮质功能减退症　因感染、创伤、手术、分娩等应激情况诱发。
3. 肾上腺出血　抗凝药物或严重感染导致的弥散性血管内凝血等导致肾上腺出血。
4. 药物使用不当　长期应用肾上腺皮质激素治疗突然停药或减量过快。
5. 肾上腺手术后　肾上腺切除术后,肾上腺皮质分泌的激素不能满足机体需要。

二、发病机制

原有慢性肾上腺皮质功能减退症或肾上腺切除术后,因感染、创伤或药物使用不当等诱发,使肾上腺皮质急性出血、坏死,导致急性肾上腺皮质功能减退,功能衰竭,使肾上腺皮质分泌的糖皮质激素激素及盐皮质激素骤然减少,从而发生肾上腺危象。

三、临床表现

1. 发热　常有高热,体温达 40 ℃以上,有时体温也可低于正常。
2. 消化系统症状　厌食、恶心、呕吐、腹痛、腹泻等症状。
3. 神经系统症状　软弱、萎靡、无欲、淡漠、嗜睡、极度衰弱,也可表现为烦躁不安、谵妄、神志模糊,甚至昏迷。
4. 循环系统症状　心率加快、脉搏细弱、四肢厥冷、血压下降,甚至陷入休克。
5. 其他　低血糖、低钠血症、严重脱水等。

四、辅助检查

1. 血常规　中性粒细胞减少,淋巴细胞相对增多,嗜酸性粒细胞明显增多;常有轻度贫血,为正常细胞正常色素性贫血。
2. 血液生化　空腹血糖降低;低血钠、高血钾;脱水明显者可有氮质血症;少数患者血钙升高。
3. 激素检查　血液、尿液中的皮质醇减少。

五、护理诊断及合作性问题

1. 体液不足/有体液不足的危险　与呕吐、腹泻、出汗等有关。

2. 恐惧　与病情突然加重、担心预后有关。

3. 潜在并发症　水、电解质紊乱。

六、护理措施

(一)紧急救护

1. 补充肾上腺皮质激素　是关键性救护措施。立即给予氢化可的松 100 mg 静脉注射，使血液中皮质醇浓度达到正常人应激时水平。以后每 6 小时 100 mg 加入补液中静脉滴注，最初 24 小时总量约 400 mg，第 2～3 天可减至 300 mg 分次静滴，病情好转逐渐减至 100 mg。呕吐停止可改为口服。

2. 补充盐水　典型的肾上腺危象患者液体损失量约为细胞外液的 1/5，故开始 1～2 天内迅速补充液体 2 000～3 000 ml，开始补充生理盐水，以后改为葡萄糖盐水。低钠及高钾血症多在应用皮质激素和补液后恢复正常。

3. 抗休克　经上述处理血压仍然不升者，可输入血浆或右旋糖酐，必要时给予多巴胺等药物，维持收缩压在 90 mmHg 以上为宜。

(二)护理要点

1. 病情监测　密切观察患者生命体征及精神状态、皮肤弹性、呕吐、腹泻等危象症状，定时复查血清电解质，记录 24 小时出入量，有条件者监测中心静脉压，指导补液，及时了解病情变化，以便配合抢救。

2. 休息与活动　绝对卧床休息，环境安静，限制探视。

3. 饮食护理　如能进食，给予高蛋白、高碳水化合物、高维生素、高钠低钾饮食，鼓励患者饮水，每天 3 000 ml 以上。

4. 对症护理　高热者给予物理降温；体温过低时，要注意保暖。

5. 用药护理　使用盐皮质激素治疗者，要密切观察血压、肢体水肿及血清电解质变化，以便调整药物剂量和电解质的补充量。

6. 避免诱因　积极控制感染，避免创伤、过度劳累、治疗突然中断等诱发因素，手术、分娩等应做好充分准备。

7. 心理护理　肾上腺危象患者因病情突然变化而紧张、恐惧，护士应给予精神安慰，消除其紧张情绪，而有条不紊的抢救有助于稳定患者和家属的情绪，使患者能够主动配合治疗和护理。

(三)健康教育

1. 疾病知识指导　指导患者避免感染、创伤、过度劳累等各种诱因，鼓励家属给予心理上的支持与安慰，使患者保持精神愉快。

2. 用药指导　慢性肾上腺皮质功能减退症患者采用激素替代治疗时，在应激状态下，应适当增加药物剂量；而长期服肾上腺皮质激素者，不可突然停药。

3. 病情观察，定期复查　患者出现呕吐、腹泻、多汗、发热等，应及时就医。

小 结

  临床危象不是独立的疾病,而是某一疾病过程中所出现的危险综合征,多数危象是由于诱发因素使原有疾病突然加剧所致,病情严重,变化迅速,对重要脏器造成严重损害,常引起昏迷、休克等表现。早期发现,及时采取正确救治措施,是挽救患者生命,使危象得到有效控制的关键。作为一名护士,及时发现病情变化,密切配合医生采取有效的急救措施,可使多数危象患者度过危险期。

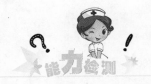

1. 解释常见临床各危象的概念。
2. 简述高血压危象的主要临床表现。
3. 简述超高热患者如何降温。
4. 比较糖尿病酮症酸中毒与高渗性非酮症糖尿病昏迷的异同点。
5. 简述如何配合医生对糖尿病酮症酸中毒病人进行抢救。
6. 简述甲状腺危象的急救护理措施。

(刘明文)

主 要 参 考 文 献

[1] 沈洪. 急救医学. 北京：人民卫生出版社, 2010

[2] 狄树亭, 姜志连, 雷芬芳. 武汉：华中科技大学出版社, 2010

[3] 吴在德, 吴肇汉. 外科学. 北京：人民卫生出版社, 2010

[4] 李一杰. 急救护理技术. 北京：人民军医出版社, 2010

[5] 傅一明. 急救护理技术. 第2版. 北京：人民卫生出版社, 2008

[6] 黄艺仪, 张美芬, 李欣. 北京：人民军医出版社, 2008

[7] 孙菁. 急重症护理学. 北京：人民卫生出版社, 2004

[8] 周秀华, 张静. 急危重症护理学. 第2版. 北京：人民卫生出版社, 2005

[9] 白人驿, 急救护理. 北京：高等教育出版社, 2008

[10] 浦泉州, 张松峰. 急诊医学. 北京：高等教育出版社, 2006

[11] 王振杰. 实用急诊医学. 北京：人民军医出版社, 2009

[12] 周立. 危重症急救护理程序. 北京：人民军医出版社, 2008

[13] 吕青. 现代急重症护理学. 北京：人民军医出版社, 2007

[14] 韩春玲, 杨辉. 急救护理学. 北京：人民卫生出版社, 2007

[15] 陆一鸣. 急症与急救. 北京：人民卫生出版社, 2006

[16] 陆再英, 钟南山. 内科学. 第7版. 北京：人民卫生出版社, 2009

[17] 韩春玲, 杨辉. 急救护理学. 北京：人民卫生出版社, 2007

[18] 党世民. 外科护理学. 北京：人民卫生出版社, 2004

[19] 熊云新. 外科护理学. 北京：人民卫生出版社, 2008

[20] 黄显凯. 急诊医学. 北京：人民卫生出版社, 2007

[21] 吕树森. 外科学. 北京. 人民卫生出版社, 2007

[22] 黄显凯. 急诊医学. 北京：人民卫生出版社, 2007

[23] 周秀华. 急救护理学. 北京：人民卫生出版社, 2005